妇产科常见疾病诊疗方案

刘　莉　等◎主编

世界图书出版公司

图书在版编目（CIP）数据

妇产科常见疾病诊疗方案 / 刘莉等主编. -- 北京：
世界图书出版公司, 2022.12
ISBN 978-7-5232-0012-4

Ⅰ.①妇… Ⅱ.①刘… Ⅲ.①妇产科病－常见病－诊
疗 Ⅳ.①R71

中国国家版本馆 CIP 数据核字（2023）第000353号

书　　　　名	妇产科常见疾病诊疗方案	
（汉语拼音）	FUCHANKE CHANGJIAN JIBING ZHENLIAO FANG'AN	
主　　　编	刘莉 等	
总　策　划	吴迪	
责　任　编　辑	韩捷	
装　帧　设　计	张萍萍	
出　版　发　行	世界图书出版公司长春有限公司	
地　　　址	吉林省长春市春城大街789号	
邮　　　编	130062	
电　　　话	0431-86805559（发行）　　0431-86805562（编辑）	
网　　　址	http://www.wpcdb.com.cn	
邮　　　箱	DBSJ@163.com	
经　　　销	各地新华书店	
印　　　刷	吉林省科普印刷有限公司	
开　　　本	787 mm×1092 mm　1/16	
印　　　张	15.25	
字　　　数	291千字	
印　　　数	1—1 000	
版　　　次	2022 年 12 月第 1 版　　2022 年 12 月第 1 次印刷	
国　际　书　号	ISBN 978-7-5232-0012-4	
定　　　价	78.00 元	

编 委 会

主　编

　　刘　莉　东营市人民医院

　　杨　慧　侯马市人民医院

　　孟凡爱　昌乐县人民医院

　　张　静　聊城市茌平区人民医院

副主编

　　张清梅　青岛市黄岛区区立医院

　　何建忠　崇州市人民医院

　　李　梅　青岛市黄岛区妇幼保健院

　　姜明照　胜利油田中心医院

　　崔新红　中国人民解放军联勤保障部队第九六〇医院

　　杜艳芹　青岛市黄岛区中医医院

　　张建清　成都市第一人民医院

　　李　英　成都市双流区中医医院

　　陈　银　成都市青白江区妇幼保健院

　　范偏平　临汾市中心医院

　　王　茹　临汾市中心医院

　　孙富琼　成都市龙泉驿区第一人民医院

　　石　磊　青岛市黄岛区区立医院

　　陈小霞　宜昌市第二人民医院

编　委

　　杨　婧　成都市第五人民医院

前　言

随着现代医学科学技术的飞速发展,妇产科的基础研究和临床实践都取得了卓越的发展。为了进一步提高现代妇产科临床工作者的诊疗水平,同时也为适应现代妇产科临床医师的需要,帮助他们正确诊断与治疗妇产科各类疾病,我们特组织编写了本书。

本书融医学新知识、新技术、新进展于一体,适应了现代妇产科不断转变的要求;突出实用性,指导妇产科医师解决临床上遇到的实际问题;突出新颖性,以层次分明的介绍展现疾病诊治的具体、可行方案;充分体现现代医学模式的转变;遵循临床思维的程序,给予临床医师运用全面的、动态的、辩证的思维方式应对不同疾病诊治的建议,强化临床思维能力的培养。综上所述,本书不失为一本覆盖面广、实践性强,可供妇产科医师及其他医务人员参考的妇产科书籍。

尽管在本书编撰过程中,编者经过不懈的努力,对稿件进行了多次认真的修改,但由于编写经验不足,加之编写时间有限,书中难免存在不足之处,敬请广大读者提出宝贵的修改建议,以期再版时修正完善。

目 录

第一章

女性生殖系统炎症

第一节　外阴炎

根据解剖学的特点,外阴部与尿道、阴道和肛门邻近,经常受尿液及阴道分泌物的浸渍,行动时又受大腿的摩擦,因而为炎症的好发部位。外阴部皮肤或黏膜发炎统称外阴炎,以真菌、滴虫葡萄球菌和大肠埃希菌感染为主。

一、病因

(一)外源性感染

病原体可为大肠杆菌、滴虫、真菌、病毒等。

(二)异物刺激

如尿液、粪便、异常的阴道分泌物等。

(三)全身性疾病的局部症状

如糖尿病等。

二、临床表现

(一)临床特征

外阴皮肤瘙痒、疼痛或有灼热感,白带多、脓性,局部发红、肿胀,重者可发生溃疡,导致双侧小阴唇粘连,引起排尿疼痛或困难。有时,也可引起体温升高及白细胞增多。

(二)辅助检查

外阴炎症的致病原因或病原体仅仅局限于外阴的情况比较少,致病原因或病原体多数来自阴道,因此,在检查时除了要进行外阴分泌物的检查以外,还要重点对阴道和宫颈进行检查。

(1)对阴道分泌物检查,了解是否有滴虫、真菌等病原体的存在。

(2)对阴道和宫颈部分泌物进行检查,了解是否有衣原体、支原体和淋球菌。

(3)如果外阴部溃疡长期不愈合或是怀疑有恶变的可能时,应做活体组织病理检查。

(4)对于炎症反复发作的患者,要考虑糖尿病的可能,要检查尿糖及血糖。

(5)如果怀疑是直肠阴道瘘或膀胱阴道瘘,可以进行亚甲蓝试验:在阴道内塞入干净的纱布后向直肠或膀胱注入亚甲蓝稀释液,数分钟后取出纱布观察是否有亚甲蓝的颜色,如果纱布上有相应颜色,则证明存在直肠阴道瘘或膀胱阴道瘘。

三、诊断及鉴别诊断

(一)诊断

(1)外阴瘙痒、疼痛和灼烧感,于活动、性交、排尿及排便时加重。

(2)检查见外阴局部充血、肿胀和糜烂,常有抓痕,严重者形成溃疡或湿疹。阴道口黏膜充血,分泌物增多,呈泡沫状或凝乳块状或呈脓性。

(3)阴道或外阴分泌物培养可以发现细菌、衣原体、支原体和淋球菌等病原体;对于反复发生的外阴阴道念珠菌病必须检查血糖和尿糖。

(二)鉴别诊断

本病应与慢性湿疹和相关皮肤疾病相鉴别:外阴皮肤的慢性湿疹往往容易与阴道炎的外阴充血混淆。一般来说,阴道炎表现为大量的分泌物从阴道内流出,反复刺激外阴,且扩阴器检查可发现阴道壁充血,大量分泌物存在于阴道内;而外阴湿疹则一般表现为阴道无分泌物增多现象,外阴相对比较干燥。

四、治疗

(一)一般治疗

1.病因治疗

积极寻找病因,若发现糖尿病应治疗糖尿病,若有尿瘘、粪瘘应及时行修补术。

2.局部治疗

可用1:5 000高锰酸钾液坐浴,2次/d,15～30min/次。若有破溃,应涂抗生素软膏或紫草油。此外,可选用中药苦参、蛇床子、白鲜皮、土茯苓和黄檗各15 g,川椒6 g,水煎熏洗外阴部,1～2次/d。

(二)药物治疗

1.细菌性外阴炎

一般情况下,对细菌感染引起的非特异性外阴炎可用抗生素软膏涂擦,如复方新霉素软膏、红霉素软膏等。如果感染严重,出现全身发热,可选择药物口服或肌内注射。

2.念珠菌性外阴炎

用 2%～4% 碳酸氢钠溶液冲洗外阴,局部用 3% 克霉唑软膏或达克宁霜涂擦,口服伊曲康唑 200 mg/次,1 次/d,共 3～5 d,夫妇须同时治疗。

3.淋球菌或衣原体性外阴炎

一般是淋球菌或衣原体感染外阴的表现,治疗以全身治疗为主,青霉素为首选:青霉素 480 万 U,分两侧臀部肌内注射(皮试阴性后用),注射前 1 h 口服丙磺舒 1 g,以延长青霉素作用并增强其疗效。

第二节　前庭大腺炎

前庭大腺位于两侧大阴唇的后 1/3 处深部,腺管开口于小阴唇内侧,邻近处女膜处。育龄妇女多见,幼女及绝经后妇女少见。主要病原体为内源性病原体,如葡萄球菌、大肠埃希菌、链球菌和肠球菌;性传播疾病的病原体主要为淋病奈瑟菌及沙眼衣原体等。前庭大腺可分泌黏液,润滑生殖器。前庭大腺在外阴受污染时易被细菌感染而发炎,称为前庭大腺炎。前庭大腺腺管肿胀或渗出物凝聚而阻塞腺管,脓液不能外流而形成脓肿,称为前庭大腺脓肿。

一、病因

(1)前庭大腺因解剖部位的特点,在性交、分娩或其他情况污染外阴部时,易被病原体侵入而引起感染。其病原体多为葡萄球菌、链球菌、大肠埃希菌或淋球菌等。

(2)前庭大腺导管因炎症被堵塞,引起腺体扩张而形成前庭大腺囊肿。前庭大腺脓肿未经治疗,急性炎症消退后,脓液吸收也可形成前庭大腺囊肿,可反复急性发作或破溃排脓。

二、临床表现

(一)临床特征

1.症状

感染多为单侧,急性期局部疼痛、肿胀,甚至不能走路,形成脓肿时疼痛剧烈,常有发热,有时大小便困难。

2.体征

(1)检查发现大阴唇后 1/3 处有红肿硬块,触痛明显。若形成脓肿,肿块可增至鸡蛋大小,皮肤发红、变薄,可触及波动感,周围组织水肿,相应区域的淋巴结增大。

(2)如囊肿未合并感染,则在前庭大腺部位有向外突出的无痛性肿物,多为单侧发生。肿物外形呈椭圆形或圆形,大小不定,有囊性感,无压痛,其内容物为清亮透明的黏液。

(二)辅助检查

外周血中白细胞计数增高,尤其是中性粒细胞增高。取前庭大腺开口处或尿道口、尿道旁腺处的分泌物,做刮片染色或细菌培养,可获得致病菌。

三、诊断及鉴别诊断

(一)诊断

根据病史及临床所见,诊断并不困难。外阴一侧阴道口前庭大腺部位有红、肿、压痛的肿块,与外阴皮肤可有粘连或无粘连;如已有破口,挤压局部可见有分泌物或脓液流出;若为淋病奈瑟菌,脓液稀薄,呈淡黄色。当脓肿形成时,肿块触之有波动感,脓肿直径可达 5~6 cm,患者可出现腹股沟淋巴结肿大、体温升高及白细胞计数增加等。

(二)鉴别诊断

1.与大阴唇腹股沟斜疝相鉴别

斜疝与腹股沟相连,挤压后可复位,包块消失。用力屏气肿块胀大,质地较软,界限也不十分清楚。

2.与中肾管囊肿相鉴别

中肾管囊肿一般体积较小,表浅,不易发生感染,切除后经病理学检查可确诊。

四、治疗

(一)一般治疗

急性炎症发作时需卧床休息。注意外阴部清洁,可用 1:5 000 高锰酸钾坐浴,也可选用其他溶液如复方黄松洗液(肤阴洁)、聚维酮碘(肤阴泰)和皮肤康洗剂等。

(二)药物治疗

对前庭大腺炎可以使用全身性抗生素,治疗时应根据病原体选用抗生素。常用青霉素每次 80 万 U 肌内注射(皮试阴性后用),2 次/d,连用 3～5 d。或青霉素 800 万 U、甲硝唑 1 g 静脉滴注,1 次/d,连用 3～5 d。对青霉素过敏者,可选用林可霉素、克林霉素等其他抗生素。

(三)手术治疗

脓肿形成后,在应用抗生素的同时,进行外科手术治疗。

1.脓肿切开引流术

选择大阴唇内侧波动感明显部位,切口要够大,使脓液能全部彻底排出。为防止粘连,局部填塞碘伏纱条。3 d 后,用高锰酸钾液坐浴。

2.囊肿剥除术

此法适用于炎症反复发作,治疗效果不好及较大年龄患者。单纯使用抗生素无效的患者,需切开引流并做造瘘术。

第三节　阴道炎

一、滴虫性阴道炎

(一)病因

滴虫性阴道炎是由阴道毛滴虫引起的常见阴道炎症。阴道毛滴虫适宜在温度 25～40℃、pH 5.2～6.6 的潮湿环境中生长,在 pH 5 以下或 7.5 以上的环境中则不生长。滴虫的生活史简单,只有滋养体而无包囊期,滋养体生存力较强,能在 3～5℃的环境中生存 21 d,在 46℃的环境中生存 20～60 min,在半干燥环境中约生存 10 h,在普通肥皂水中也能生存 45～120 min。滴虫有嗜血及耐碱的特性,故在月经前、后,阴道 pH 发生变化(经后接近中性)时,隐藏在腺体及阴道皱襞中的滴虫常得以繁殖,引起炎症发作。滴虫能吞噬、消耗阴道上皮内的糖原,并可吞噬乳杆菌,阻碍乳酸产生,使阴道 pH 升高。滴虫阴道炎患者的阴道 pH 5～6.5。滴虫不仅寄生于阴道,还常侵入尿道或尿道旁腺,甚至膀胱、肾盂以及男方的包皮皱褶、尿道或前列腺。滴虫性阴道炎往往与其他阴道炎并存,有数据表明约 60% 的滴虫性阴道炎同时合并细菌性阴道病。

(二)临床表现

潜伏期为 4～28 d。感染初期 25%～50% 的患者无症状,其中 1/3 的患者将在 6 个月内出现症状,症状轻重取决于局部免疫因素、滴虫数量多少及毒力强弱。主要症状为阴道分泌物增多及外阴瘙痒或有灼热、疼痛和性交痛等。分泌物特点为呈稀薄脓性、黄绿色、泡沫状及有臭味。分泌物呈脓性是因为分泌物中含有白细胞;呈泡沫状、有臭味是因为滴虫无氧酵解碳水化合物,产生腐臭气体。瘙痒部位主要为阴道口及外阴。若尿道口有感染,可有尿频、尿痛,有时可见血尿。阴道毛滴虫能吞噬精子,并能影响精子存活,可致不孕。检查见阴道黏膜充血,严重者有散在出血斑点,甚至宫颈有出血点,形成"草莓样"宫颈,后穹窿有大量白带,有灰黄色、黄白色稀薄液体或黄绿色脓性分泌物,常呈泡沫状。带虫者阴道黏膜无异常改变。

(三)诊断

典型病例容易诊断,若在阴道分泌物中找到滴虫即可确诊。最简单的方法是生理盐水悬滴法:显微镜下见到呈波状运动的滴虫及增多的白细胞,有症状者阳性率达 60%～70%。对可疑患者,若多次悬滴法未能发现滴虫时,可送培养,准确性达 98%左右。取分泌物前 24～48 h 避免性交、阴道灌洗或局部用药,取分泌物时窥器不涂润滑剂,分泌物取出后应及时送检并注意保暖,否则滴虫活动力减弱,造成辨认困难。目前,聚合酶链反应(PCR)也可用于滴虫的诊断,敏感性达 90%,特异性达 99.8%。

(四)治疗

因滴虫性阴道炎可同时有尿道、尿道旁腺和前庭大腺滴虫感染,欲治愈此病,需全身用药,主要治疗药物为甲硝唑及替硝唑。

1.全身用药

初次治疗推荐甲硝唑 2 g,单次口服或替硝唑 2 g,单次口服。也可选用甲硝唑 400 mg,2 次/d,连服 7 d 或替硝唑 500 mg,2 次/d,连服 7 d。女性患者口服药物的治愈率为 82%～89%,若性伴侣同时治疗,治愈率达 95%。服药后偶见胃肠道反应,如食欲减退、恶心、呕吐。此外,若出现头痛、皮疹和白细胞减少等时应停药。治疗期间及停药 24 h 内禁饮酒,因其与乙醇结合可出现皮肤潮红、呕吐、腹痛和腹泻等戒酒样反应。甲硝唑能通过乳汁排泄,若在哺乳期用药,用药期间及用药后 24 h 内不宜哺乳。服用替硝唑者,服药后 3 d 内避免哺乳。

2.性伴侣的治疗

滴虫性阴道炎主要由性行为传播,性伴侣应同时进行治疗,治疗期间禁止性交。

3.随访

治疗后无症状者无须随诊,有症状者需进行随诊。部分滴虫性阴道炎治疗后可发生再次感染或于月经后复发,治疗后需随访至症状消失,对症状持续存在者,治疗后 7 d 内复诊。对初次治疗失败患者增加药物剂量及疗程仍有效。初次治失败者可重复应用甲硝唑 400 mg,2~3 次/d,连服 7 d。若治疗仍失败,给予甲硝唑 2 g,1 次/d,连服 3~5 d。

4.妊娠期滴虫阴道炎治疗

妊娠期滴虫性阴道炎可导致胎膜早破、早产及低出生体重儿,但甲硝唑治疗能否改善以上并发症尚无定论。妊娠期治疗可以减轻症状,减少传播,防止新生儿呼吸道和生殖道感染。美国疾病控制中心建议甲硝唑 2 g,单次口服,中华医学会妇产科感染协作组建议甲硝唑 400 mg 口服,2 次/d,共服 7 d,但用药前最好取得患者知情同意。

5.顽固病例的治疗

有复发症状的病例多数为重复感染。为避免重复感染,内裤及洗涤用的毛巾,应煮沸 5~10 min 以消灭病原体,并应对其性伴侣进行治疗。对极少数顽固复发病例,应进行培养及甲硝唑药物敏感试验,可加大甲硝唑剂量及应用时间,2~4 g/d,分次全身及局部联合用药(如 1 g 口服,2 次/d,阴道内放置 500 mg,2 次/d),连用 7~14 d。也可应用替硝唑或奥硝唑治疗。

6.治愈标准

滴虫性阴道炎常于月经后复发,故治疗后即使检查结果为阴性,仍应每次月经后复查白带,若经 3 次检查均呈阴性,方可称为治愈。

二、外阴阴道假丝酵母菌病

由白假丝酵母菌引起的一种常见外阴阴道炎,也称外阴阴道念珠菌病。

(一)病因

该病 80%~90%的病原体为白假丝酵母菌,10%~20%的病原体为光滑假丝酵母菌病、近平滑假丝酵母菌和热带假丝酵母菌等。酸性环境适宜假丝酵母菌的生长,有假丝酵母菌感染的阴道 pH 多在 4.0~4.7,通常 pH 小于 4.5。白假丝酵母菌为双相菌,有酵母相及菌丝相:酵母相为芽生孢子,在无症状寄居及传播中起作用;菌丝相为芽生孢子伸长成假菌丝,侵袭组织能力加强。假丝酵母菌对热的抵抗力不强,加热至 60℃,1 h 即死亡;但对干燥、日光、紫外线及化学制剂等抵抗力较强。白假丝酵母菌为条件致病菌,10%~20%非孕妇女及 30%孕妇阴道中有此菌寄生,但菌量极少,呈酵母相,并不引起症状。只有在全身及阴道局部免疫能力下降,尤其是局部细胞免疫能力下降,假丝酵母菌大量繁殖并转变为菌丝相,才出现阴道炎症状。常见发病诱因主要有妊娠、糖尿病,以及大量应用免疫抑制剂及广谱抗生素。妊娠时,机体免疫力下降,雌激素水平高,阴道组织内的糖原增加,酸度增高,有利于假丝酵母菌生长。此外,雌激素可与假丝酵母菌表面的激素受体结合,促进阴道黏附及假菌丝形成。糖尿病患者机体免疫力下降,阴道内糖原增加,适合假丝酵母菌繁殖。大量应用免疫抑制剂(如类固醇皮质激素)或患有免疫缺陷综合征,也会使机体抵抗力降低,诱发此病。另外,长期应用抗生素,改变了阴道内病原体之间的相互制约关系,尤其是抑制了乳杆菌的生长,这也是此病的诱因之一。其他诱因有胃肠道假丝酵母菌、含高剂量雌激素的避孕药、穿紧身化纤内裤及肥胖,特别是穿紧身化纤内裤可使会阴局部温度及湿度增加,易导致假丝酵母菌大量繁殖而引起感染。

(二)临床表现

1.症状

主要表现为外阴瘙痒、灼痛,性交痛以及尿痛,还可伴有尿频、白带增多。外阴瘙痒程度居各种阴道炎症之首,严重时坐卧不宁,异常痛苦。

2.体征

阴道黏膜充血、水肿,小阴唇内侧及阴道黏膜上附有白色状物,擦除后露出红肿黏膜面,少部分患者急性期可能见到糜烂及浅表溃疡。阴道分泌物由脱落的上皮细胞和菌丝体、酵母菌及假菌丝组成,其特征是色白稠厚呈凝乳或豆腐渣样。妇科检查外阴可见地图样红斑,外阴水肿,常伴有抓痕,严重者可见皮肤皲裂,表皮脱落。

由于患者的流行情况、临床表现轻重不一,感染的假丝酵母菌菌株、宿主情况不同,对治疗的反应有差别。为利于治疗及比较治疗效果,目前将外阴阴道假丝酵母菌病分为单纯性外阴阴道假丝酵母菌病(uncomplicated VVC)和复杂性外阴阴道假丝酵母菌病(complicated VVC)。单纯性 VVC 指正常非孕宿主发生的散发及由白假丝酵母菌所致的轻或中度 VVC。复杂性 VVC 包括:复发性 VVC、重度VVC、妊娠期 VVC、非白假丝酵母菌所致的 VVC 或因宿主为未控制的糖尿病、免疫低下者所致的 VVC。重度 VVC 指临床症状严重,外阴或阴道皮肤黏膜有破损,按 VVC 评分标准≥7 分者。评分≤6 分者为轻、中度 VVC,≥7 分者为重度 VVC。复发性 VVC 指 1 年内有症状性 VVC 发作 4 次或 4 次以上。

(三)诊断

典型病例不难诊断。若在分泌物中找到白假丝酵母菌的芽孢及菌丝即可确诊。取少许凝乳状分泌物,放于盛有 10%氢氧化钾或生理盐水玻片上,混匀后在显微镜下找到芽孢和假菌丝。由于 10%氢氧化钾可溶解其他细胞成分,假丝酵母菌检出率高于生理盐水,阳性率为 70%～80%。此外,可用革兰染色检查。若有症状而多次湿片检查为阴性,或为顽固病例,为确诊非白假丝酵母菌感染,可采用培养法。pH 测定具有重要鉴别意义,若 pH<4.5,可能为单纯假丝酵母菌病感染,

若 pH>4.5,并且涂片中有多量白细胞,可能存在混合感染。

(四)治疗

1.治疗原则

(1)积极去除 VVC 的诱因。

(2)规范化应用抗真菌药物,首次发作或首次就诊是规范化治疗的关键时期。

(3)性伴侣无须常规治疗,复发性外阴阴道假丝酵母菌病(RVVC)患者的性伴侣应同时检查,必要时给予治疗。

(4)不常规进行阴道冲洗。

(5)VVC 急性期间避免性生活或性交时使用安全套。

(6)同时治疗其他性传播感染。

(7)强调治疗的个体化。

(8)长期口服抗真菌药物要注意监测肝肾功能及其他有关毒副反应。

2.单纯性 VVC 的治疗

可局部用药也可全身用药,主要以局部短疗程抗真菌药物为主。全身用药与局部用药的疗效相似,治愈率 80%~90%,用药 2~3 d 症状减轻或消失。唑类药物的疗效高于制霉菌素。

(1)局部用药。局部用药可选择下列药物放于阴道内:①咪康唑软胶囊 1 200 mg,单次用药;②咪康唑栓或咪康唑软胶囊 400 mg,每晚 1 次,共 3 d;③咪康唑栓 200 mg,每晚 1 次,共 7 d;④克霉唑栓或克霉唑片 500 mg,单次用药;⑤克霉唑栓 100 mg,每晚 1 次,共 7 d;⑥制霉菌素泡腾片 10 万 U,每晚 1 次,共 14 d;⑦制霉菌素片 50 万 U,每晚 1 次,共 14 d。

(2)全身用药。氟康唑 150 mg,顿服,也可选用伊曲康唑每次 200 mg,1 次/d,连用 3~5 d;或用 1 d 疗法,每日口服 400 mg,分 2 次服用。

3.复杂性 VVC 的治疗

(1)重度 VVC。无论局部用药或全身用药,应在治疗单纯性 VVC 方案基础上延长疗程。症状严重者,局部应用低浓度糖皮质激素软膏或唑类霜剂。氟康唑: 150 mg,顿服,第 14 天应用其他可以选择的药物还有伊曲康唑等,但在治疗重度 VVC 时,建议 5~7 d 的疗程。

(2)复发性外阴阴道假丝酵母菌病(RVVC)的治疗:治疗原则包括强化治疗和巩固治疗。根据培养和药物敏感试验选择药物。在强化治疗达到真菌学治愈后,给予巩固治疗至半年。下述方案仅供参考。

强化治疗:治疗至真菌学转阴。

①口服用药:氟康唑 150 mg,顿服,第 1、4、7 天应用。

②阴道用药：a.咪康唑栓或软胶囊 400 mg，每晚 1 次，共 6 d；b.咪康唑栓 1 200 mg，第 1、4、7 天应用；c.克霉唑栓或片 500 mg，第 1、4、7 天应用；d.克霉唑栓 100 mg，每晚 1 次，7～14 d。

③巩固治疗：目前国内外没有较为成熟的方案，建议对每月规律性发作 1 次者，可在每次发作前预防用药 1 次，连续 6 个月。对无规律发作者，可采用每周用药 1 次，预防发作，连续 6 个月。对于长期应用抗真菌药物者，应检测肝、肾功能。

（3）不良宿主 VVC：如未控制的糖尿病或免疫抑制剂者，需控制原发病，抗真菌治疗同严重的 VVC。

（4）妊娠期 VVC：早孕期慎用药物，用药应选择对胎儿无害的唑类阴道用药，而不选用口服抗真菌药物。具体方案同单纯性 VVC，但长疗程方案疗效会优于短疗程方案。

（5）非白假丝酵母菌 VVC：治疗效果差。可选择非氟康唑的唑类药物作为一线药物，并延长治疗时间。若出现复发，可选用硼酸胶囊放于阴道，1 次/d，用 2 周，有效率达 70%。

（6）VVC 再发：曾经有过 VVC，再次确诊发作，由于 1 年内发作次数达不到 4 次，不能诊断为复发性 VVC，称为 VVC 再发。对于这类 VVC，尚无明确分类，建议仍按照症状、体征评分，分为单纯性 VVC 或重度 VVC。治疗上，建议根据此次发作严重程度，按照单纯性 VVC 或重度 VVC 治疗，可以适当在月经后巩固 1～2 个疗程，要重视对这类患者的好发因素的寻找及去除。

（7）性伴侣治疗：约 15% 的男性与女性患者接触后患有龟头炎，对有症状男性应进行假丝酵母菌检查及治疗，预防女性重复感染。

4.随诊

对症状持续存在或 2 个月内再发作者应进行随访。对 RVVC 在治疗结束后 7～14 d、1 个月、3 个月和 6 个月患者各随访 1 次，3 个月及 6 个月时建议同时进行真菌培养。

三、细菌性阴道病

细菌性阴道病（BV）为阴道内正常菌群失调所致的一种混合感染，临床及病理无炎症改变。正常阴道内以产生过氧化氢的乳杆菌占优势。患细菌性阴道病时，阴道内能产生过氧化氢的乳杆菌减少，导致其他细菌大量繁殖，主要有加德纳菌、厌氧菌（动弯杆菌、普雷沃菌等）及人型支原体，其中以厌氧菌居多，厌氧菌数量可增加 100～1 000 倍。促使阴道菌群发生变化的原因仍不清楚，推测可能与频繁性交、性伴侣多或阴道灌洗使阴道碱化有关。

（一）病因

近年来,研究表明 BV 是由阴道菌群失调,乳酸杆菌减少而导致其他病原如加德纳菌、各种厌氧菌、弯曲弧菌等的大量繁殖引起的,是以加德纳菌为主的一种混合感染。

（二）临床表现

10%～40%的 BV 患者无临床症状,有症状者主要表现为阴道分泌物增多,有鱼腥臭味,尤其性交后加重,可伴有轻度外阴瘙痒或灼烧感。分泌物呈鱼腥臭味是由于厌氧菌繁殖的同时产生胺类物质所致。检查见阴道黏膜无充血的炎症表现,分泌物特点为灰白色,均匀一致,稀薄,常黏附于阴道壁,但黏度很低,容易将分泌物从阴道壁拭去。

细菌性阴道病除导致阴道炎症外,还可引起其他不良结局,如妊娠期细菌性阴道病可导致绒毛膜羊膜炎、胎膜早破和早产;非孕妇可引起子宫内膜炎、盆腔炎和子宫切除术后阴道顶端感染。

（三）诊断

目前使用最广泛的是 Amsel 诊断标准。

（1）均质、稀薄和白色阴道分泌物,常黏附于阴道壁。

（2）线索细胞阳性:取少许阴道分泌物放在玻片上,加 1 滴 0.9%氯化钠溶液混合,高倍显微镜下寻找线索细胞。线索细胞即阴道脱落的表层细胞与细胞边缘黏附颗粒状物,即各种厌氧菌,尤其是加德纳菌,细胞边缘不清。

（3）阴道分泌物 pH>4.5。

（4）胺臭味试验阳性:取阴道分泌物少许放在玻片上,加入 10%氢氧化钾溶液 1～2 滴,产生烂鱼肉样腥臭气味(系因胺遇碱释放氨所致)。

具备上述标准的 3 条就可诊断 BV,其中第 2 条是必备的。阴道的 pH 是最敏感的指标,胺臭味试验是最具高度特异性的指标,但该方法在实际工作中却常受到多种因素的干扰而影响临床诊断的准确性。除临床诊断标准外,还可应用革兰染色,根据各种细菌的相对浓度进行诊断。细菌性阴道病为正常菌群失调所致,细菌定性培养在诊断中意义不大。

（四）治疗

治疗原则为选用抗厌氧菌药物,主要有甲硝唑、克林霉素。甲硝唑抑制厌氧菌生长,不影响乳杆菌生长,是较理想的治疗药物,但对支原体效果差。

1.口服药物

首选甲硝唑 400 mg,口服,2 次/d,连服 7 d 或克林霉素 300 mg,口服,2 次/d,

连服 7 d。甲硝唑 2 g 顿服的治疗效果差,目前不再推荐应用。

2.局部药物治疗

含甲硝唑的栓剂,每晚 1 次,连用 7 d 或 2% 克林霉素软膏阴道涂布,5 g/次,每晚 1 次,连用 7 d。口服药物与局部用药效果相似,治愈率达 80% 左右。

3.微生物及免疫治疗

国内外大量研究证实,传统抗生素的应用或多或少地影响了阴道菌群的恢复,而应用乳酸杆菌制剂治疗细菌性阴道病及预防其复发效果显著。因此,从微生态学的角度出发,通过生态制剂调整疗法,扶正和保护阴道内的正常菌群的组成和比例,恢复其自然的抵抗外来菌侵扰的能力,促进其本身的自净作用是治疗此类疾病的趋势。目前临床上常用的阴道用乳杆菌活菌胶囊(定君生)即为此类制剂,用法:1 粒/d,连用 10 d,阴道置入。

4.性伴侣的治疗

本病虽与性伴侣有关,但对性伴侣给予治疗并不能改善治疗效果及降低复发率,因此,性伴侣不需要常规治疗。

5.妊娠期细菌性阴道病的治疗

由于本病与不良妊娠结局如绒毛膜羊膜炎、胎膜早破和早产有关,任何有症状的细菌性阴道病孕妇及无症状的高危孕妇(有胎膜早破、早产史)均需接受治疗。本病在妊娠期有合并上生殖道感染的可能,多选择口服用药,甲硝唑 200 mg,3 次/d,连服 7 d 或克林霉素 300 mg,2 次/d,连服 7 d。

6.随访

治疗后无症状者无须常规随访。细菌性阴道病复发较常见,对症状持续或症状重复出现者,应告知患者复诊,接受治疗。可选择与初次治疗不同的药物。

四、老年性阴道炎

老年性阴道炎是绝经后妇女常见病,主要由于雌激素缺乏致局部抵抗力降低,导致病菌入侵繁殖而引起炎症。此外,手术切除双侧卵巢、卵巢功能早衰、盆腔放疗后、长期闭经及长期哺乳等均可引起本病发生。

(一)病因

妇女绝经后、手术切除卵巢或盆腔放疗后,卵巢功能衰退,体内雌激素缺乏,阴道黏膜萎缩、变薄,上皮细胞糖原含量降低,阴道 pH 上升,局部抵抗力减弱,均容易引起细菌感染而发生阴道炎。

(二)临床表现

(1)症状:外阴瘙痒、灼热感,严重者尿频、尿痛,甚至尿失禁。阴道分泌物增多、稀薄,呈黄水样,有时带血丝呈脓血白带,有臭味。

(2)体征:检查见阴道黏膜呈老年性改变,上皮变薄,皱襞消失。黏膜充血,有时可见小出血点或表浅溃疡,甚至可形成粘连或狭窄。

(3)镜下:阴道无特异性改变,可见阴道上皮脱落,上皮下结缔组织充血,白细胞浸润。

(三)诊断及鉴别诊断

1.诊断

根据临床表现,诊断一般不难,但应排除其他疾病才能确诊。应取阴道分泌物检查滴虫及念珠菌,排除特异性阴道炎。对有血性白带者,应与子宫恶性肿瘤鉴别,妇科检查时注意子宫大小及形态、出血来源,须做宫颈刮片,必要时行分段诊刮术。对阴道壁肉芽组织及溃疡需与阴道癌相鉴别,可行局部组织活检。当形成慢性炎症后,可发生两种结果:一是阴道黏膜下结缔组织纤维化,阴道失去弹性,最后形成阴道狭窄和瘢痕;另一种情况为阴道壁粘连形成阴道闭锁,甚至在闭锁以上形成阴道积脓。此种情况虽属少见,但病情严重。

2.鉴别诊断

此病应与滴虫性阴道炎、假丝酵母菌性阴道炎相鉴别,出现血性白带或阴道溃疡时,应与阴道癌或子宫恶性肿瘤相鉴别。

(四)治疗

治疗原则为增加阴道壁抵抗力及抑制细菌生长。

1.局部用药

用1∶5 000高锰酸钾液或洁尔阴液冲洗阴道,每晚1次,冲洗后阴道塞入可宝净栓剂,连用7～10 d或用倍美力软膏涂搽阴道。严重者可加入抗生素药,如潇然栓或甲硝唑等。

2.全身用药

替勃龙片(利维爱),1.25～2.5 mg/d,口服,连用2～3个月。值得注意的是,长期大剂量用药可引起撤退性子宫出血。

五、婴幼儿外阴阴道炎

婴幼儿外阴阴道炎是由于女性婴幼儿卫生习惯不良或阴道内有异物致细菌入侵而引起的外阴阴道炎症。

(一)病因

常见的病原体有葡萄球菌、链球菌及大肠杆菌等,滴虫或念珠菌也可引起感染。病原体可通过患病的母亲、保育员或幼儿园儿童的衣物、浴盆等传播。卫生不良,外阴不洁,经常为大便所污染或直接接触污物也可引起此病。此外,外阴损伤或抓伤,尤其是蛲虫感染时可引起炎症,另外尚可因误放异物于阴道内而引起。

(二)临床表现

1.临床特征

阴道分泌物增多,呈脓性或伴有泌尿系统感染,出现尿频、尿急和尿痛。

2.辅助检查

(1)妇科检查:可见外阴、阴道口皮肤黏膜充血和水肿,病变严重者可见外阴溃疡、小阴唇粘连。

(2)辅助检查:病原体检查,外阴阴道分泌物镜检或培养。

(三)诊断及鉴别诊断

1.诊断

根据临床症状和细菌检测结果可以确诊。

2.鉴别诊断

(1)阴道异物和性侵犯:异味的血性分泌物提示阴道异物可能。滴虫、淋球菌和衣原体感染提示性侵犯。婴儿出生时有可能感染衣原体。HPV 感染常为间接的、非性交途径感染。

(2)过敏、蛲虫感染、输尿管异位和皮肤疾病也可表现为外阴阴道炎。

(四)治疗

(1)保持外阴清洁干燥。

(2)针对病原体选择抗生素治疗或局部使用抗生素软膏。

(3)对症治疗:抗寄生虫治疗;取出阴道异物;分解小阴唇粘连,外涂雌激素软膏和抗生素软膏。

第四节　宫颈炎

子宫颈炎包括子宫颈阴道部炎症及子宫颈管黏膜炎症,其中以急性子宫颈管黏膜炎多见。若急性子宫颈炎未经及时诊治或病原体持续存在,可导致慢性子宫颈炎症。

一、急性宫颈炎

(一)病因

子宫颈炎症包括子宫颈阴道部及子宫颈管黏膜炎症,其中以子宫颈管黏膜炎常见。

子宫颈炎的病原体包括：

①性传播疾病病原体：主要见于性传播疾病的高危人群，以淋病奈瑟菌及沙眼衣原体为主，它们均感染子宫颈管柱状上皮，沿黏膜面扩散引起浅层感染，病变以子宫颈管明显，而淋病奈瑟菌还常侵袭尿道移行上皮、尿道旁腺及前庭大腺。

②内源性病原体：与细菌性阴道病、生殖道支原体感染有关。值得注意的是，部分子宫颈炎患者的病原体并不明确。

（二）临床表现

大部分患者无症状。有症状者主要表现为阴道分泌物增多，呈黏液脓性，阴道分泌物刺激可引起外阴瘙痒及灼热感。部分患者可出现经期出血、性交后出血等症状。合并尿路感染时，可出现尿急、尿频、尿痛。

妇科检查可见子宫颈充血、水肿、黏膜外翻，子宫颈管口可见黏液脓性分泌物附着，甚至从子宫颈管流出。炎症可导致子宫颈管黏膜质脆，容易诱发出血。淋病奈瑟菌感染常可累及尿道旁腺、前庭大腺，体检时可发现尿道口、阴道口黏膜充血、水肿以及大量脓性分泌物。

（三）诊断

结合特征性体征以及显微镜检查阴道分泌物白细胞增多，可做出急性子宫颈炎症的初步诊断。子宫颈炎症诊断后，需进一步做衣原体及淋病奈瑟菌的检测。

1.特征性体征

(1)子宫颈管或子宫颈管棉拭子标本上，肉眼见到脓性或黏液脓性分泌物。

(2)用棉拭子擦拭子宫颈管时，容易诱发子宫颈管内出血。

2.白细胞检测

可检测子宫颈管分泌物或阴道分泌物中的白细胞，后者需排除引起白细胞增高的阴道炎症。

(1)子宫颈管脓性分泌物涂片做革兰染色，中性粒细胞＞30/高倍视野。

(2)阴道分泌物湿片检查白细胞＞10/高倍视野。

3.病原体检测

进行病原体检测时需要排除细菌性阴道病、滴虫阴道炎和生殖道疱疹（尤其是单纯疱疹病毒-2，HSV-2）。子宫颈炎的病原体以沙眼衣原体和淋病奈瑟菌最常见，故需要针对这两种病原体进行检测。

检测淋病奈瑟菌常用的方法：

①淋病奈瑟菌培养：为诊断淋病的金标准方法。

②分泌物涂片革兰染色：查找中性粒细胞内有无革兰阴性双球菌，由于子宫颈

分泌物的敏感性、特异性差,不推荐用于女性淋病的诊断方法。

③核酸检测:包括核酸杂交及核酸扩增,用核酸扩增方法检测淋病奈瑟菌感染的敏感性及特异性效果较好。

检测沙眼衣原体常用的方法:

①衣原体培养:方法复杂,故临床少用。

②酶联免疫吸附试验:检测沙眼衣原体抗原,为临床常用的方法。

③核酸检测:包括核酸杂交及核酸扩增,后者检测衣原体感染的敏感性和特异性效果均较好,但应做好质量控制,避免污染。

值得注意的是,大多数子宫颈炎患者分离不出任何病原体,尤其是性传播疾病的低危人群(如年龄>30岁的妇女)。由于子宫颈炎也可以是上生殖道感染的一个征象,因此,对子宫颈炎患者应注意有无上生殖道感染。

(四)治疗

治疗方法包括经验性治疗和针对病原体治疗。二者都主要用抗生素进行治疗。

1.经验性抗生素治疗

适用于有性传播疾病高危因素,如年龄<25岁、多性伴侣或新性伴侣,且无保护性性交的患者。可在未获得病原体检测结果前,采用针对衣原体的抗生素进行治疗,方案为阿奇霉素1g单次顿服或多西环素100 mg,2次/d,连服7d。如果患者所在人群中淋病患病率高,需同时使用抗淋病奈瑟菌感染药物。

2.针对病原体的抗生素治疗

(1)淋病奈瑟菌感染导致的单纯性急性子宫颈炎:主张大剂量、单次给药,常用药物有头孢菌素,如头孢曲松钠250 mg,单次肌内注射;头孢克肟400 mg,单次口服;头孢唑肟500 mg,肌内注射;头孢西丁2 g,肌内注射,加用丙磺舒1 g,口服;头孢噻肟钠500 mg,肌内注射;也可选择氨基糖苷类抗生素中的大观霉素4 g,单次肌内注射。

(2)沙眼衣原体感染所致子宫颈炎:可用药物有多西环素100 mg,2次/d,连服7d;红霉素类,主要为阿奇霉素1g单次顿服或红霉素500 mg,4次/d,连服7d;喹诺酮类,主要有氧氟沙星300 mg,2次/d,连服7d;左氧氟沙星500 mg,1次/d,连服7d。由于淋病奈瑟菌感染常伴有衣原体感染,因此,若为淋菌性子宫颈炎,治疗时应同时应用抗衣原体药物。

(3)合并细菌性阴道病的子宫颈炎:需要同时治疗细菌性阴道病,否则子宫颈炎将持续存在。

3.性伴侣的治疗

需要对子宫颈炎患者的性伴侣进行检查。如患者诊断衣原体淋病奈瑟菌或毛滴虫感染并得到相应治疗,其性伴侣也应接受相应检查和治疗,治疗方法同患者。为避免重新感染,患者及其性伴侣在治疗期间应禁止性生活。

4.随访

子宫颈炎患者在治疗后6个月内衣原体或淋病奈瑟菌重复感染较多见,故建议随访和重新评估。如果症状持续存在,患者则需要重新接受治疗,无论性伴是否治疗,建议所有感染衣原体或淋病奈瑟菌的患者在治疗后3～6个月内接受重新筛查。

二、慢性宫颈炎

慢性宫颈炎是妇科疾病中最常见的一种,多由急性宫颈炎未治疗或治疗不彻底转变而来或由于各种原因所致的宫颈裂伤造成宫口变形,病原体侵入而引起。

(一)病因

常因急性宫颈炎治疗不彻底,病原体隐藏于宫颈黏膜内形成慢性炎症,多见于分娩、流产或手术损伤宫颈后,病原体侵入而引起感染。慢性宫颈炎的病原体主要为葡萄球菌、链球菌、大肠埃希杆菌及厌氧菌。目前,沙眼衣原体及淋病奈瑟菌感染引起的慢性宫颈炎亦日益增多。此外,一些病毒,如单纯疱疹病毒也已成为常见病原体。

(二)临床表现

1.临床特征

(1)症状:白带增多是慢性宫颈炎最常见的症状,白带呈乳白色黏液状,有时呈淡黄色脓性,可有血性白带或性交后出血现象。可继发外阴瘙痒,腰酸及下腹坠痛。此外还有尿频、尿急、尿痛等泌尿系感染症状。

(2)体征

①宫颈柱状上皮异位(宫颈糜烂):宫颈外口处的宫颈阴道部分,外观呈颗粒状红色糜烂。在炎症初期,糜烂面表面平坦,为单纯型糜烂;后由于腺上皮过度增生,并伴有间质增生,糜烂面凹凸不平呈颗粒状;如间质增生明显,表面凹凸不平更明显而呈乳突状糜烂。

②宫颈肥大:宫颈组织在长期慢性炎症的刺激下充血、水肿,宫颈呈不同程度的肥大,可比正常大2～4倍。宫颈表面可表现为糜烂或光滑。宫颈纤维结缔组织的增生,使宫颈质地变硬。

③宫颈息肉:息肉根部多附着于宫颈外口或颈管内。一个或多个不等,直径一般在1厘米以下,色红、舌形、质软而脆,易出血,蒂细长。

④宫颈腺体囊肿(纳博特囊肿):宫颈表面突出多个青白色小囊泡,内含无色黏

液。若囊肿感染,则外观呈白色或淡黄色小囊泡。这种囊肿一般约米粒大小,也可长大至直径1厘米大小。

⑤宫颈内膜炎:检查时可见子宫颈口有脓性分泌物堵塞,有时可见子宫颈口发红充血。

⑥宫颈裂伤或宫颈外翻。

2.辅助检查

(1)取阴道分泌物,找滴虫、念珠菌、衣原体、淋菌进行细菌培养及药物敏感试验。

(2)宫颈柱状上皮异位与早期子宫颈癌从外观上难以鉴别,需做宫颈刮片检查,必要时在阴道镜下取活组织检查,以明确诊断。也可通过固有荧光诊断仪进行检测,如有阳性征象则做定位活组织检查。

(三)诊断及鉴别诊断

1.诊断

(1)阴道分泌物增多伴接触性出血及腰骶部疼痛。

(2)宫颈有不同程度糜烂、肥大。

(3)对阴道分泌物进行病原学检查、细菌培养及药物敏感试验,与宫颈癌鉴别需行宫颈刮片、阴道镜检查或宫颈活组织检查。

2.鉴别诊断

(1)宫颈癌:肉眼不易与宫颈柱状上皮异位鉴别,但宫颈癌一般质地较硬、脆,极易出血,宫颈刮片或宫颈活组织检查可帮助诊断。

(2)陈旧性宫颈裂伤:阴道检查时,可因将裂伤的宫颈内膜牵引外翻而将其误认为慢性宫颈炎,如将窥阴器轻撑开后,外翻的组织即可复原。

(3)宫颈湿疣:宫颈表面乳头状凸起与宫颈息肉相似,内生型的宫颈湿疣表现为白带多而腥臭,通过宫颈活检能鉴别。

(4)阿米巴性宫颈炎:早期临床检查可见宫颈外口呈浅表糜烂。但本病常继发于肠道阿米巴性疾患后。镜检宫颈组织无特殊性改变,宫颈渗出物内可找到阿米巴滋养体。

(5)放线菌性宫颈炎:宫颈亦呈慢性炎症,继发子宫颈疾病放射治疗后。宫颈涂片巴氏染色可发现放线菌感染病变特征。

(四)治疗

本病治疗以局部治疗为主,可采用物理治疗、药物治疗及手术治疗,而以物理治疗最常用。

1.药物治疗

适用于糜烂面积较小,炎症浸润较浅者。药物治疗的目的是以消炎并促使上皮生长为主。

(1)阴道冲洗:常用的冲洗药物有 1∶5 000 高锰酸钾溶液,1∶1 000 苯扎溴铵溶液,1%醋酸溶液,0.5%～1%乳酸溶液,可选用其中任何一种每日冲洗阴道 1～2 次。

(2)硝酸银腐蚀:棉球蘸 10%～20%硝酸银液涂于糜烂面,直至出现灰白色痂膜为止,然后用生理盐水棉球或棉签轻轻抹去多余的硝酸银液,每周 1 次,2～4 次为 1 个疗程。

(3)铬酸腐蚀:棉球蘸 5%重铬酸钾液,涂于子宫颈糜烂处,至出现灰白色痂膜为止,然后用 75%乙醇棉球轻轻吸去多余的铬酸。再于下次月经净后涂 1 次,共 2 次。

(4)氯己定(洗必泰)栓剂:1 次/d,每次 1 枚。头天晚上将药紧贴糜烂处,用带线棉球固定,次日晨患者自行取出棉球,10 次为 1 个疗程。

2.物理疗法

适用于糜烂面积较大,炎症浸润较深的病例,是治疗宫颈柱状上皮异位较好的方法,一般 1 次即可治愈,2 个月左右伤口可痊愈。

(1)宫颈电熨术:适用于已有子女的经产妇。将电熨斗直接接触宫颈柱状上皮异位处并略加压,电熨后创面涂 1%甲紫或呋喃西林粉,术后 2～3 d 分泌物增多,7～10 d 阴道有少量阴道出血,术后 2 周结痂脱落。术后每月复查 1 次,如有宫口狭窄,可用探针扩张。

(2)激光治疗:多采用二氧化碳激光器。术后 3 周痂皮脱落。

(3)冷冻治疗:适用于未产或尚无子女患者。术后 6 周后坏死组织脱落,8 周痊愈,术后很少出血,愈合后很少发生宫颈狭窄。

3.手术治疗

(1)适应证:保守治疗无效;宫颈肥大糜烂面深广且颈管受累者。

(2)手术方式:①锥切法,可选用电刀锥切或手术刀锥切;②子宫全切术;③宫颈撕裂修补术;④子宫颈切除术;⑤子宫颈息肉摘除术。

第五节　盆腔炎性疾病及其后遗症

一、盆腔炎性疾病

盆腔炎性疾病(PID)是由女性上生殖道炎症引起的一组疾病,包括子宫内膜炎、输卵管炎、输卵管卵巢脓肿和盆腔腹膜炎等。性传播感染(STI)的病原体如淋病奈瑟菌、沙眼衣原体是 PID 的主要致病微生物。一些需氧菌、厌氧菌、病毒和支原体等也参与 PID 的发生。PID 多由阴道上行感染引起,且多为混合感染。延误对 PID 的诊断和无效治疗都可能导致 PID 上生殖道感染后遗症,如输卵管因素不孕和异位妊娠等。

(一)病因

女性生殖道有着比较完善的自然防御功能,可增强对感染的防御能力,在健康女性阴道内虽有某些病原体存在,但并不引起炎症。当自然防御功能遭到破坏,或机体免疫功能降低、内分泌发生变化或外源性致病菌侵入,均坷导致炎症发生。

(二)临床表现

可因炎症轻重及范围大小而有不同的临床表现。轻者无症状或症状轻微。常见症状为下腹痛、发热、阴道分泌物增多。腹痛为持续性腹痛,活动或性交后加重。若病情严重可有寒战、高热、头痛、食欲缺乏等症状。月经期发病可表现为经量增多,经期延长。若有腹膜炎,则出现消化系统症状,如恶心、呕吐、腹胀、腹泻等。若有脓肿形成,可有下腹部包块及局部压迫刺激症状;包块位于子宫前方可出现膀胱刺激症状,如排尿困难、尿频,若引起膀胱肌炎还可有尿痛等;包块位于子宫后方可有直肠刺激症状;若在腹膜外可致腹泻、里急后重和排便困难。若有输卵管炎症的症状及体征并同时有右上腹疼痛者,应怀疑有肝周围炎。

患者体征差异较大,轻者无明显异常发现或妇科检查仅发现宫颈举痛或宫体压痛或附件区压痛。严重病例呈急性病容,体温升高、心率加快,下腹部有压痛、反跳痛及肌紧张,甚至出现腹胀,肠鸣音减弱或消失。盆腔检查:阴道可见脓性臭味分泌物;宫颈充血、水肿,将宫颈表面分泌物拭净,若见脓性分泌物从宫颈口流出,说明宫颈口黏膜或宫腔有急性炎症。穹隆触痛明显,须注意是否饱满;宫颈举痛;宫体稍大,有压痛,活动受限;子宫两侧压痛明显,若为单纯输卵管炎,可触及增粗的输卵管,压痛明显。若为输卵管积脓或输卵管卵巢脓肿,则可触及包块且压痛明显,不活动。宫旁结缔组织炎时,可扪及宫旁一侧或两侧片状增厚,或两侧宫底韧带高度水肿、增粗、压痛明显;若有盆腔脓肿形成且位置较低时,可扪及后穹隆有肿块且有波动感,三合诊能协助进一步了解盆腔情况。

(三)诊断及鉴别诊断

1.诊断

PID 的临床表现各异,因此其诊断通常依据临床症状、体征和实验室检查综合决定。

(1)PID 诊断的最低标准

在性活跃期的女性及其他存在性传播感染(STI)风险者,如排除其他病因且满足以下条件之一者,应诊断为 PID 并给予 PID 经验性治疗:①子宫压痛;②附件压痛;③宫颈举痛。下腹痛同时伴有下生殖道感染征象时,诊断为 PID 的可能性增加。

（2）PID 诊断的附加标准

①口腔温度≥38.3 ℃。

②子宫颈或阴道有脓性分泌物。

③阴道分泌物显微镜检查见白细胞增多。

④红细胞沉降率升高。

⑤C 反应蛋白(CRP)水平升高。

⑥实验室检查证实有宫颈淋病奈瑟菌或沙眼衣原体感染。大多数 PID 患者都有子宫颈脓性分泌物或阴道分泌物镜检见白细胞增多现象。如果宫颈分泌物外观正常,并且阴道分泌物镜检无白细胞,则诊断为 PID 的可能性不大,需要考虑其他可能引起下腹痛的病因。如有条件,应积极寻找致病微生物,尤其是与 STI 相关的病原微生物。

（3）PID 的特异性诊断标准

①子宫内膜活检显示有子宫内膜炎的组织病理学证据。

②经阴道超声检查或磁共振成像(MRI)检查显示输卵管管壁增厚、管腔积液,可伴有盆腔游离液体或输卵管卵巢包块。

③腹腔镜检查见输卵管表面明显充血、输卵管水肿、输卵管伞端或浆膜层有脓性渗出物等。

2.鉴别诊断

急性盆腔炎须与急性阑尾炎、输卵管妊娠流产或破裂、卵巢囊肿蒂扭转或黄体破裂等急症相鉴别。

（四）治疗

1.治疗原则

以抗菌药物治疗为主,必要时行手术治疗。根据经验选择广谱抗菌药物以覆盖可能的病原体,包括淋病奈瑟菌、沙眼衣原体、支原体、厌氧菌和需氧菌等。

（1）所有的治疗方案都必须对淋病奈瑟菌和沙眼衣原体有效,子宫内膜和宫颈微生物检查无阳性发现并不能排除淋病奈瑟菌和沙眼衣原体所致的上生殖道感染。

（2）推荐的治疗方案中抗菌药物的抗菌谱应覆盖厌氧菌。

（3）诊断后应立即开始治疗,及时合理地应用抗菌药物与远期预后直接相关。

（4）选择治疗方案时,应综合考虑安全性、有效性、经济性以及患者的依从性和药物敏感等因素。

(5)给药方法:根据疾病的严重程度决定采取静脉给药或非静脉给药,以及是否需要住院治疗。

2.抗菌药物治疗

(1)静脉抗菌药物治疗

①静脉给药 A 方案

a.单药治疗:第二代头孢菌素或第三代头孢菌素类抗菌药物静脉滴注,根据具体药物的半衰期决定给药间隔时间。如:头孢替坦每 12 小时 2 g,静脉滴注,或头孢西丁每 6 小时 2 g,静脉滴注,或头孢曲松每 24 小时 1 g,静脉滴注。

b.联合用药:如果所选药物的抗菌谱不覆盖厌氧菌,需加用硝基咪唑类药物,如甲硝唑每 12 小时 0.5 g,静脉滴注。为覆盖非典型病原微生物,可加用多西环素每 12 小时 0.1 g,口服,连用 14 d 或米诺环素每 12 小时 0.1 g,口服,连用 14 d 或阿奇霉素 0.5 g/d,静脉滴注或口服,1~2 d 后改为 0.25 g/d,口服,连用 5~7 d。

②静脉给药 B 方案:氧氟沙星每 12 小时 0.4 g,静脉滴注,或左氧氟沙星 0.5 g/d,静脉滴注。为覆盖厌氧菌感染,可加用硝基咪唑类药物,如甲硝唑每 12 小时0.5 g,静脉滴注。

③静脉给药 C 方案:氨苄西林钠舒巴坦钠每 6 小时 3 g,静脉滴注;或阿莫西林克拉维酸钾每 6~8 小时 1.2 g,静脉滴注。为覆盖厌氧菌,可加用硝基咪唑类药物,如甲硝唑每 12 小时 0.5 g,静脉滴注。为覆盖非典型病原微生物,可加用多西环素每 12 小时 0.1 g,口服,连用 14 d,或米诺环素每 12 小时 0.1 g,口服,连用 14 d,或阿奇霉素 0.5 g/d,静脉滴注或口服,1~2 d 后改为 0.25 g/d,口服,连用 5~7 d。

④静脉给药 D 方案:林可霉素剂量每 8 小时 0.9 g,静脉滴注;加用硫酸庆大霉素,首次负荷剂量为每 8 小时 2 mg/kg,静脉滴注或肌内注射,维持剂量为每 8 小时 1.5 mg/kg。两种药物均可采用 1 次/d 给药。

(2)非静脉抗菌药物治疗

①非静脉给药 A 方案:头孢曲松 250 mg,肌内注射,单次给药;或头孢西丁 2 g,肌内注射,单次给药。单次肌内给药后改为其他第二代或第三代头孢菌素类药物,例如头孢唑肟、头孢噻肟等,口服给药,连服 14 d。若所选药物不覆盖厌氧菌,须加用硝基咪唑类药物,如甲硝唑每 12 小时 0.4 g,口服。若针对非典型病原微生物,可加用多西环素每 12 小时 0.1 g,口服,或米诺环素每 12 小时 0.1 g,口服,或阿奇霉素 0.5 g/d,口服,1~2 d 后改为 0.25 g/d,连用 5~7 d。

②非静脉给药 B 方案:氧氟沙星每 12 小时 0.4 g,口服,或左氧氟沙星 0.5 g/d,口服。为覆盖厌氧菌感染,可加用甲硝唑每 12 小时 0.4 g,口服,连服 14 d。

（3）给药注意事项

①静脉给药者应在临床症状改善后继续静脉治疗至少 24 h,然后转为口服药物治疗,共持续 14 d。

②若确诊为淋病奈瑟菌感染,首选静脉给药 A 方案或非静脉给药 A 方案,对于选择非第三代头孢菌素药物者,应加用针对淋病奈瑟菌的药物。选择静脉给药 D 方案者应密切注意药物的肝、肾毒副作用。此外,有报道发现林可霉素和庆大霉素联合应用偶尔出现严重神经系统不良事件。药物治疗持续 72 h 症状无明显改善者应重新确诊并调整治疗方案。

3.手术治疗

（1）手术指征

①药物治疗无效。对输卵管、卵巢脓肿或盆腔脓肿经药物治疗 48～72 h,体温持续不降,感染中毒症状未改善或包块增大者,应及时手术。

②肿块持续存在。对经药物治疗 2 周以上,肿块持续存在或增大者,应及时手术。

③脓肿破裂。对腹痛突然加剧,寒战、高热、恶心、呕吐、腹胀、腹部拒按或有感染中毒休克表现者,应疑诊为脓肿破裂。若脓肿破裂未及时诊治,患者死亡率高。因此,一旦怀疑脓肿破裂,须立即在抗生素治疗的同时行手术探查术。

（2）手术方式:可根据情况选择经腹手术或腹腔镜手术。手术范围应根据病变范围、患者年龄、一般状况等全面考虑。原则是以切除病灶为主。年轻妇女应尽量保留卵巢;对年龄大、双侧附件受累或附件脓肿屡次发作者,可行子宫全切除术＋双侧附件切除术;对极度衰弱的危重患者须按具体情况决定手术范围。若盆腔脓肿位置低、突向阴道后穹窿,可经阴道切开引流。

4.妊娠期 PID 的治疗

由于妊娠期 PID 可增加孕产妇死亡、死胎、早产的风险,疑患 PID 的妊娠妇女建议住院接受静脉抗菌药物治疗。妊娠期和哺乳期妇女禁用四环素类及喹诺酮类药物。

5.性伴侣的治疗

PID 患者出现症状前 60 d 内接触过的性伴侣很可能感染淋病奈瑟菌及沙眼衣原体,应进行检查及相应治疗。若 PID 患者检测出 STI 相关病原微生物,性伴侣需要同时接受治疗。

在 PID 患者治疗期间,必须避免无保护性性交。

二、盆腔炎性疾病后遗症

（一）病因

若盆腔炎性疾病未得到及时正确的治疗，可能会发生一系列后遗症，即盆腔炎性疾病后遗症。

（二）临床表现

1.全身炎症

症状多不明显，有时表现为低热、疲乏、周身不适或失眠等。由于病程时间较长，部分患者可出现神经衰弱症状，如精神不振、周身不适、失眠等。当患者抵抗力差时，易急性或亚急性发作。

2.不孕

输卵管粘连阻塞可致不孕症。急性盆腔炎性疾病后，不孕症发生率为20%～30%。

3.异位妊娠

盆腔炎性疾病后，异位妊娠发生率是正常妇女的8～10倍。

4.慢性盆腔痛

炎症形成的粘连、瘢痕以及盆腔充血，常引起下腹部坠胀、疼痛及腰骶部酸痛，常在劳累、性交后及月经前后加剧。

5.体征

子宫呈后位，固定不活动。如为输卵管炎，可触及一侧或双侧增粗的输卵管，呈条索状，伴轻压痛，如为输卵管积水或输卵管卵巢囊肿，可在盆腔一侧或双侧触及囊性肿物，活动受限。盆腔结缔组织炎，可在子宫一侧或双侧有片状增厚、压痛，骶骨韧带增粗变硬，有压痛。

（三）鉴别诊断

应与盆腔淤血症、子宫内膜异位症、卵巢肿瘤及陈旧性宫外孕等相鉴别。

（四）治疗

治疗盆腔炎性疾病后遗症需根据不同情况选择治疗方案。不孕患者多需要辅助生育技术协助受孕。

1.一般治疗

解除思想顾虑，增加营养，加强锻炼，劳逸结合，提高机体抵抗力。

2.药物治疗

（1）抗生素加皮质激素：同时应用地塞米松0.75 mg，3次/d，停药时应注意逐渐减量。

（2）其他药物治疗：应用抗感染药物的同时，玻璃酸酶 1 500 U 或糜蛋白酶 50 mg，肌内注射，隔天 1 次，10 次为一疗程，有利于炎症吸收。

（3）中药治疗：以清热利湿、活血化瘀为主。可口服少腹逐瘀片或妇炎康片剂，也可中药灌肠等。

3.物理疗法

如短波、超短波、微波、激光、离子透入（可加入各种药物如青霉素、链霉素等）等，也可下腹热敷。

4.手术治疗

对输卵管积水或输卵管卵巢囊肿应行手术治疗，如小的感染病灶反复发作引起炎症，也宜手术治疗。手术以彻底治疗为原则，酌情行单侧附件切除或子宫全切术加双侧附件切除术。对年轻妇女应尽量保留卵巢功能。

第六节　生殖器结核

生殖器结核是由结核分枝杆菌引起的女性生殖器炎症，又称结核性盆腔炎。该病多发生于 20～40 岁妇女，也可偶见于绝经后妇女。近年来因耐药结核、艾滋病的增加，以及对结核病控制的松懈，生殖器结核的发病率有升高的趋势，全球发病率约为 1.39%，其中亚洲占总发生率的 55%。

一、病因

生殖器结核的病原菌为结核分枝杆菌，简称为结核杆菌。结核杆菌为细长略带弯曲的杆菌，大小（1～4）μm×0.41 μm，细胞壁外有一层荚膜保护，细胞壁富含脂质。这些特点为结核杆菌的致病性和耐药性提供了结构基础。结核杆菌可侵犯全身各组织及器官，但以肺部感染最多见。根据结核菌的代谢、生长特性，将在结核病灶中的结核菌群分为四类：①A 群：早期活跃的结核菌，在早期活跃病灶中大量存在于细胞外；②B 群：随着病情进展生长于酸性环境中的巨噬细胞内，量较少；③C 群：在中性干酪样病灶中繁殖缓慢或间歇繁殖；④D 群：呈休眠状，完全不繁殖。不同结核杆菌群对抗结核药物呈现不同的反应，D 群结核菌对任何药物都不起作用，只能靠机体的免疫能力加以清除或细菌自身死亡。上述特性决定了抗结核治疗中药物的选择和疗程需要兼顾 4 种结核菌群。

二、临床表现

根据病情轻重、病程长短及发生的部位而异，有的患者无任何症状，有的患者则症状较重。

(一)不孕

多数生殖器结核因不孕就诊。在原发性不孕患者中,生殖器结核为常见原因之一。输卵管黏膜遭到破坏并发生粘连,常使管腔阻塞,导致不孕;输卵管周围粘连,管腔尚保存部分通畅,但黏膜纤毛被破坏,输卵管僵硬、蠕动受限,丧失运输功能,导致不孕;子宫内膜结核妨碍受精卵的着床与发育,也可致不孕。

(二)月经失调

早期,因子宫内膜充血及溃疡,表现为经量过多;晚期,因子宫内膜遭不同程度破坏而表现为月经稀发或闭经。多数患者就诊时已经是晚期。绝经后妇女可能表现的主要症状为阴道流血。

(三)下腹坠痛

由于盆腔炎性疾病和粘连,可伴有不同程度的下腹坠痛,经期加重。

(四)全身症状

若为活动期,可有结核病的一般症状,如发热、盗汗、乏力、食欲缺乏、体重减轻等。轻者全身症状不明显,有时仅为经期发热,但重者可能有高热等全身中毒症状。

(五)全身及妇科检查

由于病变程度与范围不同而有较大的差异。较多患者因不孕行诊断性刮宫、子宫输卵管碘油造影及腹腔镜检查才发现患有盆腔结核,但无明显症状和体征。严重盆腔结核常合并腹腔结核,检查腹部时有柔韧感或腹腔积液征,形成包裹性积液时,可触及囊性肿块,边界不清,不活动,并伴有肠管粘连。子宫一般发育较差,往往因周围有粘连使其活动受限。若附件受累,在子宫两侧可触及条索状的输卵管或输卵管与卵巢等粘连形成的大小不等、形状不规则的肿块,质硬、表面不平,呈结节状突起或可触及钙化结节。宫颈、外阴等结核可出现乳头状增生、局部溃疡及病损。

三、诊断及鉴别诊断

(一)诊断

多数患者缺乏典型症状和体征,故诊断常被忽略。对下列患者,应详细询问:原发不孕、月经稀少或闭经;未婚女青年有低热、盗汗、盆腔炎或腹水;盆腔炎性疾病久治不愈;患者既往有结核病接触史或本人曾有肺结核、胸膜炎、肠结核病史等。如有上述病史应考虑有生殖器结核的可能,需要进行辅助检查,协助结核的诊断。

1.子宫内膜病理检查

子宫内膜病理检查为诊断子宫内膜结核最可靠的依据。经前子宫内膜较厚,若有结核分枝杆菌,此时阳性率高,故应选择在经前 1 周或月经来潮 6 h 内行刮宫术。术前 3 d 及术后 4 d,应每日肌内注射链霉素 0.75 g 及口服异烟肼 0.3 g,以预防刮宫引起结核病灶扩散。由于子宫内膜结核多由输卵管结核蔓延而来,故刮宫时应注意刮取子宫角部内膜,并将刮出物送检,在病理切片上找到典型结核结节,诊断即可成立。但诊刮结果阴性并不能排除结核可能,必要时应重复诊刮 2~3 次。若有条件,应将部分刮出物或分泌物做结核分枝杆菌检查。若宫腔小而坚硬,无组织物刮出,结合临床病史及症状,也应考虑为子宫内膜结核,并做进一步检查。若外阴、阴道及宫颈可疑结核,可做活组织检查确诊。

2.X 线检查

(1)胸部 X 线拍片,必要时行消化道或泌尿系统 X 线检查,以便发现原发病灶。

(2)盆腔 X 线拍片,发现孤立钙化点,提示曾有盆腔淋巴结结核病灶。

(3)子宫输卵管碘油造影可能见到下列征象:①宫腔呈不同形态和不同程度狭窄或变形,边缘呈锯齿状;②输卵管管腔有多个狭窄部分,呈典型串珠状或显示管腔细小而僵直;③在盆腔淋巴结、输卵管、卵巢部位有钙化灶;④若碘油进入子宫一侧或两侧静脉丛,应考虑有子宫内膜结核的可能。子宫输卵管造影对生殖器结核的诊断帮助较大,但也有可能将输卵管管腔中的干酪样物质及结核分枝杆菌带到腹腔,故造影前后应肌内注射链霉素及口服异烟肼等抗结核药物。

3.腹腔镜检查

腹腔镜检查可直观准确地诊断生殖器结核。腹腔镜下生殖器结核病变的特点:①输卵管肿胀、硬化、迂曲、僵直,表面呈粟粒状结节,可与卵巢及周围组织粘连;②以输卵管为中心形成盆腔广泛粘连;③干酪样坏死等结核特异性病理产物。腹腔镜能直接观察盆腔情况,同时可取腹腔液行结核分枝杆菌检查或在病变处做活组织检查。因结核常致盆腔器官粘连,因此应用腹腔镜诊断结核时应注意避免腹腔器官的损伤。

4.宫腔镜

宫腔镜检查对子宫内膜结核的诊断有特殊意义。宫腔镜下典型的子宫内膜结核病特点为早期可见子宫角部表浅的黄色溃疡,后期子宫内膜可出现干酪样变、纤维化及钙化,输卵管子宫口可因病变引起炎症粘连、闭塞、消失。同时取组织做病理检查可提高阳性诊断率。

5.超声检查

可探及盆腔包块,界限不清,包块内反射不均匀,有时可见高密度钙化反射。

有结核性渗液时,可见盆腔积液或界限不清、不规则的包裹性积液或腹水征象。

6.结核分枝杆菌检查

取月经血或宫腔排出物或腹腔液做结核分枝杆菌检查,常用方法:①涂片抗酸染色查找结核分枝杆菌;②结核分枝杆菌培养,此法准确,但结核分枝杆菌生长缓慢,需要较长时间才能得到结果;③分子生物学方法,如聚合酶链式反应(PCR)技术,方法快速、简便,但可能出现假阳性;④动物接种,方法复杂,需时较长,难以推广。

7.结核菌素试验

结核分枝杆菌试验阳性,说明体内曾有结核分枝杆菌感染;若为强阳性,说明目前仍有活动性病灶,但不能说明病灶部位;若为阴性,一般情况下表示未有过结核分枝杆菌感染。

8.其他

白细胞计数不高,分类中淋巴细胞增多,不同于化脓性盆腔炎性疾病;活动期血细胞沉降率增快,但正常不能排除结核病变;患生殖器结核时血清 CA125 升高。这些化验检查均非特异性,只能作为诊断参考。

(二)鉴别诊断

1.卵巢肿瘤

生殖器结核患者亦可发现盆腔实性或囊性包块,可发生于单侧或双侧,边界不清、活动度差,呈结节状或表面不规则,容易被误诊为卵巢癌。可根据发病过程、有无结核病史、B 型超声检查协助鉴别。诊断困难时,可做腹腔镜检查或剖腹探查以确诊。

2.盆腔炎性疾病后遗症

盆腔炎性疾病后遗症患者多有急性盆腔炎病史,月经量一般正常,闭经极少见,而生殖器结核患者多不孕、经量减少甚至闭经,盆腔检查时可触及增厚结节。

3.子宫内膜异位症

子宫内膜异位症与生殖器结核的临床表现多有相似之处,如低热、痛经、盆腔有粘连、增厚及结节等。但子宫内膜异位症痛经为继发性的并进行性加重,经量较多,经诊断性刮宫、输卵管碘油造影剂腹腔镜检查多能确诊。

4.宫颈癌

宫颈结核可有乳头状增生或表浅溃疡,有时不易与宫颈癌鉴别,应做宫颈刮片行细胞学检查及宫颈活组织检查。

四、治疗

本病的治疗方法以抗结核药物治疗为主,以休息、加强营养为辅。

（一）抗结核化学药物治疗

抗结核化学药物治疗应遵循早期、联合、规律、适量、全程的治疗原则。

1.常用抗结核药物

（1）异烟肼 300 mg，1 次/d 顿服；间歇疗法为每周 2～3 次，600～800 mg/次。

（2）利福平，450～600 mg/d（体重小于 50 kg 者用 450 mg），早餐前顿服；间歇疗法为每周 2～3 次，600～900 mg/次。

（3）链霉素，每日肌内注射 0.75 g（50 岁以上或肾功能减退者可用 0.5～0.75 g）。

（4）乙胺丁醇，每日口服 0.75～1 g，也可开始时 25 mg/(kg·d)，8 周后改为 15 mg/kg；间歇疗法为每周 2～3 次，1.5～2 g/次。

（5）吡嗪酰胺，1.5～2 g/d，分 3 次口服。

目前推行两阶段短程药物治疗方案，前 2～3 个月为强化期，后 4～6 个月为巩固期或维持期。

2.常用治疗方案

（1）可用于初次治疗患者：强化期 2 个月，每日联合应用链霉素、异烟肼、利福平、吡嗪酰胺四种药物。后 4 个月巩固期每日连续应用异烟肼、利福平或巩固期每周 3 次间歇应用异烟肼、利福平。

（2）用于治疗失败或复发患者：强化期 2 个月，每日联合应用链霉素、异烟肼、利福平、吡嗪酰胺四种药物。巩固期每日应用异烟肼、利福平、乙胺丁醇，连续用 6 个月或巩固期每周 3 次应用异烟肼、利福平、乙胺丁醇，连续用 6 个月。也可采用全程间歇疗法：强化期 2 个月，每周 3 次联合应用链霉素、异烟肼、利福平、吡嗪酰胺；巩固期 6 个月，每周 3 次应用异烟肼、利福平、乙胺丁醇。

（二）支持疗法

患者至少休息 3 个月，加强营养，适当锻炼。

（三）手术治疗

盆腔结核包块经药物治疗后缩小，但不能完全消退者；盆腔结核包块治疗无效或治疗后又反复发作者；已形成较大的包裹性积液者；子宫内膜结核内膜被广泛破坏，药物治疗无效者。对这几类患者应行手术治疗。术前应采用抗结核药物 1～2 个月；术后根据结核活动及病灶是否取净等情况，选择是否继续使用抗结核药物，以彻底治愈。手术范围根据年龄及病变范围而定。

第二章

女性生殖内分泌疾病

第一节　痛经

痛经是指与月经相关的,出现于行经前后或月经期的下腹部疼痛、坠胀,伴有腰酸或其他不适,严重影响生活和工作的症状。痛经分为原发性痛经和继发性痛经两类。原发性痛经是盆腔无器质性病变的痛经,占痛经 90% 以上,通常在月经初潮后 6～12 个月,绝大多数在初潮后 2 年内,排卵周期建立后发病。继发性痛经是盆腔器质性疾病引起的痛经,常见病因有:子宫内膜异位症、子宫腺肌病、子宫肌瘤、子宫内膜息肉、宫腔粘连、宫内节育器放置后、宫颈狭窄、卵巢囊肿、副中肾管先天发育异常以及盆腔炎性疾病。其中以子宫内膜异位症所致痛经最为常见。疼痛常表现为"充血性疼痛",可伴盆腔沉重感、背痛,常于晚黄体期逐渐加重,月经来潮达高峰,并伴有其他妇科症状,如:性交疼痛、接触性出血、不规则阴道出血以及异常白带等。疼痛出现于初潮后数年(副中肾管先天发育异常所致者,疼痛出现较早)可能是继发性痛经的重要特征,在无排卵周期发生的痛经也应考虑继发性痛经。妇科检查有异常发现,必要时可借助于宫腔镜、腹腔镜以及影像学检查辅助诊断并对因治疗。

一、病因

原发性痛经的病因尚未完全明确,可能与子宫收缩异常有关。在通常情况下,整个月经周期受性激素、前列腺素和其他子宫收缩物质的调控,子宫存在良好的收缩模式,这种子宫收缩不影响子宫血流。原发性痛经女性存在四种形式的收缩异常,包括:最常见的子宫基础紧张度升高(超过 10 mmHg);子宫收缩高峰时压力升高(超过 120 mmHg,常超过 150～180 mmHg);子宫收缩次数增加(每 10 min 超过 4 或 5 次)以及不同步、不协调的子宫收缩。这四种收缩异常可单独或同时存在,当一种以上的收缩异常同时存在时,其作用倾向于彼此加强。子宫收缩异常,导致子宫血流量减少,影响子宫再灌注和氧合,子宫缺血、组织缺氧导致疼痛。

前列腺素(PG)F_{2a}是一种强子宫平滑肌兴奋剂和血管收缩剂。先前的研究显示,绝大多数原发性痛经女性,子宫前列腺素的产生和释放增加或存在异常,引起异常的子宫活动和缺血、缺氧,进而引发痛经。有学者首次在经血中测定了前列腺素的含量,证实原发性痛经女性的前列腺素 F_{2a} 较非痛经女性多 8～13 倍,大多数前列腺素的产生和释放发生于行经的最初 48 h,所以剧痛常发生于月经第 1～2 天。前列腺素合成酶抑制剂,非甾体类抗炎药如布洛芬、萘普生等的应用可抑制经血中前列腺素含量、缓解痛经症状,也支持前列腺素在原发性痛经发生中的作用。

孕激素对溶酶体的稳定性发挥着重要作用,高水平的孕激素可稳定溶酶体。若卵母细胞未受精,黄体在排卵后 9～10 d 开始退化,孕激素水平在晚黄体期下降,溶酶体不稳定,磷脂酶释放,溶解细胞膜磷脂生成花生四烯酸,成为环氧合酶和脂氧合酶途径的前体物质。可通过环氧合酶途径生成前列腺素,还可通过脂氧合酶途径生成白三烯。白三烯也可刺激子宫收缩,子宫内白三烯的增加可能与原发性痛经的某些形式有关。这也可以解释为何某些原发性痛经女性使用前列腺素合成酶抑制剂无效。

此外,垂体后叶加压素、缩宫素可能也参与了原发性痛经的发生。原发性痛经可能还受到遗传、精神、心理因素以及运动的影响。

二、临床表现

(一)临床特征

1.经期下腹痛

原发性痛经大多数发生于年轻的妇女中,因月经初潮 2 年以内往往无排卵,所以刚来月经者少有痛经,待到排卵型月经建立后才开始有痛经。痛经多在月经来潮前的 1～2 d 开始,持续 2～3 d,一般在月经的第 1～2 d 最痛。疼痛的部位位于下腹部,多为痉挛性疼痛。轻者表现为下腹坠胀不适,重者可伴有呕吐,影响工作和生活。原发性痛经一般在有怀孕经历后缓解。继发性痛经患者的发病年龄较大,子宫肌瘤、盆腔粘连和盆腔静脉淤血引起的痛经症状较轻,而子宫内膜异位症引起的痛经症状往往较重,且呈进行性加重的趋势。

2.性交痛

部分患者除了腹痛还伴有性交痛。

3.其他症状

原发性痛经可有恶心、呕吐、面色苍白等伴随症状;继发性痛经的伴随症状与原发疾病有关,子宫肌瘤可有月经增多、白带增多等症状。盆腔子宫内膜异位症病灶累及直肠,可有便秘等症状。慢性盆腔炎的特点是平时有下腹部隐痛,经期症状加剧,部分患者可伴有低热。

(二)辅助检查

1.盆腔超声检查

原发性痛经患者盆腔 B 超检查无异常情况发生。继发性痛经患者盆腔 B 超检查可发现子宫畸形、子宫均匀增大或不规则增大、盆腔包块等病变。

2.宫腔镜

宫腔镜检查可以发现黏膜下子宫肌瘤及双子宫、双角子宫、纵隔子宫等子宫畸形。

3.腹腔镜

腹腔镜检查可明确盆腔有无内膜异位病变、炎症和粘连等情况。

4.CT 和 MRI

CT 和 MRI 可以了解盆腔包块的大小、部位、边界及质地。

三、诊断及鉴别诊断

(一)诊断

本病以伴随月经周期出现下腹疼痛为特征诊断。

1.病史

了解患者年龄、发病诱因、发病过程、症状出现时间与月经关系、疼痛部位及性质、有无进行性加重、有无组织样物随经血排出等。

2.体格检查

注意发育与营养状况。妇科检查排除生殖器质性病变。

(二)鉴别诊断

根据经期腹痛的特点,妇科检查无阳性体征,临床即可诊断,但必须排除下列疾病。

1.子宫内膜异位症

本病表现为继发性痛经,多发生在人工流产术后或上宫内节育器后,疼痛剧烈,妇科检查可触及子宫直肠陷凹内触痛结节或卵巢囊肿,腹腔镜检查是最有价值的辅助检查方法。

2.子宫腺肌病

本病多发生在 30～50 岁经产妇中,痛经进行性加重,可伴有经量增多及经期延长。妇科检查时子宫均匀增大或有局限性突起,质硬有压痛。B 超可见腺肌症或腺肌瘤的典型回声。

3.盆腔炎

本病在非经期也可导致下腹痛,经期可加重,疼痛呈持续性。妇科检查有附件区增厚或包块,压痛明显。抗生素治疗有效。

4.异位妊娠破裂或流产

本病无痛经史,有停经、少量阴道出血及突发下腹痛等症状。妇科检查可触及一侧附件区的小包块,有压痛,有时伴贫血或内出血体征。尿和血 β-hCG 呈阳性,B超检查常发现宫腔外妊娠囊和盆腔游离液。

四、治疗

(一)心理指导

对原发性痛经者,尤其是青春期少女应解说月经的生理变化、痛经的发病机制,解除其紧张心理。针对患者的心理状况给予适当的安慰,并指导一般性的处理方法,如休息、热敷下腹部等。对继发性痛经者应告知先查明疾病再对症处理。

(二)前列腺素合成酶抑制药

因原发性痛经的发病机制中前列腺素起着重要的作用,因此抑制前列腺素的合成有明显的镇痛作用,故前列腺素合成酶抑制药常为原发性痛经的首选药物。应予强调的是若在月经前 1 d 应用,更能充分发挥药物的作用并且应持续应用48～72 h,亦可按以往痛经的规律决定用药时间。

本药仅需在月经期应用,用药期短,方便且不良反应小。常见的不良反应有消化不良、胃灼热感、恶心、呕吐、腹泻、头痛、头晕等。偶有视力障碍及其他少见的不良反应。

(三)口服避孕片

雌、孕激素组合成的短效口服避孕片抑制排卵后,降低前列腺素、血管加压素及缩宫素水平,抑制子宫活动,效果显著。适用于需要采取避孕措施的痛经患者。

(四)β-肾上腺素受体激动药

β-肾上腺素受体激动剂使平滑肌收缩的频率和幅度下降,从而缓解疼痛,但有心动过速、血压降低等不良反应。常用药物:特布他林 2.5 mg,3 次/d;苯丙酚胺10 mg,3 次/d。

(五)经皮电刺激神经

近年来,针对药物无效的情况,国外应用高频率电刺激神经以解痛。经皮电刺激神经可改善缺血,并参与神经细胞释放内啡肽。经下肢、髂、骶等处皮下做电刺激,发现疼痛缓解,宫腔压力未变。

（六）腹腔镜下子宫神经部分切除术

以往，骶前神经节切除术用于治疗对药物等方法治疗无效的难治性痛经。近年来，对上述患者采用腹腔镜检查，排除器质性疾病的同时行子宫神经部分切除术。

（七）扩张宫颈管

对已婚妇女行宫颈管扩张，可用 6～8 号扩张器，使经血畅游。

第二节　闭经

一、病因及分类

（一）生理性闭经

闭经是临床上一种常见的症状，首先要排除生理性闭经的可能性，对病理性闭经才能进行病因鉴别和处理。以下介绍 4 个生理性闭经期的内分泌基础知识，有助于临床上对病理性闭经的鉴别诊断。

1.青春期前期

下丘脑-垂体-卵巢（HPO）轴功能的启动始于胎儿期，并持续到新生儿期。儿童期由于中枢某些抑制物质的影响，HPO 轴功能处于静寂状态，内外生殖器官呈幼稚型。青春期前期中枢抑制因素被解除，下丘脑促性腺激素释放激素（GnRH）脉冲式分泌启动，促进了垂体 FSH、LH 的合成与分泌，从而刺激卵巢内卵泡的发育及分泌雌激素；在雌激素的作用下，女童的第二性征及内外生殖器官开始发育，并逐渐发育成熟。

月经的初次来潮称月经初潮。当卵巢内卵泡发育产生的雌激素刺激子宫内膜增殖到一定程度，卵泡闭锁、出现雌激素的波动或撤退，增殖的子宫内膜剥脱时出现。月经初潮前的青春期前期至青春期发育阶段未有月经来潮属于生理现象。

2.妊娠期

一旦胚泡着床，胚胎滋养细胞分泌绒毛促性腺激素支持卵巢黄体，使其继续发育为妊娠黄体，并持续分泌大量雌、孕激素，支持子宫内膜从分泌期内膜转化成蜕膜组织，以支持早期胚胎的发育，所以不再有子宫内膜脱落与月经。妊娠 3 个月后胎盘形成，分泌大量雌、孕激素和蛋白激素，抑制下丘脑 GnRH 和垂体促性腺激素（Gn）分泌，卵巢功能处于抑制状态。一旦妊娠结束，当重新建立起下丘脑-垂体-卵巢之间的正常关系时，月经即再现。妊娠期的月经闭止属生理现象。

3.哺乳期

分娩以后,若母乳喂养,定时哺乳时婴儿吸吮乳头的刺激可导致垂体催乳素大量并规律地分泌,使血中催乳素(PRL)水平呈有规律的间断性升高,从而抑制下丘脑 GnRH 和垂体 Gn 的分泌,并且血中催乳素的升高还可降低卵巢对促性腺激素的敏感性,使分娩后卵巢功能仍处抑制状态,故在分娩以后若定时有规律地哺乳,一般仍维持闭经,属生理性。但若哺乳不规律或哺乳次数减少,血中 PRL 不足以抑制卵巢功能时,则可能出现不规则月经。通常不哺乳的妇女在产后 1~2 个月由于血中 PRL 下降,对下丘脑 GnRH 的抑制解除,月经即逐渐恢复正常;若超过 6 个月未见月经来潮应检查原因。

4.绝经过渡期及绝经后

有研究显示,女性 37 岁后卵巢内始基卵泡数量减少,减少速度随增龄而加快,这是一个不可逆、渐进、累积的过程。卵巢内卵泡减少将导致早卵泡期血 INH-B 降低,继而 FSH 水平升高,故卵巢功能衰退的早期,由于 FSH 水平升高对卵巢内剩余卵泡的刺激,常出现黄体不健或不规则的卵泡发育和闭锁交替,从而导致月经频发或月经不规则;随着卵巢内卵泡数的进一步减少直至耗竭,FSH 水平进一步升高,卵泡对 FSH 的敏感性降低而停止发育,加之卵巢内卵泡的耗竭,卵巢分泌雌激素的功能则完全停止,子宫内膜因失去雌激素的刺激而月经闭止。因此,因卵巢功能衰退引起的月经闭止称绝经。

(二)病理性闭经的分类

1.按病变解剖部位分类

可以将引起闭经的病因分为四个区域。

第一区域:生殖道引流障碍或子宫靶器官病变引起的闭经,称生殖道引流障碍性或子宫性闭经。

第二区域:卵巢病变引起的闭经,称卵巢性闭经。

第三区域:垂体病变引起的闭经,称垂体性闭经。

第四区域:中枢神经-下丘脑分泌 GnRH 缺陷或功能失调引起的闭经,称中枢神经-下丘脑性闭经。

2.按照促性腺素水平分类

可以分为高促性腺素闭经和低促性腺素闭经。由于两者性腺功能均处低落状态,故亦称高促性腺素性腺功能低落或低促性腺素性腺功能低落。

高促性腺素性腺功能低落:指促性腺素 FSH≥30 IU/L 的性腺功能低落者,提示病变环节在卵巢。

低促性腺素性腺功能低落:主要指促性腺素 LH 低于 5 IU/L 的性腺功能低落

者,提示病变环节在中枢(下丘脑或垂体)。

3.按闭经严重程度分类

可以将闭经分为Ⅰ度闭经及Ⅱ度闭经。

Ⅰ度闭经:卵巢具有分泌雌激素功能,体内维持一定雌激素水平,给孕激素出现药物撤退性月经。

Ⅱ度闭经:卵巢分泌雌激素功能缺陷或停止,体内雌激素水平低落,给孕激素不出现药物撤退性月经。

4.按生理、病理原因分类

可分为生理性闭经及病理性闭经。

生理性闭经:发生在青春发育早期、妊娠期、哺乳期和绝经期的闭经称为生理性闭经,属于正常现象。

病理性闭经:排除上述生理性闭经以外的闭经,称为病理性闭经。

(三)病理性闭经的病理生理特点

1.下丘脑性闭经

下丘脑位于大脑基底部,为"激素控制中心",控制了包括生殖及卵巢功能在内的多种生物学功能及活性。下丘脑性闭经(HA)是指因下丘脑病变或功能失调导致垂体促性腺激素(Gn)分泌降低或失调所引起的闭经。

下丘脑性闭经,病因非常复杂,有先天性基因缺陷或炎症、创伤、肿瘤等器质性病变及内科疾病干扰下丘脑功能或下丘脑本身功能失调引起的功能性下丘脑性闭经等原因。常引起青春期发育停止、青春期骨量蓄积降低及骨质疏松症等,到育龄期常引起不育,严重影响女性健康。

(1)器质性病变:如肿瘤。颅咽管肿瘤是最常见的下丘脑肿瘤,发生于蝶鞍上垂体柄漏斗部前方的颅颊囊皱褶。该肿瘤沿垂体柄生长,可压迫垂体柄,影响下丘脑 GnRH 和多巴胺向垂体的转运,从而导致低促性腺素闭经伴垂体催乳素分泌的增加。催乳素的增加又加重了对生殖轴功能的抑制。颅咽管肿瘤患者临床表现为Ⅱ度闭经可伴溢乳;原发闭经者性征缺如。该肿瘤属良性,生长缓慢;肿瘤引起颅内压迫症状时则应手术。

(2)先天性基因缺陷:如卡尔曼综合征(Kallmann 综合征),它是一种下丘脑 GnRH 先天性分泌缺陷,同时伴嗅觉丧失或嗅觉减退的综合征,临床表现为低促性腺素性腺功能低落,原发闭经,性征发育缺如,称无嗅觉综合征,也称 Kallmann 综合征。这是一种胚胎发育时由于神经元移行所需的激肽释放酶结合蛋白(KAL 蛋白)表达缺陷所致的疾病;由于嗅神经元的轴突移行终止于筛板与前脑之间,未达嗅球,从而使伴随嗅神经元轴突移行的 GnRH 神经元也终止于此,不能到达下丘脑而发生 GnRH 分泌缺陷。

（3）功能性闭经：下丘脑本身功能失调引起的闭经称功能性下丘脑闭经（FHA）。在功能性下丘脑闭经中，下丘脑促性腺激素释放激素（GnRH）脉冲分泌损害在该病的发病中起关键作用，FHA 患者的 GnRH-LH 的异常谱很广，包括 LH 脉冲频率低、LH 完全缺如、LH 分泌表现正常及 LH 脉冲高频率；根据 GnRH 脉冲分泌损害的程度不同，生殖轴抑制的程度也不同。FHA 的病理生理精确的机制尚未阐明，许多神经递质和神经受体对 GnRH 脉冲分泌频率的生理调节起重要作用。临床常见的 FHA 有三种类型：应激性闭经、体重下降性闭经及运动性闭经。FHA 在初潮后青春期及整个育龄期的发生概率并无明显差异。①精神应激性：由环境改变、过度紧张或精神打击等应激引起。应激反应最重要的是促肾上腺皮质素释放因子（CRH）和皮质素分泌的增加。猴的实验证据指出，CRH 可能通过增加内源性阿片肽分泌，从而抑制垂体促性腺素分泌而导致闭经。也有证据表明，某些下丘脑闭经患者还存在多巴胺分泌增加对 GnRH 脉冲分泌的抑制。②体重下降和神经性厌食：神经性厌食起病于强烈惧怕肥胖而有意节制饮食的心理。体重骤然下降导致促性腺素低下状态的原因尚不很清楚。当体重下降至正常体重的 10%～15% 以上时，即出现闭经，继而出现进食障碍和进行性消瘦及多种激素改变，促性腺素逆转至青春期前水平，血皮质素水平升高。尽管促皮质素（ACTH）水平正常，但 ACTH 对外源性 CRH 反应迟钝，循环中 T_3 水平降低。患者不能耐受冷和热，体毛增多，低血压，心动过缓，皮肤发黄（维生素 A 代谢改变使血浆胡萝卜素水平升高）。此病症多发生于 25 岁以下年轻女性，是一种威胁生命的疾患，死亡率高达 9%。③运动性闭经：竞争性的体育运动以及强运动和其他形式的训练，如芭蕾和现代舞蹈，可引起闭经，称运动性闭经。运动性闭经主要是因体脂的下降及应激本身引起的下丘脑 GnRH 分泌受抑制。最近的研究还提示，强运动的同时不适当地限制能量摄入（低能量摄入）比体脂减少更易引起闭经。目前认为，体脂下降及营养低下引起瘦素下降是生殖轴功能抑制的机制之一。

（4）药物性闭经：长期使用一些抑制中枢或下丘脑的药物，如抗精神病药物、口服避孕药、甲氧氯普胺、鸦片等药物亦可抑制 GnRH 的分泌而致闭经；但一般停药后可恢复月经。

2.垂体性闭经

指垂体病变使垂体促性腺激素分泌降低引起的闭经。垂体性闭经为中枢性闭经，主要致病环节在垂体前叶。

（1）希恩综合征：该病是由于分娩期或产后大出血，特别是伴有较长时间低血容量性休克，影响垂体前叶血供，在腺体内部或漏斗部形成血栓，引起梗死、缺血性坏死及纤维性萎缩而造成垂体功能不全，继发垂体前叶多种激素分泌减退或缺乏而引起的一系列症状。据报道,该病发生率至少占产后出血性休克患者的 25%。

该病是因产时或产后大出血引起垂体前叶功能减退所致。但其机制尚不清楚,一般认为与以下几个方面有关。

①妊娠期垂体呈生理性增生肥大,较非孕期大 2～3 倍,主要由于 PRL 分泌细胞增生肥大所致。需氧量相应增多,尤其在分娩时需氧量约增加 3 倍,因此,对缺氧更加敏感。此时若有全身循环衰竭,垂体前叶血流量锐减,易于引起梗死坏死。

②垂体前叶血运 80% 来源于垂体上动脉和门脉丛,10%～20% 来源于颈内动脉分支,当休克时动脉和门脉循环血量皆骤减,反射性引起血管痉挛,更加重缺血缺氧。缺血缺氧首先从垂体柄水平开始向垂体前叶延伸,缺血时间越长,垂体坏死和功能损害越严重。垂体后叶血供不依赖门脉系统,故不一定累及后叶,但也有极少病例可发生抗利尿激素分泌异常及尿崩症状。

③垂体前叶功能有较强的代偿能力,但垂体组织坏死面积超过 50%～79% 时,难以满意代偿。一般当垂体坏死面积达 50% 时临床才出现症状;坏死面积为 75% 以上,则症状明显;坏死面积超过 90%,则症状严重。

④由于垂体前叶可分泌调节甲状腺、肾上腺、性腺等多种激素,因此,当垂体缺血坏死及萎缩致垂体功能低下时,可使垂体分泌的各种激素减少,可视为单一激素及两种或多种激素分泌功能的缺陷。各种垂体激素分泌障碍出现的时间和频率顺序为促性腺激素(FSH、LH)→GH→TSH→ACTH,受其调节的靶腺如卵巢、甲状腺、肾上腺皮质等也随之呈萎缩性变化,功能低下,其他脏器组织可随之发生不同程度的萎缩,从而使本征表现为多系统、多脏器的变化。

(2)先天性垂体 Gn 缺乏症。本症指垂体其他功能均正常,仅促性腺激素分泌功能低下的疾病,即单一性促性腺激素分泌功能低下的疾病和垂体生长激素缺乏症;前者可能是由 LH 或 FSH 分子,α、β 亚单位或其受体异常所致,后者是由脑垂体前叶生长激素分泌不足所致。

该病病因未明,近年的研究表明,该病可能是因 FSH 和 LH 分泌的下丘脑-垂体通路的基因突变导致的,如 GnRHR、GnRH1、KISS1R/GPR54、TAC3、TACR3 等。

(3)垂体肿瘤。垂体肿瘤约占颅内肿瘤的 10%,按其分泌功能分为催乳素瘤、生长激素分泌细胞瘤、促肾上腺皮质激素分泌细胞瘤和促甲状腺激素分泌细胞瘤,不同类型的肿瘤所分泌的激素不同,可出现不同症状,但多有闭经表现。

垂体肿瘤多发于成年人,儿童少见。垂体肿瘤的发病原因至今不明。由于垂体激素的合成和分泌受下丘脑激素释放和抑制激素调控,因此早期认为,下丘脑激素分泌失调是垂体肿瘤的发病原因。催乳素瘤(PRL 瘤)是垂体前叶有功能的腺瘤,是最常见的垂体肿瘤,占垂体瘤的 75% 左右,占闭经患者发病原因的 15%。该肿瘤属良性,生长速度缓慢,是引起闭经最常见的器质性病因之一。成年人发病率为 1/10 000,男女发病比例为 1:10,在 20~50 岁女性中发病率最高,占闭经妇女的 15% 左右。催乳素瘤按大小分为大腺瘤和微腺瘤,直径 >1 cm 为大腺瘤,直径 ≤1 cm 为微腺瘤。90% 以上的 PRL 瘤为小的鞍内肿瘤,大腺瘤较少见。极少数 PRL 瘤具有侵略性或局部侵袭,引起重要结构的受压。恶性 PRL 瘤罕见,治疗困难,可在中枢神经系统内外播散转移。

该病病因至今尚未完全清楚,通常认为其发病涉及 PRL 调节因素的异常或垂体 PRL 分泌细胞本身的缺陷。分子生物学研究表明,部分患者有多巴胺 D2 受体基因表达的缺陷和垂体 PRL 分泌细胞的原发缺陷,这是复杂的多步骤改变的结果。可能因为 PRL 细胞内部的突变及生长因子的参与,引起了细胞复制机制的异常,也可能因为在下丘脑多巴胺抑制作用减弱的情况下,增殖加速的 PRL 分泌细胞易于发生突变。其结果均使异常 PRL 克隆化增殖。关于催乳素瘤产生高 PRL 血症的原因可能是:①催乳素瘤细胞自主分泌 PRL 而不受催乳素抑制因子(PIF)的抑制;②肿瘤增大压迫垂体柄,阻断门脉供血,下丘脑产生的 PIF 进入垂体减少,以致垂体分泌 PRL 增多。

(4)空蝶鞍综合征:由于蝶鞍隔先天性发育不全或肿瘤及手术破坏蝶鞍隔,使充满脑脊液的蛛网膜下隙向垂体窝(蝶鞍)延伸,压迫腺垂体,使下丘脑 GnRH 和多巴胺经垂体门脉循环向垂体的转运受阻,从而导致闭经。可伴 PRL 升高和溢乳。

本病的发生机制迄今不明,但认为蝶鞍不全或完全缺失是本病形成的先决条件。研究发现:①妊娠妇女的垂体有生理性增大,多胎妊娠时更明显,肥大的垂体使垂体窝和鞍隔孔增大,妊娠结束后,垂体恢复正常,但垂体鞍隔孔不能恢复,导致蛛网膜下隙脑积液流入垂体窝;②一些原发性甲状腺功能减退妇女常显示蝶鞍扩大;③由于先天性或后天性原因(垂体腺瘤手术和放射治疗)导致鞍隔不完整,使蛛网膜下隙疝入蝶鞍窝内,疝囊内聚集的脑脊液压迫垂体,使垂体变扁平,如果垂体柄被压迫,阻碍下丘脑催乳素抑制因子(PIF)进入垂体就会发生高催乳素血症。

3.卵巢性闭经

卵巢性闭经是由于卵巢本身原因引起的闭经,这类闭经使促性腺激素升高,属高促性腺素性闭经。先天性性腺发育不全、酶缺陷、卵巢抵抗综合征及后天各种原因引起的卵巢功能衰退等均能导致卵巢性闭经。

(1)先天性性腺发育不全:患者性腺呈条索状,有染色体异常和染色体正常两种类型。

①染色体正常

单纯性性腺发育不全:患者性腺呈条索状,性幼稚,染色体核型为 46,XX 或

46,XY。条索状性腺发生机制仍无定论,性染色体决定性腺发育的基因失活或突变,则导致性腺发育不全。有研究表明,多个家族姐妹中有 2 个以上的 46,XX 单纯性腺发育不全患者或父母中有近亲史,子一代患单纯性性腺发育不全的机率高,因此,认为 46,XX 单纯性腺发育不全可能是一种常染色体隐性遗传病。46,XY 单纯性性腺发育不全患者发育不良的性腺恶变率较高,为 25%～30%。最常见的是性腺母细胞瘤和(或)无性细胞瘤。

该病孕激素撤退试验阴性,生殖激素测定显示卵巢激素水平低下,垂体激素的 FSH 和 LH 升高。腹腔镜探查时见由纤维结缔组织组成的条索状性腺。绝大多数性腺活检均无生殖细胞和各级卵泡存在。

②染色体异常

a.特纳综合征(TS):又称先天性卵巢不发育。有学者发现,本征患者的染色体核型为 45,XO 缺失一条性染色体。原因可能是生殖细胞减数分裂时,性染色体不分离所致。对 Xg 血型的研究证实,缺失的 X 染色体 75% 系父源性,25% 系母源性。

本征发生率为新生儿 10.7/100 000 其中女婴 22.2/100 000。据报道,因特纳综合征死亡的胚胎占流产胚胎的 3%～10% 不等。仅 0.2% 的 45,XO 胎儿达足月,其余在孕 10～15 周死亡。特纳综合征是一种最为常见的性发育异常。其性染色体异常主要有以下几种核型:

ⅰ.X 单体型(45,XO):无染色质,具有典型的本综合征表型,最多见。

ⅱ.X 染色体缺失:46,Xdel(Xp)、46,Xdel(Xq)。

ⅲ.等臂染色体:46,X(Xqi),其表型与 XO 相似,但约有 1/5 伴发甲状腺炎和糖尿病。

ⅳ.嵌合体:核型为 XO/XX、XO/XXX 或 XO/XY,表型有很大差异,可从完全正常到典型的 XO 表型。

卵巢不发育是本征患者的主要病变,患者就诊的主要诉求为原发性闭经、第二性征不发育、子宫发育不良等。本征患者原发性闭经发生率约 97%,原发性不育占 99%。

相对于那些有正常细胞株的嵌合型(45,X/46,XX 或 45,X/46,XY)来说,45,XO 核型的个体临床症状更加严重。而有 Y 染色体嵌合的 TS 患者,发生性腺母细胞瘤及其他生殖细胞肿瘤的风险更高。

b.多 X 综合征:该征患者一个细胞至少含 3 个 X 染色体。女性具有 2 个以上的 X 染色体,被定义为超雌。其发生原因系生殖细胞在减数分裂中染色体不分离所致。其影响因素不详,或许与母亲高龄有一定关系。

（2）酶缺陷

①17α-羟化酶/17,20-碳裂解酶缺陷症：17α-羟化酶/17,20-碳裂解酶缺陷症是先天性肾上腺增生症的少见类型。为 CYP17 基因变异造成的常染色体隐性遗传疾病。

17α-羟化酶/17,20-碳裂解酶是细胞色素 P450 酶的一种，主要分布在睾丸、卵巢、肾上腺束状带和网状带，是肾上腺类固醇激素合成的关键酶之一，具有羟化酶和裂解酶两种活性。羟化酶的作用是将孕烯醇酮/孕酮转化为皮质醇的前体物质17-羟孕烯醇酮/孕酮。裂解酶的作用是将 17 和 20 位碳链裂解产生雌激素和肾上腺雄激素的前体物质。17α-羟化酶/17,20-碳裂解酶的编码基因是 CYP17，位于染色体 10q24 上，含 8 个外显子。它是编码 508 个氨基酸、分子量约 57 kDa 的蛋白质。CYP17 基因的变异导致 17α-羟化酶/17,20-碳裂解酶缺陷症。17α-羟化酶/17,20-碳裂解酶缺陷导致雌激素和雄激素合成障碍，皮质醇合成显著减少，促肾上腺皮质激素（ACTH）反应性分泌增加，酶的底物及其前体物质积聚，盐皮质激素产生通路中去氧皮质酮（DOC）大量增加。因此，17α-羟化酶/17,20-碳裂解酶缺陷患者的主要内分泌特征是血清雌二醇、睾酮、皮质醇降低，FSH、LH、皮质酮、去氧皮质酮增高。雌激素和雄激素合成障碍的临床表现为女性第二性征缺失、原发性闭经。多数患者无腋毛和阴毛，体毛稀少，面部皮肤皱纹增多并呈衰老表现，乳房不发育，幼儿型子宫，卵巢小，但外阴无畸形，骨龄延迟。皮质醇合成减少，ACTH 分泌增加。主要表现为疲乏、显著肌肉无力、精神萎靡、语音低、皮肤色素沉着、肢体麻木及刺痛等。DOC 对盐代谢的影响则表现为水钠潴留，血容量增加，出现高血压、低血钾等表现，进而肾素活性显著受抑，醛固酮合成下降，出现低醛固酮血症。

绝大多数 17α-羟化酶/17,20-碳裂解酶缺陷患者的酶活性完全丧失，存在典型的临床表现。但是，有少数的患者 17α-羟化酶/17,20-碳裂解酶仍有部分活性，临床表现不典型或轻微。此症称为不完全型 17α-羟化酶/17,20-碳裂解酶缺陷症。患者多以不育症就诊，ACTH 和肾素活性测定有助于临床诊断与鉴别诊断。

②芳香化酶缺陷症：芳香化酶缺陷症是一种少见的常染色体隐性遗传疾病，由 CYP19 基因变异导致内源性雌激素合成障碍所致。对女性来说，芳香化酶缺乏可以导致原发性闭经。

芳香化酶是微粒体酶复合物，由细胞色素 P450 芳香化酶和 NADPH-细胞色素 P450 还原酶组成。主要分布在卵巢、睾丸、胎盘、下丘脑、骨骼、脂肪等器官和组织中。cP450 芳香化酶是雌激素合成的关键酶，将雄烯二酮、睾酮、16α-硫酸脱氢表雄酮（DHEAS）转化为雌激素。

芳香化酶缺乏的临床表现根据发育阶段不同而不同。胎儿缺乏芳香化酶，造成胎盘雌激素转化障碍，DHEAS 转化成睾酮，导致胎儿和母亲的男性化。新生女婴可以出现假两性畸形。在女性的儿童期和青春期,芳香化酶缺乏多表现为原发性闭经、多囊卵巢、骨成熟延迟、乳房不发育、男性化等。芳香化酶缺乏的内分泌特征是雌二醇水平低下、睾酮水平升高、FSH 明显升高。

(3)卵巢抵抗综合征:卵巢抵抗综合征又称卵巢不敏感综合征或 Savage 综合征。患者卵巢内有众多始基卵泡,但始基卵泡对高水平的促性腺激素缺乏反应,仅极少数能发育到窦状卵泡期,几乎不能达到成熟期,多数卵泡在窦状卵泡前期呈局灶或弥散性透明变性。本综合征较少见,占高促性腺激素性闭经的 11%～20%。

该综合征的发病原因迄今还不完全清楚,可能系卵巢缺乏促性腺激素受体或促性腺激素受体变异所致,也可能因为卵巢局部调节因子异常,卵巢对内源性和外源性促性腺激素缺乏有效反应或体内产生一种对抗自身卵巢颗粒细胞促性腺激素受体位点的抗体所致,还可能与免疫功能异常有关。患者多表现为原发性闭经,也可见继发性闭经。B 超检查卵巢大小基本正常,有小卵泡,皮髓质回声均匀,比例基本正常。腹腔镜探查见卵巢形态饱满,表面光滑,包膜较厚,卵巢活检见始基卵泡多,窦状卵泡少。内分泌激素测定显示卵巢激素水平低下,促性腺激素水平明显增高,使用外源性促性腺激素很难使卵泡发育。

(4)卵巢早衰:卵巢早衰(POF)指女性 40 岁前由于卵巢功能衰竭引发的闭经,伴有雌激素缺乏症状。激素特征为高促性腺激素水平,特别是 FSH 升高,FSH＞40 IU/L,伴雌激素水平下降。POF 是一种临床高度异质、病因混杂性疾病,约超过半数患者临床上找不到明确的病因。研究资料显示染色体核型异常、基因突变、免疫性因素、代谢异常或药物作用、手术及放化疗损伤、病毒感染等都可能导致 POF。这些因素可影响卵泡发育各阶段,导致始基卵泡池过小、卵泡募集异常或影响卵泡闭锁、破坏加速,致卵泡过早耗竭,最终引起卵巢功能衰竭,但大多数患者病因不明,属特发性。

①染色体异常:染色体异常是 POF 最主要的病因之一(10%～15%),最常见的是 X 染色体异常。两条结构完整的 X 染色体对卵巢功能的维持至关重要。对卵巢发育及其功能极具重要性的基因聚集于 X 染色体的关键区域,区域内逃避 X 染色体失活的基因单倍剂量不足,重排对邻近基因的"位置效应"或非特异性扰乱减数分裂同源染色体配对,从而导致卵泡闭锁加速,是 X 染色体畸变导致 POF 发生的主要致病机制。

②相关基因突变:X 染色体相关基因、常染色体候选基因的突变可导致 POF。X 染色体相关基因包括泛素蛋白酶 9X 基因(USP9X)、X 连锁锌指基因(ZFX)、骨形态生成蛋白 15(BMP15)等、位于 POF2 关键区域的人类同源黑腹果蝇透明基因(DIAPH2)、达克斯猎犬同源物 2(DACH2)和 POF1B,及 POF1 区的脆性 X 智力低下基因 1(FMR1)和脆性 X 智力低下基因 2(FMR2)。常染色体候选基因包括卵

泡发生相关基因,如卵母细胞特异性的同源核转录因子(NOBOX)、F1GLA、POU5F1、WNT4、生长分化因子9(GDF9)、趋化因子(CXCL12)、FOXO3A及细胞周期蛋白依赖性激酶抑制剂1B基因(CDKN1B)及NR5A1等;以及与生殖内分泌功能相关的基因,包括抑制素α(INHA)、雌激素受体基因(ER-a)、甲状腺球蛋白基因(TG)及孕激素受体膜蛋白1(PGRMC1)等。

③线粒体DNA(mtDNA)多聚酶gamma基因突变:成熟卵子是人体内mtDNA含量最丰富的细胞,mtDNA多聚酶gamma基因突变是进行性眼外肌麻痹(PEO)的致病原因。已发现PEO家系伴发POF,并携带相同的错义突变;该基因复合杂合突变(N468D/A1105T)也被证实与POF发病存在相关性。

④先天性酶缺乏:在性激素合成过程中,17α-羟化酶、17,20-碳链裂解酶等缺乏导致雌激素合成障碍,可出现原发性闭经或POF。半乳糖-1-磷酸尿苷转移酶缺乏使血半乳糖升高,过多的半乳糖能影响生殖细胞向生殖嵴迁移,减少卵子数目。即使在出生后限制半乳糖摄入,也易发生POF。

⑤医源性因素:近年来,随着医疗手段的改善,乳腺癌、白血病、淋巴瘤及其他恶性疾病的生存率和治愈率显著提升,但放化疗导致的卵巢早衰发生率亦随之增加。

放疗对卵巢的影响取决于放疗的范围,盆腔放疗发生POF的概率相对较高。同时患者年龄及放疗剂量也是重要风险因素。放射剂量超过8 Gy(800 rad)时,所有年龄的妇女卵巢功能均出现衰竭。放射线照射后,卵巢出现卵泡丢失、间质纤维化和玻璃样变以及血管硬化和门细胞潴留。

化疗药物对卵巢的损害与患者年龄、化疗药物种类、剂量、用药长短相关。以烷化剂更明显,如环磷酰胺、白消安、左旋苯丙氨酸、氮芥等属于高风险性腺毒性药物。化疗药物可通过影响卵泡成熟、促进始基卵泡耗竭而损害卵巢。目前认为,加用GnRH-a可降低化疗药物对卵巢的性腺毒性作用,但仍需大样本的循证医学的证实。

盆腔手术,如单/双侧卵巢切除术、卵巢楔切术、打孔术、囊肿剥除术、输卵管结扎等,均可能破坏卵巢血供或皮质,引起炎症反应,对卵巢功能造成不可逆性损伤。长时间服用抗类风湿药物如雷公藤,也可能引起POF。

⑥免疫性损害:约30%的POF与卵巢自身免疫性损害有关,因此认为POF是一种自身免疫性疾病或全身自身免疫性疾病累及卵巢后的表现。其可能的临床依据为:a.卵巢活检发现卵泡周围存在淋巴细胞、浆细胞浸润;b.循环血中发现抗卵巢细胞抗体;c.患者出现大量的免疫细胞异常;d.循环血中发现与自身免疫性疾病相关的抗原或抗体;e.免疫抑制剂治疗对部分POF患者显效;f.2%～40% POF常伴或继发下列自身免疫性疾病:桥本甲状腺炎、系统性红斑狼疮;Addison病;重症肌

无力;慢性活动性肝炎;类风湿关节炎;克罗恩病;特发性血小板减少性紫癜;肾小球肾炎;原发性胆汁性肝硬化;Ⅰ型糖尿病;吸收障碍综合征。

正常妇女血中可发现抗卵巢及其组分抗体,但滴度较低。POF患者外周血中可检测出高滴度抗卵巢抗体、抗颗粒细胞膜抗体、抗卵浆抗体、抗透明带抗体。但是抗卵巢抗体特异性较低,且其致病作用尚不明确,目前无一项能够证实自身免疫性卵巢衰竭的临床诊断。

⑦其他因素:吸烟或被动吸烟:大量流行病学数据显示,吸烟女性绝经年龄较非吸烟人群提前1~2年。烟草中的二甲基苯丙蒽能够与颗粒细胞和卵母细胞的多环芳烃受体结合,激活促凋亡因子;另外,尼古丁可抑制芳香化酶的活性,影响雌激素的合成。烟草中的多环烃对生殖细胞有毒性作用,可导致卵泡耗竭。

此外,病毒感染也可导致POF发生。3%~7%的流行性腮腺炎感染者发生POF,乙型脑炎、腮腺炎病毒等均可损伤卵巢组织。

4.子宫性及下生殖道发育异常导致的闭经

(1)子宫性闭经:分为原发性和继发性子宫性闭经两种。

①原发性子宫性闭经:由于子宫的发育异常和初潮前的子宫内膜病理性破坏导致的闭经,称为原发性子宫性闭经。

a.米勒管发育不全或先天性无子宫:子宫是米勒管中段及下段发育形成的。若米勒管未发育或在其发育早期停止,可形成先天性无子宫。常合并无阴道。国外文献报道,该病发病率为1/5 000~1/4 000。该病患者卵巢发育正常,第二性征表现正常,临床表现为原发性闭经,肛腹诊扪不到子宫,B超、CT及MRI亦不能探及子宫的存在。始基子宫:两侧米勒管早期发育正常,因受胚胎外环境的影响,进入中期会合后不久即停止发育,留下一个由纤维和肌肉组织形成的细窄条索状结构,多无管腔,称为始基子宫,又称痕迹子宫。常合并先天性无阴道。患者表现为原发性闭经,肛诊及B超等影像学检查可发现一小子宫,仅2~3 cm长,腹腔镜检或剖腹手术时可见一扁平实心,约0.5~1 cm厚的子宫痕迹。米勒管发育不全综合征:早期的米勒管发育正常,进入中期后停止发育或发育不同步而形成米勒管发育不全综合征。本征发病率很低,为1/10 000~1/4 000,约占妇科住院患者的0.05‰。该征患者卵巢发育及功能均正常,因此第二性征发育正常。

b.雄激素不敏感综合征:雄激素不敏感综合征是一类主要与雄激素受体基因突变密切相关的X-连锁隐性遗传病,是性发育异常中常见的类型。患者的染色体核型为46,XY,其发病的关键在于与男性化有关的雄激素靶器官受体缺陷,导致靶组织对雄激素不敏感,从而使雄激素的正常生物学效应全部或部分丧失。发病率为出生男孩的(16~50)/100 000。受体的缺陷程度不同使临床表现差异很大,包括完全性雄激素不敏感综合征和部分性雄激素不敏感综合征。完全性雄激素不敏感综合征:由于雄激素受体基因异常,导致胚胎组织对雄激素不敏感,Wolff 管及泌尿生殖窦分化为男性生殖管道受阻,但由于胚胎时期睾丸发育正常,Stertoli 细胞分泌米勒管抑制因子(MIF)促使米勒管退化,故患者表现为男性内生殖器和女性外生殖器。出生时多表现为正常女婴,常伴有单侧或双侧腹股沟疝,仔细检查疝囊可发现睾丸,多无子宫和输卵管。部分性雄激素不敏感综合征:表现型可从类似于女性外生殖器到正常男性表型仅伴不育症或男性乳房发育。不敏感程度严重者可表现出女性外生殖器和青春期闭经。

c.初潮前子宫内膜破坏:子宫内膜的后天性破坏可以发生于初潮前,由此导致的闭经亦属于原发性子宫性闭经,常见的原因是结核。幼年感染结核分枝杆菌后,结核分枝杆菌通过血液和淋巴系统扩散至盆腔造成盆腔结核。多发于输卵管,随后侵及子宫内膜造成破坏。青春期前常无症状不易发觉,至青春期因无月经,就诊发现结核造成内膜破坏时常已到达晚期。

②继发性子宫性闭经:继发性子宫性闭经多由初潮后宫腔的创伤性操作导致的宫腔粘连或感染、恶性肿瘤放疗造成的子宫内膜破坏及某些妇产科疾病为治疗需要切除子宫等因素导致。其中最为常见的是创伤性宫腔粘连。其病因及发病机制:

a.创伤:任何造成子宫内膜损伤、使肌层裸露的创伤均可能造成宫腔粘连,如人工流产、药物流产后清宫、中期引产或足月产后清宫。非妊娠子宫诊断性刮宫,子宫肌瘤剔除术,黏膜下肌瘤摘除术,宫腔镜下子宫内膜切除术等也是可能原因。在我国以人工流产术为最常见的原因。刮宫时操作过于粗暴,吸宫时间过长,负压过高,搔刮过度;负压吸宫时金属吸管进出宫颈管时带有负压,吸管口吸住宫颈管壁,损伤颈管黏膜,可引起颈管粘连。刮宫次数越多,发生 IUA 的可能性越大,粘连程度也越严重。此外,重度宫颈糜烂患者接受物理治疗时损伤过重,宫颈妊娠行刮出后纱布压迫等皆可引起颈管完全粘连闭锁。

b.感染:感染可能是 IUA 的重要原因之一。宫腔内损伤性手术后继发感染,严重的产褥期感染,包括子宫内膜炎、急性盆腔炎、子宫内膜结核等均可引起 IUA。其中结核分枝杆菌是常见的病因之一,且由此导致的宫腔粘连,可引起宫腔内膜的完全破坏和瘢痕形成。

近年来,支原体和衣原体感染已成为子宫局部感染的主要病原体之一,其临床表现隐匿。

c.子宫内膜修复障碍:子宫内膜创伤后的修复机制有二。一是内膜及相应小血管再生修复;二是纤维组织增生,瘢痕组织形成覆盖创面。子宫受创伤后内膜成纤维细胞溶解酶活性降低,出现暂时性胶原纤维过度增生,子宫内膜增生被抑制,结果瘢痕形成,粘连发生。IUA 的发生也存在个体差异。

（2）下生殖道发育异常导致的闭经：包括宫颈闭锁、阴道横隔、阴道闭锁及处女膜闭锁等。宫颈闭锁可因先天发育异常和后天宫颈损伤后粘连所致，常引起宫腔和输卵管积血。阴道横隔是因两侧副中肾管会合后的尾端-尿生殖窦相接处未贯通或仅部分贯通所致，可分为完全性横隔及不完全性横隔。阴道闭锁常位于阴道下段，其上的2/3段为正常阴道，系因泌尿生殖窦未形成阴道下段所致，经血积聚在阴道上段。处女膜闭锁系因尿生殖窦上皮未能贯穿前庭部所致，因处女膜闭锁而致经血无法排出。

①无孔处女膜：处女膜位于阴道与外阴前庭的界面上，为阴道腔化后残留的薄膜状结构。在女胎出生后处女膜仍未穿破，称为先天性无孔处女膜，又称先天性处女膜闭锁。若已穿孔的处女膜因炎症等原因形成粘连，将孔封闭，也可形成后天性无孔处女膜，后者常伴有阴唇粘连。其在人群中的发生率约0.015‰。

②阴道闭锁：有先天性和获得性之分。

先天性阴道闭锁发生原因之一为泌尿生殖窦未能形成阴道下段，而米勒管发育正常。发生率为1/50 000～1/60 000。可分为两种类型：Ⅰ型者闭锁位于阴道下段距外阴约3 cm处，上段阴道、宫颈、子宫正常，常合并外生殖器发育不良；Ⅱ型者阴道完全闭锁，可伴有宫颈部分或完全闭锁，宫体发育可正常或畸形。

获得性阴道闭锁发生的原因为严重的阴道感染、外伤、腐蚀性药物灼伤、放射以及手术损伤。以上均可导致阴道粘连闭锁。按照损伤的范围，分为完全性或不完全性阴道粘连闭锁。完全性阴道粘连闭锁可出现闭经。合并子宫内膜的完全性损伤，仅表现为闭经，无子宫内膜损伤或子宫内膜损伤。不完全性阴道粘连闭锁则表现为周期性腹痛。

③阴道横隔：阴道横隔是因两侧副中肾管会合后的尾端与尿生殖窦相接处未贯通或仅部分贯通所致。横隔不留孔隙的称完全性横隔，较为罕见，否则称不完全横隔，较多见。其形成的原因尚不清楚，可因胚胎发育期阴道板的腔化障碍或不全，也可因已腔化的阴道壁局部过度增生，突入阴道腔所致。

④宫颈闭锁：宫颈闭锁可因先天发育异常或后天宫颈损伤后粘连所致。先天性宫颈闭锁的患者，若子宫无内膜，仅表现为原发性闭经；若子宫有内膜，则引起宫腔积血，甚至经血返流至输卵管。此外，宫颈烧灼、冷冻、药物腐蚀、放射治疗、人工流产、分段诊断性刮宫等均可导致宫颈管内膜的损伤，使之粘连闭锁。

5.其他

（1）雄激素增高的疾病。多囊卵巢综合征、先天性肾上腺皮质增生症、分泌雄激素的肿瘤及卵泡膜细胞增殖症等。

①多囊卵巢综合征。多囊卵巢综合征（PCOS）的基本特征是排卵障碍及雄激素过多症；常伴有卵巢多囊改变，普遍存在胰岛素抵抗，病因尚未完全明确，目前认

为它是一种遗传与环境因素相互作用的疾病。PCOS以下丘脑-垂体-卵巢轴调节紊乱为主要表现,其发病与糖脂代谢紊乱等密切相关,多因素相互作用形成恶性循环,成为一个从青春期开始的、持续存在的卵泡成熟发育障碍,故导致闭经。

②分泌雄激素的卵巢肿瘤:主要是卵巢性索间质肿瘤,包括卵巢支持-间质细胞瘤、卵巢卵泡膜细胞瘤等;临床表现为明显的高雄激素体征,呈进行性加重。

③卵泡膜细胞增殖症:卵泡膜增殖症是一种少见的卵巢间质的增殖现象,其主要的病理特征是结节或弥散性的卵巢间质增生,间质内含有散在或巢状的黄素化的卵泡膜细胞,后者称为间质泡膜增殖。严重的卵泡膜增殖症可伴有广泛而密集的成纤维细胞生长,导致卵巢增大及纤维化。卵泡膜增殖症的病因和发病机制尚不清楚。有研究认为,卵泡膜增殖症的卵泡膜组织对促性腺激素的敏感性增加与卵巢泡膜或间质增生相关。卵巢的间质增生和泡膜增生均造成卵巢产生雄激素增多,出现高雄激素血症,导致卵泡成熟发育障碍,故导致闭经。

④先天性肾上腺皮质增生症(CAH):CAH属常染色体隐性遗传病,常见的有21-羟化酶和11β-羟化酶缺陷。由于上述酶缺乏,皮质醇的合成减少,使ACTH反应性增加,刺激肾上腺皮质增生和肾上腺合成雄激素增加,故严重的先天性CAH患者可导致女性出生时外生殖器男性化畸形,轻者青春期发病可表现为与PCOS患者相似的高雄激素体征及闭经。21-羟化酶、11β-羟化酶缺陷使醛固酮和皮质醇合成受阻,其前体堆积,向雄激素转化,过多的雄激素使女胚外生殖器男性化,若为酶完全缺陷,可出现失盐症状。3β-类固醇脱氢酶缺陷使孕酮和17α-羟孕酮合成受阻,使皮质醇、醛固酮及Δ4途径的雄激素合成受阻,但Δ5途径的17α-羟孕烯醇酮仍可向脱氢表雄酮转化,故其最终临床表现与21-羟化酶和11β-羟化酶缺陷相近,但患儿几乎恒定地出现失盐症状。17α-羟化酶缺陷使性激素及皮质醇合成受阻,男婴可出现女性外生殖器畸形,对女性性分化影响不大。但进入青春期后,因雌激素水平低下,女性则表现为原发性闭经、子宫发育不良、第二性征发育差及FSH升高。

(2)甲状腺疾病:常见的甲状腺疾病为桥本病及Graves病;常因自身免疫抗体引起甲状腺功能减退或亢进,并抑制GnRH的分泌引起闭经;也有研究发现,抗体的交叉免疫破坏卵巢组织也可引起闭经。

甲状腺功能亢进症的病因复杂,人群中两者的合计发生率为0.4%~3%,发生机制与自身免疫、细胞免疫、遗传因素以及神经精神等因素有关。女性与男性的发病比例为4:1,女性多于青春期和更年期发病。轻度甲亢在起病之初垂体FSH与LH水平尚在正常范围内,月经周期多无改变;中、重度甲亢患者,对TRH、TSH、GnRH等的分泌功能反馈性抑制,导致无排卵月经或闭经。其发生机制尚不清楚,可能与以下因素有关:①甲亢时血总E_2水平较正常增高2~3倍,可能是由于肝脏合成性激素结合球蛋白(SHBG)增加及 E_2 外周转换率增加所致;②血总 T 水平升高,但游离 T 不变,游离 E_2 及 E_1 增多,形成异常反馈信号,引起血 LH 水平升高及无排卵闭经;③甲亢时 E_2 的 2 位羟化代谢增强,生成无活性的儿茶酚雌激素较多,也可能引起闭经。

甲状腺功能减退(甲减)是因体内甲状腺激素不足或缺乏所致。幼年发病者称呆小病,可由母亲孕期缺碘或服用抗甲状腺药物引起,也可由常染色体隐性遗传致甲状腺素合成相关酶缺陷或性染色体结构及数目异常所致。甲减时,血 TRH、TSH 水平升高,TRH 可促进垂体 PRL 过多分泌,从而抑制卵巢功能而引起闭经与泌乳;此外,甲减时血 SHBG 水平降低,睾酮代谢加速以维持游离睾酮水平不变,但雄烯二酮代谢变慢,血雌酮水平升高;E_2 的 16 位羟化途径增强,生成 E_3 增多。这些给垂体传递异常的反馈信号,可引起无排卵型功血或闭经。

二、临床表现

(一)临床特征

主要是寻找闭经病因、明确类型,以便针对各种不同的病因及类型给予适当的治疗。已婚育龄妇女如果平时月经都很正常而且极有规律,却突然出现月经停闭不再来潮,应首先考虑是否妊娠。妊娠早期的临床表现除停经外,往往伴有恶心、呕吐、厌食、喜食酸辣异味食品等早期妊娠反应。体格检查可见乳晕扩大,色素加深。妇科检查可见宫颈着蓝色、宫体增大变软等妊娠表征。实验室检查妊娠试验为阳性。B 超检查可以看到孕囊,怀孕一段时间还可以看到胎心波动。

排除妊娠,出现闭经症状应该及时进行治疗,在进行治疗之前,需要对引起闭经的原因进行检查。

女性闭经是以月经不来潮为主要临床表现,闭经前多有月经不调或兼具其他病症,表现为月经量少,月经间期延长,继而停经,常有伴随症状,很少有突然不行经者。

询问病史时,除了遵循病历书写的要求外,有目的地询问病史对疾病的诊断非常有价值。对原发性闭经患者,应询问其生长发育过程,幼年时是否患过病毒性感染或结核性腹膜炎,家族中有无同类疾病患者,有无周期性下腹胀痛等。对继发性闭经患者,应了解其初潮年龄、闭经期限,闭经前月经情况以及有无精神刺激或生活环境改变等诱因;是否服过避孕药,是否接受过激素治疗及对治疗的反应,妇科手术后有无周期性下腹胀痛;过去健康状况如何,有无结核病或甲状腺病史;有无头痛、视力障碍或自觉溢乳等症状。如有妊娠史者,需询问流产、刮宫、产后出血及哺乳史等。

大部分人到了排卵期,阴道分泌物明显增多,清亮透明,可以拉长为丝状。闭经患者很少有类似的现象出现。

(二)辅助检查

1.卵巢功能检查

对卵巢功能的检查从无创伤的手段做起。

(1)性激素检测:对判断卵巢功能起重要作用,分为基础性激素水平和跟踪性激素水平。生殖激素检查前至少 1 个月内未服用过激素类药物。基础 LH、FSH、E_2 水平测定时间应在月经周期的第 2～3 天进行,最晚不超过第 5 天,基础 P 选择在黄体期测定,PRL、T 可在任一时间测定。月经稀发及闭经者,若尿妊娠试验阴性、阴道 B 超检查双侧卵巢无直径≥10 mm 卵泡,子宫内膜(EM)厚度<5 mm,也可作为基础状态。跟踪性激素水平检测可选择在卵泡发育成熟、排卵、黄体期进行,根据要判断的内容来选择抽血的时间。

(2)超声检查:是目前最常用的方法之一。卵巢功能的超声检查方法,主要有经阴道超声和经腹超声。除了判断卵巢的大小、血流外,经阴道超声探头频率高且接近盆腔内结构,有利于小病灶的检出及观察病变的边界、边缘、内部回声及内部血流信号。经阴道超声检查方法所显示的正常卵巢及边界,内部的每一个卵泡均清晰显示,因此,经阴道超声对卵巢病变的敏感性很高,且有利于卵泡的检出。大的卵巢病变因阴道超声不能显示其全貌,最好使用经腹超声。两者都可以通过监测卵泡的发育、成熟、有无排卵等判断卵巢功能。

(3)子宫内膜检测:子宫是卵巢作用的靶器官,子宫内膜对激素反应敏感。通过超声检测子宫内膜周期性的变化,可以了解卵巢的功能。子宫内膜活检是诊断黄体功能不全最经典、最可靠的方法,也是诊断黄体功能不全的金标准。因为黄体晚期子宫内膜受 P 影响最大,因此,子宫内膜活检选择在月经前 2～3 d 刮取。子宫内膜的组织学发展相对于月经周期落后 2 d 以上,可诊断为黄体功能不全。

由于诊断性刮宫是一种创伤性手术,并且同一患者同一子宫内膜组织标本,不同病理学家的诊断差异率为 20%～40%,因此,目前子宫内膜病理检查不再作为诊断黄体功能不全的常规方法。

(4)阴道脱落细胞检查:在雌激素作用下,阴道脱落细胞会发生周期性变化,因此,细胞的形态学变化有利于判断卵巢的功能。

阴道上 1/3 处的上皮细胞对性激素变化敏感,在月经周期中也有周期性变化。如果月经后半期检测阴道脱落细胞仍为雌激素影响的角化细胞多而无周期性变化,表示无排卵。该方法操作烦琐,准确性差,目前应用很少。

(5)基础体温测定:是自我检测有无排卵的简单方法。

(6)其他功能试验

①孕激素试验:用来评价内源性雌激素水平及生殖道的完整性。

方法:黄体酮 20 mg/d,肌内注射,连续 5 d 或口服黄体酮类,如安宫黄体酮(MPA)4～10 mg/d 或地屈孕酮 10～20 mg/d,连续 5～7 d。观察有无撤退性出血。停药后 2～7 d 内有阴道出血者为阳性,否则为阴性。

临床意义:阳性结果表明下生殖道通畅,有功能性子宫内膜,且已接受了充分的雌激素准备,因而对孕激素有反应,即所谓Ⅰ度闭经。估计病变部位是下丘脑-垂体功能异常而造成排卵障碍。孕激素试验阴性有两种可能,下生殖道不通畅或者子宫内膜受雌激素准备不够。阴性结果需做雌激素试验进一步澄清。

②雌激素试验:雌激素试验是给予患者足够量与足够时间的雌激素,以刺激子宫内膜增生。

方法:口服补佳乐 1～2 mg/d,连服 21 d,最后 10 d 加服 MPA 4～10 mg/d 或地屈孕酮 20 mg/d 或安琪坦 200 mg/d,共 10 d 或口服克龄蒙 21 d(该类药服用方法简单,便于记忆)。停药后 2～7 d 内有阴道出血者为阳性,否则为阴性。

临床意义:阳性结果表明患者具有功能的子宫内膜,闭经是由于体内雌激素不足所致,即所谓Ⅱ度闭经。阴性表示子宫内膜无功能性改变,病变在子宫。对阴性者需用两倍量雌激素重复试验。

2.垂体功能检查

(1)直接测定血 LH、FSH 水平及 PRL 水平:如 FSH>40 IU/L 提示卵巢功能衰竭,如 PRL >1 110 nmol/L 提示高催乳素血症,如 LH 和 FSH 在正常值或低值,需进一步做垂体兴奋试验。若 FSH/LH 比值>2,提示卵巢储备功能降低;LH/FSH>2 是 PCOS 的特征之一。

(2)垂体兴奋试验。如果注射促黄体激素释放激素(LHRH),15～45 min 释放的 LH 较注射前增加 3 倍以上,说明垂体对外源性 LHRH 反应良好,则闭经原因为下丘脑。如注射后 LH 值无升高或增高不明显,则说明病变部位在垂体。

3.经过上述检查仍难确定者,需进一步检查

(1)腹腔镜检查。了解性腺状态,有无发育不良、多囊卵巢、卵巢早衰等改变。

(2)磁共振检查。排除垂体微腺瘤等颅内肿物。

(3)头颅 CT 检查。了解有无垂体腺瘤以及其他颅内肿物。

(4)染色体检查。除外性发育异常。

三、鉴别诊断

先按明显体征分类后,再逐步深入,进行鉴别。

（一）先天性外阴发育异常

（1）处女膜无孔或阴道横隔。身材和第二性征正常,伴有周期性腹胀或腹痛。

（2）睾丸女性化不完全型。男性假两性畸形核型46,XY,X染色质阴性,无子宫。

（3）先天性肾上腺皮质增殖症。女性假两性畸形核型46,XX,X染色质阳性,17-酮皮质类固醇增高,17-羟皮质类固醇减少。

（4）有母亲患男性化肿瘤或在孕期曾服雄激素史者,亦可具有女性假两性畸形征象。

（5）真两性畸形。核型46,XX;46,XY或嵌合体。

（6）性腺。卵睾或卵巢与睾丸共存。

（二）外阴正常,无子宫

1.男性假两性畸形

完全型睾丸女性化,核型46,XY,X染色质阴性。

2.苗勒管发育不全综合征(MRKH综合征)

核型46,XX,X染色质阳性。本症常具有残角子宫,但在正常子宫部位扪不到宫体。

（三）正常女性内外生殖器

1.第二性征不发育

（1）特纳综合征:身材矮小、蹼颈、盾胸、肘外翻、核型为45X,XO。

（2）单纯性性腺发育不全:FSH升高,染色质阴性,核型46,XY或46,XX。

（3）体质性青春期延迟:与低促性腺素性性腺功能减退的鉴别比较困难。一般第二性征于13岁尚未发育者皆被认为发育不良。18岁尚未初潮者中,只有10%可能会有月经。

（4）低促性腺素性性腺功能减退:FSH降低,X染色质阳性,核型46,XX。

（5）垂体侏儒症:身材矮小、均匀,智力正常,核型46,XX。

（6）Kallmann综合征:嗅觉缺如,核型46,XX。

2.第二性征发育正常

（1）子宫性:子宫内膜损伤或粘连,包括子宫内膜结核。

（2）卵巢性:卵巢对抗性综合征;卵巢早衰;卵巢破坏性损伤,包括肿瘤、炎症或手术切除;多囊性卵巢综合征。

（3）垂体性:席汉综合征;垂体肿瘤;高催乳素血症。

（4）中枢性:H-P-O轴功能失调性闭经;神经性厌食症。

四、治疗

（一）一般治疗

对因环境改变、精神创伤引起的一时性闭经,可通过加强营养,增强体质,避免精神紧张及过度劳累等予以调整。对口服避孕药引起闭经者,应停药观察。

（二）子宫内膜结核

予以正规抗结核药物治疗。

（三）手术治疗

(1)宫腔粘连:扩张宫颈,分离粘连,术后宫腔内放置宫形气囊或球状气囊或宫内节育器以防再粘连,并使用大剂量的雌激素,如补佳乐每天 6～9 mg,分 2～3 次口服,连服 21 d,最后 10 d 服用孕激素,如安宫黄体酮 4～10 mg/d 或地屈孕酮 20 mg/d 或安琪坦 200 mg/d,共 10 d,以促进子宫内膜增生和剥落。

(2)对卵巢、垂体及其他部位的肿瘤可行手术治疗。

（四）内分泌治疗

适用于由先天性腺发育不良、卵巢功能受损、垂体功能低下、卵巢功能早衰等引起的闭经者。

1.雌激素治疗

雌激素治疗用于年龄较轻,雌激素水平较低的患者。

2.孕激素治疗

孕激素治疗用于有一定量雌激素分泌的患者。

3.雌、孕激素替代疗法

单独采用雌激素或孕激素治疗,往往是针对一个或短期几个周期的治疗,对先天性卵巢发育不良或卵巢功能受到抑制或破坏以致功能衰竭者,可用外源性雌、孕激素进行替代治疗。这些患者因缺乏发育正常的卵泡,不分泌性激素,如给予雌激素或雌、孕激素人工周期疗法,可纠正患者缺乏雌激素的生理和心理状态,促进生殖器官和第二性征一定程度的发育,改善性生活。周期性或序贯性应用雌激素及黄体酮,以引起月经样撤退出血。

用法:月经或撤退性出血第 5 d 开始口服补佳乐 1～2 mg/d,连服 21 d,最后 10 d 加服安宫黄体酮 2～4 mg/d 或地屈孕酮 20 mg/d 或安琪坦 200 mg/d,共 10 d 或口服克龄蒙 21 d。停药后 2～7 d 内可来月经。

（五）诱发排卵

对要求生育、卵巢功能未丧失的患者,可采用激素或类似物诱发排卵。此法亦有调经的作用。可选用氯米芬、绒毛膜促性腺激素、促性腺激素释放激素等。

(1)垂体功能不足:可采用绝经后妇女尿中提取的促卵泡激素(HMG)以促进卵泡发育,并与绒毛膜促性腺激素(HCG)联合治疗,排卵成功率高;须在 B 超监测下使用,防止出现卵巢过度刺激综合征(OHSS)。

用法:月经第 3~5 天开始使用 FSH/HMG,75 IU/d 肌内注射,当宫颈黏液评分(CMS)≥8 分,单个卵泡直径≥18 mm,停用 HMG,肌内注射 HCG 5 000~10 000 IU。排卵多发生于注射 HCG 36~48 h 后,嘱患者注射 HCG 后第 1~3 天同房。

如果注射 FSH/HMG 7 d 后 B 超显示卵泡大小无变化,则改为 150 IU/d。一周后仍无变化,则增加到 225 IU/d,直到卵泡成熟。

如果直径≥18 mm 的卵泡超过 2 个,中小卵泡较多,血 E_2≥7 340 pmol/L 时,为避免发生 OHSS,禁用 HCG 诱发排卵,改用 GnRH-a 类药物诱发排卵,如达菲林 0.1~0.2 mg 皮下注射或丙氨瑞林 0.15~0.45 mg 肌内注射,排卵后补充黄体 12~14 d。

(2)对垂体和卵巢功能正常,下丘脑功能不足或不协调者,可用氯米芬纠正下丘脑-垂体-卵巢轴的功能来诱发排卵。

用法:月经周期或撤退性出血第 2~5 天开始,50 mg/d,共 5 d。当 B 超下优势卵泡直径≥18 mm 或 E_2≥1 101 pmol/L,注射 HCG 5 000~10 000 IU,注射后 32~36 h 排卵。

(3)对高催乳素血症的患者,采用溴隐亭可抑制催乳素的作用,恢复促性腺激素的分泌,从而诱发排卵。

用法:常用剂量为 2.5~10 mg/d,分 1~3 次服用。为了减少药物不良反应,应从小剂量开始,1.25 mg/d,进晚餐时或睡前服用,每 3~7 d 递增 1.25 mg,递增到需要的治疗剂量。用药后每月复查 PRL,根据 PRL 高低调整用药剂量,逐渐增加或减少药量。服药期间,一旦发现妊娠,如 PRL 降至正常,高泌乳素血症患者和微腺瘤者可停药。

第三节　多囊卵巢综合征

多囊卵巢综合征(PCOS)是一种最常见的妇科内分泌疾病之一。在临床上以雄激素过高的临床或生化表现、持续无排卵、卵巢多囊改变为特征,常伴有胰岛素抵抗和肥胖。

一、病因

目前,对于 PCOS 病因学研究有非遗传理论和遗传理论两种。

(一)PCOS 非遗传学理论

研究认为,孕期子宫内激素环境影响成年后个体的内分泌状态,孕期暴露于高浓度雄激素环境下,如母亲 PCOS 史、母亲为先天性肾上腺皮质增生症高雄激素控制不良者等,青春期后易发生排卵功能障碍。

(二)PCOS 遗传学理论

此理论主要根据 PCOS 呈家族群居现象,家族性排卵功能障碍和卵巢多囊样改变提示该病存在遗传基础。高雄激素血症和(或)高胰岛素血症可能是 PCOS 家族成员同样患病的遗传特征,胰岛素促进卵巢雄激素生成作用亦受遗传因素或遗传易感性影响。稀发排卵、高雄激素血症和卵巢多囊样改变的家族成员中,女性发生高胰岛素血症和男性过早脱发的患病率增高。细胞遗传学研究结果显示,PCOS可能为 X 连锁隐性遗传、常染色体显性遗传或多基因遗传方式。通过全基因组扫描发现,存在大量的与 PCOS 相关的遗传基因,如甾体激素合成及相关功能的候选基因、雄激素合成相关调节基因、胰岛素合成相关基因、碳水化合物代谢及能量平衡的候选基因、促性腺激素功能及调节的候选基因、脂肪组织相关的基因以及慢性炎症相关基因。

总之,PCOS 病因学研究无法证实此病是由某个基因位点或某个基因突变所导致,其发病可能与一些基因在特定环境因素的作用下发生作用从而导致疾病发生有关。

二、临床表现

(一)临床特征

1.月经紊乱

PCOS 导致患者无排卵或稀发排卵,约 70% 的 PCOS 患者伴有月经紊乱,主要的临床表现形式为闭经、月经稀发和功血,占月经异常妇女的 70%～80%,占继发性闭经的 30%,占无排卵型功血的 85%。PCOS 患者排卵功能障碍,缺乏周期性孕激素分泌,子宫内膜长期处于单纯高雌激素刺激下,内膜持续增生易发生子宫内膜单纯性增生、异常性增生,甚至子宫内膜非典型增生和子宫内膜癌。

2.高雄激素相关临床表现

(1)多毛:毛发的多少和分布因性别和种族的不同而有差异,多毛是雄激素增高的重要表现之一,临床上评定多毛的方法很多,其中世界卫生组织推荐的评定方法是 Ferriman-Gallway 毛发评分标准。我国 PCOS 患者的多毛现象多不严重,大规模社区人群流调结果显示,mFG 评分>5 分可以诊断为多毛,过多的性毛主要分布在上唇、下腹和大腿内侧。

(2)高雄激素性痤疮:PCOS 患者多有成年女性痤疮,伴有皮肤粗糙、毛孔粗大。与青春期痤疮不同,成年女性痤疮具有症状重、持续时间长、顽固难愈、治疗效果差的特点。

(3)女性型脱发(FPA):PCOS 患者在 20 岁左右即开始脱发,主要发生在头顶部,向前可延伸到前头部(但不侵犯发际),向后可延伸到后头部(但不侵犯后枕部),只是头顶部毛发弥散性稀少、脱落。它既不侵犯发际线,也不会发生光头。

(4)皮脂溢出:PCOS 产生过量的雄激素,发生高雄激素血症,使皮脂分泌增加,导致患者头面部油脂过多,毛孔增大,鼻唇沟两侧皮肤稍发红、油腻,头皮鳞屑多、头皮痒,胸、背部油脂分泌也增多。

(5)男性化表现:主要表现为有男性型阴毛分布,一般不出现明显男性化表现,如阴蒂肥大、乳腺萎缩、声音低沉及其他外生殖器发育异常。PCOS 患者如有典型男性化表现应注意鉴别先天性肾上腺皮质增生、肾上腺肿瘤及分泌雄激素的肿瘤等。

3.卵巢多囊样改变(PCO)

对 PCO 的超声诊断标准虽然进行了大量的研究,但仍众说纷纭,加上人种的差异,其诊断标准的统一更加困难。2003 年,鹿特丹的 PCO 超声标准是单侧或双侧卵巢内卵泡≥12 个,直径在 2~9 mm,和(或)卵巢体积(长×宽×厚/2)>10 mL。同时可表现为髓质回声增强。

4.其他

(1)肥胖:肥胖占 PCOS 患者的 30%~60%,其发生率因种族和饮食习惯不同而不同。在美国,50% 的 PCOS 妇女存在超重或肥胖,而其他国家的报道中肥胖型 PCOS 相对要少得多。PCOS 的肥胖表现为向心性肥胖(也称腹型肥胖),甚至非肥胖的 PCOS 患者也表现为血管周围或网膜脂肪分布比例增加。

(2)不孕:排卵功能障碍使 PCOS 患者受孕率降低,流产率增高,但 PCOS 患者的流产率是否增加或流产是否为超重的结果目前还不清楚。

(3)阻塞性睡眠窒息:这种问题在 PCOS 患者中常见,且不能单纯用肥胖解释。胰岛素抵抗较年龄、BMI 或循环睾酮水平对睡眠中呼吸困难的预测作用更大。

(4)抑郁:PCOS 患者抑郁症发病率增加,且与高体质指数和胰岛素抵抗有关,患者生活质量和性满意度明显下降。

（二）辅助检查

1.基础体温测定

表现为单相型基础体温曲线。

2.B 型超声检查

见卵巢增大，包膜回声增强，轮廓较光滑，间质回声增强；一侧或两侧卵巢各有12 个以上直径为 2～9 mm 无回声区，围绕卵巢边缘，呈车轮状排列，称为"项链征"。连续监测未见优势卵泡发育及排卵迹象。

3.诊断性刮宫

应选在月经前数日或月经来潮 6 h 内进行，刮出的子宫内膜呈不同程度增殖改变，无分泌期变化。

4.腹腔镜检查

见卵巢增大，包膜增厚，表面光滑，呈灰白色，有新生血管。包膜下显露多个卵泡，无排卵征象，无排卵孔、无血体、无黄体。镜下取卵巢活组织检查可确诊。

5.内分泌测定

（1）血清雄激素：睾酮水平通常不超过正常范围上限的 2 倍，雄烯二酮常升高，脱氢表雄酮、硫酸脱氢表雄酮正常或轻度升高。

（2）血清 FSH、LH：血清 FSH 正常或偏低，LH 升高，但无排卵前 LH 峰值出现。LH/FSH 比值≥2～3。LH/FSH 比值升高多出现于非肥胖型患者，肥胖患者因瘦素等因素对中枢 LH 的抑制作用，LH/FSH 比值也可在正常范围。

（3）血清雌激素：雌酮（E_1）升高，雌二醇（E_2）正常或轻度升高，并恒定于早卵泡期水平，$E_1/E_2>1$，高于正常周期。

（4）尿 17-酮类固醇：正常或轻度升高。正常时提示雄激素来源于卵巢，升高时提示肾上腺功能亢进。

（5）血清催乳激素（PRL）：20％～35％的 PCOS 患者可伴有血清 PRL 轻度增高。

（6）其他：腹部肥胖型患者，应检测空腹血糖及口服葡萄糖耐量试验（OGTT），还应检测空腹胰岛素（正常＜20 mU/L）及葡萄糖负荷后血清胰岛素（正常＜150 mU/L）。肥胖型患者可表现为三酰甘油增高。

三、诊断及鉴别诊断

（一）多囊卵巢综合征的诊断

PCOS 的诊断是结合临床现象、内分泌的异常和卵巢形态的变化而确定的。其病因、病理生理和临床征象提示了 PCOS 的诱发因素甚多，引起 H-P-O 轴各个不同环节不同程度的失调,致使个体内分泌异常变化有所偏重。临床症状与体征也因此有所差别,故会出现临床与内分泌异常的多态性。PCOS的共同特征有以下几种。

1.临床特征

表现为月经失调、多毛、肥胖及不育。

(1)长期无排卵。表现为月经失调和不育。月经以稀发居多,闭经次之,偶见功能性出血。多发生在青春期,为初潮后不规则月经的继续。有时可有偶发排卵或流产史。

(2)雄激素征象。表现为多毛、痤疮,极少数有男性化征象。多毛以性毛为主,如阴毛的分布常延及肛周、腹股沟或上伸至腹中线。尚有上唇细须或乳晕周围有长毛出现等。

(3)代谢失调。表现为肥胖或微胖,一般只占 30%～60%,青春期脂肪细胞量多而成年期脂肪细胞肥大。

2.内分泌异常

(1)LH 与 FSH 失常。LH 偏高而 FSH 水平相当于早期卵泡期水平,形成 $LH/FSH \geqslant 2.5 \sim 3$。

(2)雄激素过多。从血睾酮和(或)雄烯二酮以及 DHEA/DHEA-S 水平了解雄激素来源(卵巢、肾上腺或两者兼有)。测血睾酮和尿 17-酮和 17-羟时,须注意 17-酮虽属酮类雄激素,但并不能反映睾酮水平,所以可以出现睾酮正常而尿 17-酮偏高,提示主要来源为肾上腺,17-羟反映皮质醇的水平。

(3)雌酮与雌激素失常。恒定的雌激素水平,E_2 水平波动小,无正常的月经周期性变化;E_1 水平增加,形成 $E_1/E_2 > 1$。

(4)阴道脱落细胞成熟指数。这是初步了解体内性激素状况的简易方法。睾酮过多的涂片往往出现 3 层细胞同时存在的片型,明显增高时 3 层细胞数几乎相等,但必须与炎症相区别。雌激素水平可以用表层细胞百分比来估计,但不能反映血液中激素的含量。

3.卵巢形态异常

PCO 的特征为卵巢表面平滑,白膜增厚,可达 $150 \sim 600 \ \mu m$(正常$\leqslant 100 \ \mu m$)。白膜下见许多不同发育程度的卵泡及闭锁卵泡,偶见白体。不同程度的泡膜细胞黄素化,可延伸到外泡膜细胞层,间质细胞增生。检查方法如下。

(1)B 型超声。卵巢增大,每平面至少有 10 个 2～6 mm 直径的卵泡,主要分布在卵巢皮质的周边,少数散在于间质间,间质增多。

(2)气腹摄片。双侧卵巢增大 2～3 倍,有时可达 5 倍或与子宫相同大小,若雄激素的主要来源为肾上腺,则卵巢相对小些。

(3)腹腔镜(或手术时)。见卵巢形态饱满,表面苍白平滑,包膜厚,有时可见其下有毛细血管网。因外表颜色呈珍珠样俗称牡蛎卵巢,表面可见多个凸出的囊状卵泡。

(二)多囊卵巢的鉴别诊断——卵巢形态学

1.多卵泡卵巢

多卵泡卵巢主要特征为卵泡增多,而间质无增生。患者体重偏轻,用 GnRH 脉冲治疗或增加体重可诱发排卵,卵巢形态恢复正常,多属下丘脑功能不足型闭经。

2.泡膜细胞增生症

本症系一种男性化综合征。卵巢间质中,于远离卵泡处见弥漫散在黄素化的增生泡膜或间质细胞群,与 PCOS 的区别在于 PCOS 的黄素化泡膜细胞一般皆局限于卵泡周围。两者在临床和卵巢组织学上有许多相仿之处,泡膜细胞增生症者比 PCOS 更肥胖、更男性化,睾酮水平高于 PCOS,520.5～694 nmol/L(150～200 μg/dL),DHEA-S 正常。卵巢的变化可能继发于增多的 LH,有人认为可能是同一病理生理过程中的不同程度。

(三)与类多囊卵巢综合征的鉴别

PCO 并非 PCOS 的专一特征,尚有许多腺外或其他腺体病灶产生的激素影响 H-P-O 轴,导致类 PCOS 的反馈恶性循环,并出现类似 PCOS 的表现,需加以鉴别。

1.肾上腺疾病

(1)肾上腺功能亢进

①库兴综合征:肾上腺皮质增生,分泌大量皮质醇和雄激素,表现为月经失调、圆脸、肥胖、紫纹、多毛等典型临床症候群。实验室测定 LH 在正常范围内;皮质醇水平高,无昼夜波动,小剂量地塞米松无抑制作用;常伴有不同程度的雄激素增多。

②肾上腺肿瘤或癌:产生大量 17-酮类固醇、DHEA 和雄烯二酮,不被大剂量地塞米松所抑制;ACTH 持续性低水平。B 超或后腹膜充气摄片见肿块,若需要可做 MRI、CT 定位。最近,国外报道于手术前成功地采用碘(^{131}I)甲基正胆固醇定位。

(2)肾上腺酶缺乏症

①迟发型 21-羟化酶缺陷:21-羟化酶属细胞色素 P450 酶,促使皮质醇和醛固酮的合成,它的轻度缺乏可导致轻型先天性肾上腺皮质增殖症,多发病于青春期或以后。临床征象有月经失调、多毛,一般无外阴男性化等症状,与自发性多毛症和 PCOS 极其相似。诊断的依据是 17-羟孕酮的分泌量明显增多,伴有 ACTH-皮质

素的昼夜波动规律,有些17-轻孕酮在正常范围者则需根据其对 ACTH 的诱发有过度反应来确诊。与 PCOS 的鉴别在于 PCOS 的 17-羟孕酮水平低于本症且无昼夜波动,提示其来自卵巢,与 ACTH 无关。尿激素测定见 17-酮增多而 17-羟减少。

②3β-羟类固醇脱氢酶异构酶缺乏症:其特征是导致类固醇代谢沿着 5 途径发展,同时影响卵巢和肾上腺的功能。若只是部分缺乏则患者不至于在婴儿期死亡,可生存至成年期。临床所表现的月经失调和多毛等征象与 PCOS 相似。确诊的依据是 ACTH 兴奋试验的结果显示经过 5 类固醇代谢途径的比率高于 4 类固醇的代谢途径。5 雄激素(DHEA,DS,ASA-di01)增多,4 雄激素(雄烯二酮和睾酮)则在正常范围内。这种试验实际上只需在 DHEA-S$>6 \mu g/mL$ 时进行。

③11-羟化酶轻度减少症:具有类似 21-羟化酶减少的症候群和征象,但常伴有高血压。激素代谢表现为皮质醇和醛固酮合成的障碍和 ACTH 的升高。诊断依据为,11-去氧皮质酮(DOC)的升高,特别在 ACTH 兴奋试验后。

2.卵巢疾病

(1)泡膜细胞增殖症:临床与内分泌征象和 PCOS 相仿,但更严重。其特征有:①增多的雄激素主要来自卵巢,包括睾酮,雄烯二酮和双氢睾酮,因雄激素的水平高于 PCOS,故临床症状更明显;②雌酮水平增高,主要由高雄激素转化而来;③LH 和 FSH 水平正常或经常低于正常妇女;④一般抗激素治疗,如氯蔗酚胺促排卵效应差;⑤在卵巢间质中见黄素化泡膜样细胞群且含有脂质,而在 PCOS 的间质中则无此现象;⑥最突出的是可能存在抗胰岛素和高胰岛素血症,在程度上明显高于 PCOS 中所见到的水平,其胰岛素水平与从卵巢静脉血中所提取的睾酮、雄烯二酮和 DHEA 水平呈正相关,提示其高胰岛素与卵巢间质的黄素化细胞群所产生的雄激素有因果关系。于是,推测胰岛素可能对泡膜细胞黄素化的发展起着一定的作用。

(2)卵巢雄激素肿瘤:男性细胞瘤、门细胞瘤、肾上腺残迹瘤或癌都产生大量雄激素,男性化征象较明显,也可能是进行性男性化,一般是单侧性的,可用 B 超、CT、MRI、碘[131I]甲基正胆固醇加以定位。只有血睾酮达男性水平时可见阴蒂增大、肌肉发达和音调低沉等男性化征象。

3.高催乳素血症

高催乳素血症常伴有高雄激素,以 DHEA、DHEA-S 为主。PRL 直接作用于肾上腺皮质,使类固醇合成趋向于 5 途径,临床出现类 PCOS 征象。鉴别:除较高水平的 PRL 外,DHEA 水平高,促性腺素正常或偏低,雌激素水平也偏低。另一特点为雄激素升高,但很少出现多毛和痤疮。此症可能与 DHEA 的活性较低,PRL 使 5α-还原酶活性下降,DHT 不高有关。少数患者伴有垂体腺瘤。PCOS 患者约有 1/3 伴有高催乳素血症,可能是由高 E_1 水平或其他外来因素所引起的。若用溴隐亭治疗可使 DHEA 水平下降,单用外源性促性腺素治疗一般无效。

4.甲状腺功能亢进或低落

甲状腺素过多或减少能引起抗勒氏管激素(SHBG)、性类固醇代谢和分泌明显异常。可导致有些患者无排卵,形成类似 PCOS 的征象。甲亢使 SHBG 水平上升,雄激素和雌激素的清除率降低,血雄激素和雌激素水平上升,使外周转化率上升,导致 E_1 水平增高。甲状腺功能低落使 SHBG 水平下降,睾酮的清除率增高而雄烯二酮正常,导致向睾酮转化,趋向于 E_3 水平的增高,E_1 和 E_3 的功效都比 E_2 差,造成对促性腺的反馈作用失常,引起类似 PCOS 的恶性循环。

5.抗胰岛素

PCOS 并发抗胰岛素者,可出现黑棘皮症,表现为肥胖、雄激素过多、闭经、后颈及腋下皮肤出现局部色素沉着。卵巢具有类 PCO 变化。胰岛素直接作用于卵巢,使卵巢间质和泡膜细胞产生更多的雄激素,又作用于肾上腺和外周组织,形成抗胰岛素与雄激素过多的类 PCOS。

总之,PCOS 作为一种综合征,由多种因素诱发反馈机制的异常而出现临床和内分泌的多态性,任何一种因素都不能单独充分地解释本综合征。其主要环节——下丘脑与卵巢和(或)肾上腺都无内在固有的异常,可能是由于它们容易受内、外环境影响(如紧张、反馈机制以及代谢变化等)的脆弱性。这种脆弱性与敏感度可能与遗传因素有关。尚有许多具有明确诊断的疾病也伴有 PCOS 特征,即类 PCOS 者,在诊断过程中不宜忽视,典型的 PCOS 诊断并不困难,关键在于不典型 PCOS 和类 PCOS 者。首先需取详细病史,了解病程的进展和体征的变化。PCOS 常发病于青春期前后,伴有多毛与肥胖,可与丘脑型闭经做初步的鉴别。雄激素过多表现为多毛,若有男性化且进行性发展,需排除器质性病变。雌激素水平可根据乳房的发育与阴道脱落细胞成熟指数来估计。卵巢大者的雄激素多来自卵巢,而较小者需多考虑来自肾上腺或其他组织。高雄激素或高 PRL 者,若经长期的抑制治疗,激素仍持续高水平,则可能存在其他的致病因素,不容忽视。

四、治疗

由于 PCOS 的病因不清,所以目前尚无针对病因学的彻底、有效治疗方案。当前的治疗方法选择主要是根据患者的临床症状、对生育的要求、病情的程度和先前治疗的效果以及防止子宫内膜恶变等,制订综合治疗方案。治疗的近期目标为调节月经周期、治疗多毛和痤疮、控制体重;远期目标为预防糖尿病,保护子宫内膜,预防子宫内膜癌及心血管疾病。对年龄>35 岁的无排卵患者,做常规诊刮和子宫内膜病检,以了解子宫内膜组织学变化,并排除子宫内膜癌。

对肥胖型伴发胰岛素抵抗的 PCOS 患者,强调减轻体重和二甲双胍治疗,不主张首选避孕药或腹腔镜下卵巢打孔术。对以高雄激素血症为主要表现的 PCOS 患者,在鉴别器质性原因的高雄激素血症之后,主张给予短效避孕药或其他抗雄激素制剂来降低血雄激素水平,继而诱发排卵。

(一)减轻体重

减轻体重是治疗 PCOS 的基本原则。肥胖患者通过低热量、低糖、低脂肪饮食和一定量的运动(如每天跑步、快速步行或骑自行车 1 h),降低体重的 5%～10%,以此降低胰岛素水平以及细胞色素 P450c17α 的活性,使雄激素水平下降,LH/FSH 比率正常,改变或减轻月经紊乱、多毛、痤疮等症状,有利于不孕的治疗。减轻体重有时足以产生规律的排卵月经周期和受孕,至少有利于诱发排卵和改善妊娠结果。这是通过降低胰岛素,升高 SHBG 和胰岛素样生长因子结合蛋白-1 的浓度,从而减少卵巢雄激素合成和循环的游离睾丸酮来实现的。另外,降低体重至正常范围可以阻止该疾病长期发展的不良后果,如糖尿病、高血压、高血脂和心血管疾病。体重减轻应循序渐进,减轻过快容易反弹。要求在 6 个月内减少原有体重的8%～10%。减重应在开始不孕症治疗前进行,而不是与治疗同步。

(二)高雄激素血症的治疗

1.短效避孕药

对于不需要生育或有多毛、痤疮的 PCOS 患者或性激素水平提示高雄激素或(和)高 LH 的患者,建议服用短效避孕药。目前常用的效果较好的有妈富隆、达英-35 和优思明。

(1)达英-35:含有炔雌醇和醋酸环丙孕酮(CPA)。CPA 是具有抗雄激素及抗促性腺激素作用的人工合成孕激素,与炔雌醇合用,可有效地降低雄激素活性,改善 PCOS 患者异常的内分泌环境。达英-35 抗雄激素作用较妈富隆强,对雄激素水平较高的患者,优先选择达英-35。

达英-35 每片含炔雌醇 0.035 mg,CPA 2 mg。月经第 1～5 天开始,1 片/d,连服 21 d,停药第 8 天口服第 2 周期避孕药,共服 3～6 个月。

达英-35 短期治疗痤疮的效果很明显,但治疗多毛需要 8～12 个周期才有明显的效果。治疗持续时间越长,所达到的效果及维持作用越好。

(2)优思明:每片含有 0.03 mg 炔雌醇和 3 mg 屈螺酮,具有与达英-35 相似的抗雄激素作用。屈螺酮具有抗盐皮质激素活性和抗雄激素活性作用,不引起水钠潴留,不增加体重,甚至有减轻体重的效果。对于因长期服用避孕药引起的肥胖或有发胖倾向的 PCOS 患者,首选优思明。用法同达英-35。

2.螺内酯(安体舒通)

该药是利尿剂,因有抗雄激素的作用,所以被用于治疗高雄激素血症。

60～200 mg/d,分 3 次口服,应用 3～6 个月后,根据治疗效果调整剂量。在治疗的早期患者可能出现多尿,数天后尿量会恢复正常。肾功能正常者一般不会发生水和电解质的代谢紊乱。如果患者肾功能损害及血钾偏高,不宜使用该药。螺内酯没有调节月经的作用,如果患者仍然有月经稀发或闭经,需定期补充孕激素或与短效避孕药联合应用,以免发生子宫内膜增生症或子宫内膜癌。

3.地塞米松(DXM)

DHEAS 水平升高,提示肾上腺皮质来源的雄激素增多。地塞米松为抑制肾上腺源雄激素的首选药物,很小剂量即可有效地抑制肾上腺激素的产生,晚上服可抑制 ACTH 夜间脉冲式分泌,降低肾上腺的雄激素水平,使卵泡微环境的雄激素水平下降,促进卵泡对 Gn 的反应性。0.25～0.75 mg/d,连服 3～6 个月。

(三)对胰岛素抵抗及高胰岛素血症的治疗

1.低热量饮食及加强运动

这是治疗肥胖的 PCOS 患者以改善其胰岛素敏感性的黄金标准方案。体重减轻可改善 PCOS 内分泌的基础,使循环中的雄激素及胰岛素水平下降,SHBG 上升,从而恢复月经周期,有自然怀孕的可能。

2.胰岛素增敏剂

胰岛素增敏剂的应用可解决和打破 PCOS 发病的关键环节。胰岛素增敏剂可以降低 PCOS 患者高胰岛素血症对排卵的影响,能降低胰岛素(INS)水平,提高 INS 敏感性,使雄激素水平降低,减轻体重,有利于恢复排卵和月经周期。长期使用可降低胰岛素抵抗(IR),降低发展成糖尿病和心血管疾病的风险。胰岛素增敏剂主要是双胍类和噻唑烷二酮类,前者主要包括二甲双胍,后者则包括罗格列酮和匹格列酮等。

(1)二甲双胍(MET):二甲双胍是目前用于改善 IR 最常见的药物,有助于减轻体重并降低空腹血清胰岛素水平。它通过增加外周组织对胰岛素的敏感性,抑制肝糖原合成,增加肌肉对葡萄糖的摄取和利用,降低血清胰岛素水平,改善胰岛素抵抗,进而治疗 PCOS 患者的高雄激素血症。食品药品监督管理局(FDA)批准二甲双胍为诱发排卵药,对胎儿无毒性,亦无致畸作用,排卵率约为 46%,与氯米芬相近。体外受精和胚胎移植技术(IVF)治疗中应用二甲双胍虽然没有增加妊娠率和活产率,但可降低卵巢过度刺激综合征(OHSS)的风险。近年来已有不少学者提出将二甲双胍作为 PCOS 的一线治疗药物。二甲双胍可以降低 PCOS 患者早孕期间的自然流产率,且能减少妊娠糖尿病的发生,且不增加胎儿畸形的发生率。

①治疗方案:250～500 mg/次,3 次/d,进食时服用,连续治疗 3～6 个月后对患者进行评价。如果胰岛素抵抗得到改善,则停用二甲双胍。停药随访期间,如果

再次出现明显的 IR,可重新选用二甲双胍治疗。

②不良反应:应用二甲双胍相当安全,无论单独用还是与枸橼酸氯米芬(CC)合用。二甲双胍常见的不良反应为恶心、呕吐、腹胀或腹泻不适等胃肠道反应,发生率为 15%～20%,多可耐受,继续服药 1～2 周后症状会减轻或消失。要慎用于有肾功能损害的妇女,因为有发生乳酸酸中毒的危险。虽然孕期应用二甲双胍没有增加新生儿出生缺陷和畸形率,且可使早孕期流产率降低 80%,但通常认为,一旦妊娠,是否继续使用该药应根据病情权衡利弊,必须用药时应做到患者知情同意。对有 IR,甚至已发生糖耐量减退的患者,最明智的是孕前治疗,纠正健康状况后再妊娠。

(2)罗格列酮:罗格列酮通过提高肌肉和脂肪组织对胰岛素敏感性和抑制肝糖原合成来改善 IR 和高胰岛素血症。

罗格列酮每天服用 4 mg,一般连续用药 3 个月。肝功能不良、酸中毒和心功能不良者不宜使用。一旦患者妊娠应停用罗格列酮。

目前,在治疗 IR 时往往首选二甲双胍,如果二甲双胍疗效欠佳,则加用罗格列酮。对重度 IR,开始时就可以联合使用二甲双胍和罗格列酮,二药联合使用对PCOS 患者内分泌失调的治疗作用优于单独使用二甲双胍,并大大升高了 PCOS患者的妊娠率。

服用二甲双胍或罗格列酮 3 个月后,雄激素和胰岛素水平均下降,但二甲双胍使雄激素下降更为显著,罗格列酮使胰岛素抵抗程度下降更为显著。罗格列酮可以提高 CC 抵抗患者的排卵率,而且优于二甲双胍。

(四)调整月经周期,防止子宫内膜增生和癌变

孕激素治疗适用于无生育要求、月经频发、月经稀发、闭经、无明显高雄激素临床和实验室表现、无明显胰岛素抵抗的无排卵患者。可单独采用定期孕激素治疗,以恢复月经。孕激素类药物有安宫黄体酮(MPA)、地屈孕酮(达芙通)、微粒化孕酮/黄体酮胶丸(琪宁)、黄体酮胶囊(益玛欣)、黄体酮软胶囊(安琪坦)等。单纯从保护子宫内膜的角度来说,推荐用法为:

1.MPA

月经开始后第 15～18 天开始口服,6～10 mg/d(2 mg/片),连服 10～14 d。至少 2 个月撤退出血 1 次,以保护子宫内膜,减少子宫内膜癌的发生。

该方法经济实用,适用于性激素水平正常的 PCOS 患者或经济困难、无避孕要求、无生育要求的 PCOS 患者。但用药后内分泌状况和代谢状况未得到改善,PCO本身无好转,高雄激素状况无变化。

2.其他黄体酮制剂

常用的有达芙通、琪宁、益玛欣、安琪坦,月经第 15 天开始口服,连用 10～14 d。

(五)促进生育、药物促排卵治疗

对于有生育要求的患者,经过一系列的减肥、抗雄激素、抗 IR 治疗,部分患者恢复排卵或者受孕,但多数患者还是需要促排卵治疗。为了提高妊娠成功率,促排卵前必须先治疗高雄激素血症和 IR,使血睾酮、LH 和胰岛素水平恢复至正常范围,增大的卵巢恢复正常,卵泡数减少。

促排卵前的预处理措施如下:①降低体重 5%;②降低 LH 水平,使用达英-35 或优思明、GnRH-a;③降低睾酮水平,口服螺内酯、达英-35 等;④降低胰岛素水平,口服二甲双胍、罗格列酮等。

1.枸橼酸氯米芬(CC)

CC 为一线促排卵药。它是雌激素受体拮抗剂,能竞争性地结合下丘脑、垂体上的雌激素受体,解除雌激素对下丘脑-垂体-卵巢轴的抑制,下丘脑因此反射性地释放 GnRH,刺激垂体释放 FSH、LH,作用于卵巢促进卵泡的发育。

(1)应用指征:无排卵或稀发排卵,体内有一定雌激素水平,血 PRL 水平正常,输卵管通畅,男方精液正常。PCOS 患者只要有正常的基础 FSH 和雌激素水平均可应用。

(2)禁忌证:妊娠、肝脏疾患、不明原因的异常子宫出血、卵巢增大或囊肿。

(3)用法:月经周期第 2~5 天开始口服(无周期患者在排除妊娠后即可开始用药),50~100 mg/d,连服 5 d。服 CC 后,当 $E_2 \geq 1\,101$ pmol/mL 或 B 超下优势卵泡直径>18 mm 后注射 HCG 5 000~10 000 IU,注射后 32~36 h 排卵。

一般停用 CC 5~10 d 内会出现直径>10 mm 的卵泡。如果停药 10 d 还没有出现直径>10 mm 卵泡,则视为 CC 无效。如低剂量的 CC 无效,第 2 个周期加量,100 mg/d,共服 5 d;每天服 CC 100 mg 无效,第 3 个周期 150 mg/d,共服 5 d;连用 3 个月仍无排卵,可认为 CC 抵抗。

(4)疗效:应用 CC 后 70%~80%的患者排卵,22%~30%妊娠。绝大多数妊娠发生在用药起始的 6 个排卵周期,很少超过 12 个周期,因此,治疗周期应控制在 6 个排卵周期。如未妊娠,可选择二线治疗,如 FSH/HMG 促排卵或腹腔镜卵巢打孔术(LOD)。

PCOS 患者治疗效果与肥胖、高雄激素、年龄、卵巢体积以及月经紊乱等情况有关。

高排卵率和低妊娠率与 CC 所导致的外周抗雌激素作用有关。如治疗后宫颈黏液的质量和数量均下降,发生子宫内膜发育不良、黄体功能不全(LPD)以及未破裂卵泡黄素化综合征(LUFS)。

(5)不良反应:不良反应的发生和严重性与个体敏感性高低有关。用药后卵巢增大占 15％、潮热占 11％、腹部不适占 7.4％、视力模糊和闪光暗点占 1.6％；少数人可出现头痛、脱发、卵巢过度刺激综合征（OHSS）。视力并发症应作为再用 CC 的禁忌证。OHSS 罕见，多胎妊娠略增加。

2.他莫昔芬（TMX）

TMX 与 CC 一样是选择性雌激素受体抑制剂，在结构上、药理上与 CC 类似。其促排卵与治疗黄体功能不足的作用及效果也与 CC 相近。主要用于月经稀发的无排卵患者和对 CC 无反应的患者。自月经第 2～5 天开始，每天口服 10～20 mg，1 次/d 或 2 次/d，共 5 d，连续服用半年。

不良反应有经量减少、粉刺、体重增加、潮热、头晕、头痛等，OHSS 少见。排卵率达 60％～80％，妊娠率达 10％～56％，不增加流产率。

年龄＞40 岁的患者，其 E_2 值降低，而 TMX 具有 E 的激动剂作用，可使内膜息肉增生，因此不宜长期应用，谨防子宫内膜癌的发生。

3.来曲唑

（1）作用机制：芳香化酶抑制剂主要包括来曲唑和阿纳托唑（ANA）。芳香化酶抑制剂可通过抑制芳香化酶的作用，阻断雄激素如雄烯二酮和睾酮向 E_1 和 E_2 转换，降低体内雌激素，阻断其对下丘脑和垂体的负反馈作用，使垂体 Gn 分泌增加，从而促进卵泡的发育和排卵。来曲唑半衰期短（48 h），不占据雌激素受体。因此，多诱导单个卵泡发育，且没有外周抗雌激素作用，不具有 CC 的抗雌激素效应，2.5～5 mg/d 对子宫内膜无影响。对于 CC 抵抗或 CC 促排卵周期中 EM 发育不良的 PCOS 患者可选择来曲唑促排卵。

（2）用药方法：月经周期 2～5 d 开始口服，2.5～5 mg/d，连续 5 d。当优势卵泡直径≥18 mm 后，注射 HCG 5 000～10 000 IU，一般注射后 32～36 h 排卵。

（3）不良反应和并发症：来曲唑的诱发排卵剂量小，不良反应少见，耐受性好。长期大剂量服用后可能出现中度的潮红、恶心、疲劳、体重减轻、失眠等。其致畸作用有待观察，因此，在应用来曲唑促排卵前，应首先除外妊娠。

（4）治疗效果（与 CC 促排卵比较）：

①来曲唑组排卵率（84.3％）和周期妊娠率（20％）与 CC 组（86％、14.7％）相似。

②来曲唑组单个优势卵泡发生率为 80.9％，CC 组为 61％。

③来曲唑组注射 HCG 日 EM 的厚度为 0.99 cm，显著高于 CC 组的 0.82 cm。来曲唑组 EM 的厚度与自然周期没有差异，表明来曲唑不抑制 EM 的发育。

4.促性腺激素（Gn）

（1）作用机制：Gn 能启动卵泡的募集、选择、优势化及成熟，并可促进性激素合成；而 HCG 具有 LH 的生物活性，一次大剂量用药可促发卵泡成熟及排卵，并可支持黄体功能。在使用 HMG 诱发卵泡发育成熟后,HCG 可促进排卵。

(2)适应证:Gn 作为二线促排卵药,适用于下丘脑-垂体-卵巢轴(H-P-O-A)功能低下或 CC 治疗无效者。

(3)用药方法

①基本方法:月经第 2～5 天或孕激素撤退性出血的第 2～5 天开始(只要卵巢处于静止状态,排除子宫内膜病变后,可开始于卵泡期的任何时间),HMG/FSH 75 IU/d 肌内注射,当宫颈黏液评分(CMS)≥8 分,单个卵泡直径≥18 mm 时停用 HMG,肌内注射 HCG 5 000～10 000 IU。排卵多发生于注射 HCG 后 36～48 h。嘱患者注射 HCG 后第 2～3 天同房。

存在以下情况时要慎用 HCG:卵泡直径≥16 mm 卵泡数≥2 个或卵泡直径≥16 mm 卵泡数≥1 个,且卵泡直径≥14 mm 卵泡数≥2 个。以上情况可改用 GnRH-a 类药物诱发排卵,如达菲林 0.1～0.2 mg 皮下注射或丙氨瑞林 0.15～0.45 mg 肌内注射。

②Gn 递增方案(Step-Up):通常起始剂量为 37.5～75 IU/d,经期的任何时间都可以开始使用。卵泡有反应者以原量维持,无反应者每隔 5～7 d 加用 HMG 37.5～75 IU,直到卵泡有反应后维持原量至卵泡成熟。一般最大剂量为 225 IU/d。当主导卵泡≥18 mm 时停用 HMG,肌内注射 HCG 5 000～10 000 IU。

下一个促排卵治疗周期,可根据前一周期卵巢反应的阈值和刺激情况调整 Gn 的起始剂量。

③Gn 递减方案(Step-Down):起始剂量一般为 150～225 IU/d,连续 5 d,然后进行 B 超监测卵泡发育和 E_2 水平。当卵泡直径≥10 mm 时开始减量,每 3 d 减量 37.5 IU/d,减至 75 IU/d 维持,直到优势卵泡直径≥18 mm 时注射 HCG 5 000～10 000 IU。

④Gn 递增、递减序贯法:结合递增、递减法两种方案的特点,首先应用递增方案,当主导卵泡直径达 14 mm 时,FSH 减半直至 HCG 日。开始的递增方案是为了找到卵巢反应的 FSH 阈值,而在卵泡晚期减少 FSH,可使多余的卵泡闭锁,主导卵泡则继续生长,有利于单卵泡发育。

小剂量递增方案具有安全、不易发生卵巢过度反应的特点,缺点是费时、费用高。递减方案具有省时、费低的特点,但是容易发生卵巢过度反应。

对 Gn 反应敏感的患者选用递增方案;对 Gn 反应不敏感的患者,如肥胖、高雄激素的患者选用递减方案。

⑤CC+HMG/FSH:在月经周期第 2～5 天开始口服 CC 50～150 mg/d,连用 5 d,CC 应用的最后 1 d 或次日开始应用小剂量的 HMG/FSH,75 IU/d,待主导卵泡≥18 mm 时停用 HMG/FSH,肌内注射 HCG 10 000 IU。该治疗方案周期妊娠

率接近或达到单用 Gn 的水平,可以减少 HMG/FSH 用量及促排卵时间,降低促排卵费用。

⑥HMG＋DXM:PCOS 患者雄激素水平较高,影响正常卵泡发育。当其对 CC＋HMG 治疗无反应时,可以在 CC＋HMG 治疗时加用 DXM 0.25～0.5 mg 或口服强泼尼松 5 mg/d,于月经第 2 天开始,连续7～10 d。

（4）黄体支持

①HCG:适用于 OHSS 低危患者,如单卵泡排卵后隔 2～3 d 肌内注射 HCG 2 000 IU,共 3～5 次,持续整个黄体期。对于高危型 OHSS 患者,宜选用黄体酮补充黄体,禁用 HCG,以防发生 OHSS。

②黄体酮:根据黄体酮的剂型,给药途径有肌内注射、口服、经阴道给药,根据促排卵需要选择用药方法。排卵后 24 h 开始用药,持续时间 12～14 d。

肌内注射:黄体酮每支 20 mg,常用剂量为 20～60 mg/d。

阴道栓剂:雪诺酮每剂含微粒化黄体酮 90 mg,1～2 次/d。其疗效与黄体酮肌内注射相似。

口服给药:可选下列一种黄体酮口服。达芙通:20～40 mg/d,分 2 次口服;益玛欣:200～400 mg/d,分 2 次口服;琪宁:200～300 mg/d,分 2 次口服;安琪坦:200～300 mg/d,分 2～3 次空腹口服或阴道给药。

③雌激素:在控制性超促排卵(COH)周期,黄体后期不仅孕酮水平下降,E_2 水平也下降。补充 E_2 有助于维持黄体功能和提高妊娠率。排卵后每天口服戊酸雌二醇 4～6 mg,持续整个黄体期。

以上黄体支持药物及用法主要适用于行体外受精-胚胎移植(IVF-ET),诱发排卵者药量可以适当减少。

（5）促排卵注意事项

以上促排卵过程中,如果卵泡直径径≥18 mm,卵泡超过 2～3 个,中小卵泡较多,血 E_2≥7 340 pmol/L 时,为避免发生 OHSS,禁用 HCG 诱发排卵,改用 GnRH-a 类药物诱发排卵,如达菲林 0.1～0.2 mg 皮下注射或丙氨瑞林 0.3～0.45 mg 肌内注射,排卵后补充黄体 12～14 d。

PCOS 是典型的性腺轴功能紊乱疾病,到目前为止仍是促排卵治疗中非常棘手的问题。在使用 Gn 刺激的 PCO 患者中,OHSS 的发生率为 10%～12%,而在卵巢形态正常者中,发生率仅为 0%～3%。由于 PCOS 患者有内源性 Gn 及 E,故一般先试用 CC 或来曲唑治疗。若治疗无反应,可以试用 HMG/FSH 治疗。理论上 PCOS 患者更适于应用高纯度 FSH,因为可避免对内源性 LH 分泌的放大作用。CC 抵抗的 PCOS 无排卵患者对相对低剂量的 Gn 刺激反应特别敏感,其反应阈值与过度反应阈值非常接近,因此治疗范围特别窄,略高于无效剂量极可能引起卵巢过度刺激。成功诱发排卵的 Gn 剂量和用药时间因人而异,即使同一患者不同时期卵泡对 Gn 的反应也不尽相同。因此,用药之前应评估患者的高雄激素水平、LH 水平、窦卵泡数、年龄、雄烯二酮及胰岛素样生长因子-Ⅰ(IGF-Ⅰ)水平等,初步估计患者的反应剂量。准确的剂量主要依赖于医生的临床经验和治疗效果来判断。应根据患者对 Gn 的反应性,在治疗中摸索并调整其剂量。

(6)疗效:PCOS 患者注射 HMG/FSH 排卵率为 83%~90%,但周期妊娠率仅 5%~15%,累计妊娠率为 30%~60%。这些患者中,高雄激素血症的慢性无排卵患者的预后最差。

(7)并发症

①OHSS:为 Gn 应用中严重的、医源性的并发症。应用 Gn 促排卵后,OHSS 的轻度发生率为 8.4%~23%,中度为 0.5%~7%,重度为 0.8%~7.1%。近年来,随着促排卵药物使用的增多,其发生呈上升趋势,有潜在的生命危险。OHSS 预防较难,HMG 的最小有效剂量与发生 OHSS 剂量之间非常接近,略高于无效剂量极可能引起卵巢过度刺激,且对药物反应有明显个体差异和周期差异,即使同一患者不同时期卵泡对 Gn 的反应也不尽相同。过去认为,促排卵时不注射 HCG 不会发生 OHSS,但目前认为,不注射 HCG 仍然会发生 OHSS。预防和早期识别 OHSS 非常重要,及时识别危险因素,应用个体化促排卵方案,严密监护卵巢的反应性,及时调整 Gn 用量。

对 PCOS 患者做好促排卵前期准备,使用口服避孕药和双胍类药物改善激素环境。如口服达英-35 或优思明,同时口服二甲双胍。顽固性高 LH 水平可考虑应用 GnRH-a 超长方案或对此类患者采用超声下未成熟卵泡穿刺术,连续 2~3 个周期,可以减少重度 OHSS 的发生。促排卵过程中加强 E_2 及超声监测,并根据监测结果调整 HMG 用量,必要时可采用滑行方法。控制黄体期 HCC 用量,严重者应放弃该周期,不用 HCG。对 OHSS 高危患者,于采卵日或取卵后静脉注射人血清白蛋白 10~20 g,可以预防或减少 OHSS 的发生,而且可降低 OHSS 的严重程度。也可采用未成熟卵母细胞体外成熟培养(IVM)。

在没有降调节或用 GnRH-A 抑制内源性 LH 的周期,可利用 GnRH-a 的"flare-up 效应"产生内源性 LH 来达到促排卵目的。由于 LH 活性持续的时间较 HCG 短,在体内持续 24~36 h,故可降低 OHSS 的发生。

②多胎妊娠:PCOS 患者使用 Gn 促排卵,多胎率高达 15%~17%,大多数为双胎,也偶有三胎或更高序者。多胎妊娠发生率决定于卵巢的敏感性、监测是否严格。对于高序多胎妊娠者可给予 B 超指引下选择性减胎术,以改善妊娠结局。

③自然流产:PCOS 患者自然流产率为 20%~25%,高于自然妊娠的流产发生率。胎儿畸形率与正常妊娠相同。

5.促性腺激素释放激素类似物

促性腺激素释放激素类似物包括促性腺激素激动剂（GnRH-a）和拮抗剂（GnRH-ant）两种，均能在垂体水平抑制内源性 Gn 分泌，因显著降低 PCOS 过高的 LH 水平而被用于 PCOS 促排卵。

CC 抵抗的无排卵 PCOS 患者内源 LH 水平升高，卵泡易发生过早黄素化。升高的 LH 也不利于颗粒细胞的类固醇合成。另外，升高的 LH 水平可能与 PCOS 流产率高有关。

GnRH-a 有长效和短效制剂，对 PCOS 患者以选用长效制剂为宜。GnRH-a 的应用有利于降低 PCOS 患者的内源 LH 水平，对外源 Gn 产生反应，避免卵泡过早黄素化。

GnRH-ant 和 GnRH-a 均可抑制循环中的 LH 浓度升高，但 GnRH-ant 方案可能降低有高反应趋势的 PCOS 患者发生 OHSS 的风险。拮抗剂方案的应用还可以选用 GnRH-a 替代 HCG 诱导卵母细胞的排出，从而进一步降低 OHSS 的风险。

6.溴隐亭

对高泌乳素血症的 PCOS 妇女，应给予溴隐亭治疗，抑制垂体泌乳素分泌，促进排卵。每天口服 2.5～7.5 mg，服药期间每月复查 PRL，根据 PRL 水平调整药物剂量和疗程。

（六）手术治疗

手术的疗效不肯定，目前不推崇专门去开腹或腹腔镜下行卵巢楔形切除术或卵巢表面激光打孔术，但是因其他原因行开腹或腹腔镜检查时，可同时行卵巢楔形切除术或卵巢表面激光打孔。要特别注意手术治疗后卵巢和盆腔粘连，可造成卵巢早衰，故应该在药物治疗无效的情况下考虑手术方法。

1.卵巢楔形切除术

手术术后卵巢输卵管周围粘连，影响术后妊娠率，且疗效短暂，个别患者发生卵巢早衰，目前该术式已不应用。

2.腹腔镜下卵巢打孔术（LOD）

（1）促排卵机制：手术去除了卵巢内的机械屏障，减少了卵巢的体积，使卵巢的血流增加，间接调节垂体-卵巢轴，血 LH 及 T 水平下降，增加妊娠机会，并可能降低流产的危险。术后首先是血清雄激素水平显著下降，接着雌激素及 LH 下降，FSH 升高，所有这些激素水平的改变解除了卵泡成熟的障碍，从而导致排卵。

（2）适应证：PCOS 无排卵不孕、对 CC 耐药，持续高 LH 水平；因其他疾病需行腹腔镜检查盆腔；随诊条件差，不能或不愿做 Gn 治疗监测。不提倡为了预防 Gn

的高反应而进行卵巢广泛电凝。该方法较适合身材苗条的高雄激素血症和卵巢增大卵泡数目较多的病例,对肥胖的胰岛素抵抗患者效果不明显。建议选择 BMI<34,LH>10 IU/L,游离睾酮高者作为治疗对象。

(3)手术效果:腹腔镜下行多囊卵巢打孔术,疗效可与 Gn 促排卵相仿,无 OHSS 和多胎妊娠的发生。手术损伤小,术后粘连相对少,恢复快,价格适中。若为寻找不育原因行诊断性腹腔镜手术,可同时进行打孔,每侧卵巢打 3~8 个直径 3 mm、深 2~4 mm 的孔。治疗后总的排卵率为 78.1%,自然妊娠率约为 50%,妊娠后自然流产率减低。大约 50% 的 LOD 患者术后需要加用药物促排卵等辅助治疗。

(4)术后可能出现的问题:无效,卵巢早衰;16%~27% 有轻度盆腔粘连,但不影响输卵管与卵巢的解剖关系。

3.未成熟卵母细胞体外成熟培养(IVM)

IVM 用于难治性 PCOS 的助孕治疗,后用于 IVF 中卵巢低反应性以及高反应有 OHSS 可能的患者。对于经积极治疗 6 个周期仍未妊娠者可考虑 IVF-ET:在月经第 3~5 天开始注射小剂量 Gn,为预防 IVF 治疗中 OHSS 的发生,在卵泡直径 12~14 mm、子宫内膜厚度达到 6 mm 以上时注射 HCG 10 000 IU,36 h 后穿刺卵泡,取出未成熟的卵母细胞,体外培养成熟,行 IVF-ET 或单精子卵胞浆注射(ICSI)。由于卵泡未最终成熟,E_2 水平在安全范围内,因此可以避免 OHSS 的发生,但其子代的安全性目前受到关注。

有学者研究,对 PCOS 患者进行无刺激周期 IVM,取得较好效果。未刺激周期不使用促排卵药,避免了大量使用超促排卵药产生的不良反应,尤其是对于难治性中重度 PCOS 患者,可预防 OHSS 的发生。IVM 简化 IVF 方案在缩短治疗时间、减少患者复诊次数、节省医疗费用方面,具有非常明显的优越性。未刺激周期更适合 IVM/IVF-ET,临床妊娠率接近传统的 IVF/ICSI。国外研究表明,连续 4 个自然周期 IVF 治疗的累计妊娠率可达 46%,活胎出生率达 32%。每个自然周期结合 ICSI 技术与一个卵巢刺激周期相比,二者的起始周期着床率和活胎率几乎相同。IVM 现已成为生殖医学领域的重要研究课题。

4.经阴道超声下未成熟卵泡穿刺抽吸术(IMFP)

月经周期第 3 天阴道超声计数窦卵泡数,第 10~12 天复查超声,如双侧无直径>8 mm 的卵泡,则给予 HCG 10 000 IU,36 h 后在阴道超声引导下行 IMFP,可连续 2~3 个周期穿刺。或月经第 5 天开始每天注射 Gn 75~150 IU,当卵泡直径达到 10~12 mm 时,肌内注射 HCG 10 000 IU,34~36 h 后在阴道超声指引下,采用 16G 或 17G 穿刺针,负压 7.5 kPa,从不同角度对两侧卵巢的小卵泡进行穿刺抽吸,连续 2~3 个周期穿刺。在下次月经第 3 天,复查性激素,并计数卵巢窦卵泡数,如每侧卵巢窦卵泡数≤10 个,T 和 LH/FSH 值明显下降,可用 HMG 常规促排卵治疗。如果未达到上述标准,则再行 IMFP。

研究表明,IMFP 可以改善 PCOS 患者的内分泌状态,即降低 T 和 LH/FSH 值,并减少窦卵泡数。能使 CC 抵抗的 PCOS 不孕患者获得良好的单卵泡发育和单胎妊娠率。术后促排卵治疗中,很少发生严重的 OHSS。

IMFP 与腹腔镜手术相比,手术创伤小、风险小。由于是在阴道超声引导下,穿刺针进入卵巢都是在卵巢的下级,部位局限,负压小,因此对卵巢几乎没有大的损伤,术后不易造成盆腔粘连,不会造成长期的不可逆的损伤如卵巢早衰等,但 IMFP 的长期治疗效果可能不如卵巢楔形切除或腹腔镜打孔手术。IMFP 术后维持时间较短,如果连续穿刺后不能及时进行下一步治疗应尽早妊娠,6～8 个月后会重新出现窦卵泡计数上升,T 和 LH/FSH 值再度升高。因此,IMFP 术后需及时促排卵治疗,以获得满意效果。

(七)体外受精-胚胎移植(IVF-ET)的应用

指征:对于有生育要求的顽固的 PCOS 患者,经 Gn 促排卵和手术方法仍未妊娠者,同时存在输卵管因素和(或)男方因素的不孕者,IVF-ET 技术是非常有效的治疗方法,可以帮助不孕者获得妊娠。

一般,在诱导排卵后 6 个周期或宫腔内人工授精 3～4 个周期,仍未妊娠者可以行 IVF-FT,但在控制性超排卵治疗周期中应注意预防发生中重度 OHSS,以免造成严重的不良后果。对难治性 PCOS 中卵巢低反应或高反应有发生 OHSS 可能的患者,可以选择 IVM 及 IVF-ET 技术。

第四节 高催乳素血症

高催乳素血症又称高泌乳素血症(HPRL),是指各种原因引起的外周血中泌乳素(PRL)水平持续高于正常值的病症。HPRL 是一种下丘脑-垂体-性腺轴功能失调的疾病,主要表现为不排卵、月经紊乱、溢乳、黄体功能不全和不育。

高泌乳素血症同时伴有溢乳和闭经者可称为闭经-溢乳综合征。经过仔细检查未能发现病因的高泌乳素血症,称为特发性 HPRL。临床上发现的 HPRL 多数为特发性。

在正常人群中约有 0.4% 的人患 HPRL;在计划生育门诊人群中,HPRL 的发生率为 5%;在单纯闭经的患者中,约有 15% 的人存在 HPRL;而在闭经伴有溢乳的患者中,HPRL 达 70%。在无排卵的多囊卵巢综合征(PCOS)患者中有 3%～

10％的人有轻度 PRL 升高。

垂体肿瘤占所有颅内肿瘤的 10％～15％。PRL 腺瘤是最常见的垂体功能性腺瘤,约占全部垂体腺瘤的 45％,是临床上病理性 HPRL 最常见的原因。PRL 腺瘤多为良性肿瘤,直径＜10 mm 的称微腺瘤,直径＞10 mm 的称大腺瘤。

一、病因

PRL 是由垂体前叶的 PRL 细胞分泌和合成的,其合成与分泌受下丘脑多巴胺(DA)的张力性抑制作用的调节。DA 作用于 PRL 细胞表面的多巴胺 D_2 受体,抑制 PRL 的生成和分泌。任何减少 DA 作用于 PRL 细胞上多巴胺 D_2 受体作用的生理性及病理性过程,都会导致 PRL 水平升高。过高的 PRL 直接作用于乳腺细胞 PRL 受体,刺激乳汁生成及分泌,同时过多的 PRL 不仅对下丘脑 GnRH 及 FSH、LH 的脉冲式分泌有抑制作用,而且可直接抑制卵巢合成黄体酮及雌激素,导致卵泡发育及排卵障碍,表现为月经紊乱或闭经。HPRL 的原因可归纳为生理性、药理性、病理性和特发性 4 类。

(一)生理性 HPRL

PRL 的分泌方式为脉冲式,很多生理因素会影响患者血清 PRL 水平。PRL 的分泌与睡眠关系密切,入睡后血 PRL 水平逐渐升高,早晨 3:00～5:00 时达到高峰,醒后开始较快速地下降,10:00～16:00 时为全天谷值,下午再度升高,峰值较全天平均水平高约 1 倍。因此,临床测定 PRL 值时应避开生理性的高峰。青春期后女性 PRL 水平均较青春期前高;女性月经周期中 PRL 会有少量变化,绝经期后 PRL 水平下降。此外,妊娠期间雌激素水平升高刺激垂体催乳素细胞增殖和肥大,导致垂体增大及催乳素分泌增多。从妊娠 11 周起 PRL 水平呈线性升高,足月时分泌水平增加 10 倍(超过 8.89 nmol/L),分娩后增大的垂体恢复正常大小,PRL 下降。若不哺乳,产后 4 周 PRL 降至正常。哺乳时乳头吸吮可触发垂体 PRL 快速释放,产后 4～6 周内哺乳妇女基础 PRL 水平持续升高,并有产后闭经。在应急状况下 PRL 分泌显著增加,如体力运动、精神创伤、紧张和性交活动及哺乳、乳头刺激和睡眠障碍等,均可导致 PRL 暂时性升高数倍,通常持续时间不到 1 h,也不会引起有关病理症状。

(二)药理性 HPRL

凡是干扰 DA 代谢的药物等都可通过拮抗下丘脑 PRL 释放抑制因子(PIF)与增强 PRL 释放因子(PRF)而降低 DA 类在 DA 受体水平的作用,促进 PRL 分泌从而导致高 PRL 血症,但一般都＜4.44 nmol/L。常见药物:避孕药、多潘立酮、甲氧氯普胺、西咪替丁、利血平、甲基多巴、吗啡、安定、达那唑和多巴胺;具有安神、止惊作用的中草药六味地黄丸、安宫牛黄丸等。

（三）病理性 HPRL

病理性 PRL 升高主要见于下丘脑-垂体疾病、系统性疾病和异位 PRL 生成等。常见的有脑垂体泌乳素肿瘤、生长激素（GH）腺瘤、ACTH 腺瘤、空蝶鞍综合征、原发性或继发性甲状腺功能减退、PCOS、子宫内膜异位症（EMT）、肾功能不全和胸壁局部病变，如带状疱疹、乳头炎和胸壁外伤；妇产科手术如人工流产、引产、子宫切除、输卵管结扎术和卵巢切除术等。PRL 升高以垂体瘤为最常见原因，HPRL 的 20%～30% 有脑垂体瘤，约 75% 的脑垂体瘤女性有 HPRL。

（四）特发性 HPRL

特发性 HPRL 是指血清 PRL 显著升高（通常＜4.44 nmol/L），垂体或中枢神经系统检查阴性，也无任何增加血 PRL 水平的其他原因而伴有泌乳、月经稀发和闭经等症状。临床上发现的 HPRL 多数为特发性，此类患者与上述 3 项原因无关，多因患者的下丘脑-垂体功能紊乱导致 PRL 分泌增加；也可能受技术限制，目前的影像学技术无法探测到非常小的垂体泌乳素瘤。

PRL 在血循环中具有 3 种形式。

1.小分子 PRL

小分子 PRL 分子量为 22 000，在血循环中占 80%～90%，具有较高生物活性，小分子 PRL 升高可导致一系列临床症状。

2.大分子 PRL

大分子 PRL 分子量为 50 000，在血循环中占 8%～20%。

3.大大分子 PRL

大大分子 PRL 分子量＞10 万，在血循环中占 1%～5%。

大分子 PRL 和大大分子 PRL 因其分子量大不能通过毛细血管壁与靶细胞受体结合，在体内没有生物学效应，免疫活性不受影响；但因其半衰期长，易于在循环中累积，导致免疫活性测定的 PRL 升高。临床上发现有些特发性 HPRL 血症患者，虽然 PRL 明显增高，但没有任何临床症状。此病具有自限性，不需治疗。

要区分不同分子量的 PRL 需要使用层析方法，临床血清激素检测是无法区分的，因为它们的免疫活性相同，所以只能检测到 3 种不同分子量 PRL 的总和。

二、临床表现

（一）高 PRL

血清 PRL 升高是 HPRL 的主要临床表现。

（二）闭经或月经紊乱

约85％以上患者有月经紊乱或闭经，主要表现为月经量少，月经稀发，原发或继发性闭经。卵巢功能改变以无排卵性月经最多见，也可出现月经量减少甚至闭经，称为闭经-溢乳综合征。闭经发病率随着血清PRL值增加而增加，以继发性闭经多见。PRL 1.11～4.44 nmol/L时85％闭经，PRL 4.48～13.32 nmol/L时86.7％闭经，PRL＞13.32 nmol/L时95.6％闭经，垂体腺瘤患者94％闭经。

（三）溢乳

HPRL在非妊娠期及非哺乳期出现溢乳的患者占27％，是本病特征之一。同时出现闭经及溢乳者占75.4％。这些患者PRL水平一般都显著升高。少数自发溢乳，多数挤压乳房时才发现，可以是单侧乳房泌乳，也有双侧乳房泌乳。乳汁较浓，水样、乳白色或淡黄色，量多少不定。泌乳的量与PRL水平增高的程度无关。PRL水平很高，但未必有乳汁分泌，PRL水平稍高也可见乳汁分泌。泌乳素瘤出现溢乳的比例很高，为70％～80％。溢乳需与乳腺管内多发性乳头瘤或乳腺癌患者的乳头溢液相鉴别，同时应排除因长时间刺激乳房引起的溢乳。

（四）不孕与不育

不孕不育者约占70％，主要原因是HPRL使垂体的LH脉冲式分泌减少乃至消失，排卵前雌激素诱发LH峰的正反馈机制障碍。下丘脑分泌的GnRH功能受抑制，因而影响了生殖腺轴的功能，卵巢功能的改变可出现卵泡发育不良、不排卵或未破裂卵泡黄素化综合征，也可出现黄体功能不全。虽然仍可有排卵，但往往黄体期缩短，孕酮（P）水平低下，因此不易怀孕，即使受精也不易着床，常出现流产。

（五）垂体腺瘤压迫症状

部分HPRL是由脑垂体瘤引起，微腺瘤一般无头痛。大腺瘤长大产生压迫时，患者可出现头痛、头胀。压迫下丘脑引起肥胖、嗜睡、食欲异常；压迫视交叉神经时可导致视力减退或视野缺损。15％～20％患者存在垂体腺瘤内自发出血，少数患者发生急性垂体卒中，表现为突发剧烈头痛、呕吐、视力下降和动眼神经麻痹等神经系统症状，甚至蛛网膜下隙出血、昏迷等危象。

（六）生长激素分泌过度

生长激素分泌过度可表现为巨人症或肢端肥大症。ACTH分泌过度可导致皮质醇增多症；TSH分泌过度可引起甲状腺功能亢进。

（七）低雌激素（E）状态

由于E水平低下，可导致生殖器官萎缩，阴道干燥，性交困难，性欲降低。还可出现进行性的骨痛、骨密度减低、骨质疏松。

（八）其他症状

40％患者多毛，由于 PRL 刺激肾上腺皮质使之产生过量的脱氢表雄酮（DHEA）所致，个别出现心脏疾患，血糖升高，体重增加。

（九）男性

对男性内分泌的影响表现为抑制性的结果：雄激素分泌减少；出现性欲减退、阳痿、精子数目减少性不育、女性样乳房发育、骨质疏松及肌肉组织减少。

三、诊断

（一）病史

详细询问患病史和服药史。了解闭经是原发性闭经还是继发性闭经，有无手术史，分娩时有无产后大出血；有无口服避孕药史，是否服用过治疗消化道溃疡、中枢神经系统疾病和高血压疾病药物，服药疗程及时间。

（二）体格检查

常规挤压双侧乳房有无乳汁分泌，全身检查有无甲状腺肿大、多毛、肥胖、高血压和胸壁病变等，注意视力、视野改变。妇科检查有无生殖道萎缩现象，闭经者做妊娠试验。

（三）实验室检查

1.PRL 检测

PRL 正常值 0.22～1.11 nmol/L。早晨空腹，上午 9:00～11:00 时采血。PRL 显著升高者，一次检查即可确定；PRL 轻度升高者，应进行第二次检查，不可轻易诊断 HPRL 而滥用溴隐亭治疗。PRL 2.22～4.44 nmol/L时可选用磁共振（MRI）检查，以排除脑垂体泌乳素瘤。

PRL＞2.22 nmol/L 时垂体肿瘤发生率约 25％，PRL≥4.44 nmol/L 时垂体肿瘤发生率约 50％，PRL ≥8.89 nmol/L垂体肿瘤发生率近 100％。多数患者 PRL 水平与有无泌乳素瘤及其大小成正比。血清 PRL 水平虽然＞6.66 nmol/L，但月经规则时要除外。

需要注意一些临床表现和 PRL 水平不一致的情况。某些患者 PRL 水平升高＞6.66 nmol/L，而没有相关临床症状或者其症状不能解释升高程度，需要考虑是否存在大分子 PRL 和大大分子 PRL。

2.甲状腺功能检测

对于已确诊的 HPRL，应测 T_3、T_4 及 TSH 以排除甲状腺功能低下。此类患者常表现为甲状腺功能正常而 TSH 可能升高。

3.性激素检测

月经第 2～3 天检测 LH、FSH、E_2 和 T,有助于了解卵巢功能。

4.视野检查

视野检查是简单低廉有价值的检查,对大腺瘤患者可作为常规检查。较大垂体肿瘤可能压迫视神经、视交叉和视束而产生视野缩小、偏盲。

5.磁共振(MRI)或计算机层析(CT)检查

PRL≥4.44 nmol/L 时必须做 MRI 或 CT 检查,以确定是否有分泌 PRL 的垂体瘤。MRI 对微小肿瘤的检出、鞍区病变的定性及定位诊断等各个方面都优于CT,并且无放射线损伤。PRL 腺瘤的分类主要根据 MRI 诊断。肿瘤直径＜10 mm 称微腺瘤,肿瘤直径＞10 mm 称大腺瘤。PRL 腺瘤的大小及生长方式对治疗药物的选择和效果无明显影响。PRL 微腺瘤与大腺瘤的生物学特征有明显区别,大腺瘤都是经微腺瘤阶段发展而来,但微腺瘤大多数不会发展成大腺瘤。泌乳素瘤多数为良性肿瘤,恶变者罕见。绝大多数 PRL 微腺瘤不再继续增大,只有约17％的微腺瘤会继续生长,部分微腺瘤还会自然消失。PRL 大腺瘤不给予治疗往往会增大。应用溴隐亭治疗几个月后,肿瘤缩小 75％以上,血清 PRL 降至正常是催乳素瘤;PRL 正常,肿瘤没有变化或轻度缩小,是垂体腺瘤;PRL 没有变化,肿瘤体积未缩小,可能是一种抵抗性垂体催乳素瘤。

四、治疗

应该遵循对因治疗原则。控制高 PRL 血症、恢复女性正常月经和排卵功能、减少乳汁分泌及改善其他症状(如头痛和视功能障碍等)。

(一)药物治疗

垂体 PRL 大腺瘤及伴有闭经、泌乳、不孕不育、头痛和骨质疏松等表现的微腺瘤都需要治疗,首选多巴胺激动剂治疗。

1.溴隐亭

为麦角类衍生物,为非特异性多巴胺受体激动剂,可直接作用于垂体催乳素细胞,与多巴胺受体结合,抑制肿瘤增殖,从而抑制 PRL 的合成分泌,是目前治疗高泌乳素血症最常用的药物。多巴胺受体激动剂,可降低催乳激素的合成和分泌,为了减少药物不良反应,溴隐亭治疗从小剂量开始渐次增加,即从睡前 1.25 mg 开始,递增到需要的治疗剂量。如果反应不大,可在几天内增加到治疗量。常用剂量为 2.5～10 mg/d,分 2～3 次服用,大多数病例 5～7.5 mg/d 已显效。剂量的调整依据是血 PRL 水平。达到疗效后可分次减量到维持量,通常每天 1.25～2.5 mg。溴隐亭治疗可以使 70％～90％的患者获得较好疗效,表现为血 PRL 降至正常、泌乳消失或减少、垂体腺瘤缩小、恢复规则月经和生育。若 PRL 大腺瘤在多巴胺激动剂治疗后血 PRL 正常而垂体大腺瘤不缩小,应重新审视诊断是否为非 PRL 腺瘤或混合性垂体腺瘤、是否需改用其他治疗(如手术治疗)。用溴隐亭治疗高 PRL 血症、垂体 PRL 腺瘤,不论是降低血 PRL 水平还是缩小肿瘤体积,都是可逆的,使垂体 PRL 腺瘤可逆性缩小,一旦停药,垂体 PRL 腺瘤会恢复生长,导致高 PRL 血症再现,因此,需长期用药维持治疗。

溴隐亭不良反应:主要有恶心、呕吐、头痛、便秘、抑郁症、眩晕、疲劳和体位性低血压、血管痉挛和鼻塞等,这些症状是最有可能发生于治疗开始或药物剂量增加时,停药后症状很快消失。故治疗应从小剂量开始,逐渐增加至有效维持剂量,如患者仍无法耐受其胃肠道反应,可改为阴道给药,经期则经肛门用药。约 10% 的患者对溴隐亭不敏感、疗效不满意。对于药物疗效欠佳,不能耐受药物不良反应及拒绝接受药物治疗的患者可以更换其他药物或手术治疗。需定期随访催乳激素水平、CT 或者 MRI 以及眼底检查。

新型溴隐亭长效注射剂克服了因口服造成的胃肠道功能紊乱,用法是 $50 \sim 100$ mg,每 28 天 1 次,是治疗泌乳素大腺瘤安全有效的方法,可长期控制肿瘤的生长并使瘤体缩小,不良反应较少,用药方便。

2.卡麦角林和喹高利特

若溴隐亭不良反应无法耐受或无效时,可改用具有高度选择性的多巴胺 D_2 受体激动剂卡麦角林和喹高利特,它们抑制 PRL 的作用更强大而不良反应相对减少,作用时间更长。对溴隐亭抵抗(15 mg/d 溴隐亭效果不满意)或不耐受溴隐亭治疗的 PRL 腺瘤患者,改用这些新型多巴胺激动剂仍有 50% 以上有效。喹高利特每天服用 1 次 $75 \sim 300$ μg;卡麦角林每周只需服用 $1 \sim 2$ 次,常用剂量 $0.5 \sim 2.0$ mg,患者顺应性较溴隐亭更好。

3.克瑞帕

克瑞帕又称为甲磺酸-α-二氢麦角隐亭片,是治疗高泌乳素血症的新型基础药物,类似溴隐亭,起始剂量为 5 mg/次,2 次/d,维持剂量是 $10 \sim 20$ mg/次,2 次/d,不良反应较小,多以恶心、呕吐、胃部不适和血压降低等,多在服药早期出现,为一过性。此药可能与精神药物和降压药物之间发生交互作用,如同时使用其他麦角碱类药物或降压药物,应特别小心。

4.维生素 B_6

维生素 B_6 作为辅酶,在多巴向多巴胺转化时加强脱羟及氨基转移作用,与多巴胺受体激动剂起协同作用。临床用量可达 $60 \sim 100$ mg,$2 \sim 3$ 次/d。

(二)手术治疗

治疗的目的是缩小肿瘤块体积,恢复生育能力,预防骨损失,并抑制溢乳。同时手术前短期服用溴隐亭可降低术中出血,提高疗效。

对于溴隐亭等药物治疗效果欠佳者,有观点认为由于多巴胺激动剂能使肿瘤纤维化形成粘连,可能增加手术的困难和风险,一般建议用药 3 个月内实施手术治疗。经蝶窦手术是最为常用的方法,开颅手术少用。手术适应证包括:①药物治疗无效或效果欠佳者;②药物治疗反应较大不能耐受者;③巨大垂体腺瘤伴有明显视力视野障碍,药物治疗一段时间后无明显改善者;④侵袭性垂体腺瘤伴有脑脊液鼻漏者;⑤拒绝长期服用药物治疗者;⑥复发的垂体腺瘤也可以手术治疗。

手术后,需要进行全面的垂体功能评估,存在垂体功能低下的患者需要给予相应的内分泌激素替代治疗。

(三)放射治疗

分为传统放射治疗和立体定向放射外科治疗。传统放射治疗因照射野相对较大,易出现迟发性垂体功能低下等并发症,不主张单纯使用,目前仅用于有广泛侵袭的肿瘤术后联合治疗。立体定向放射外科治疗适用于边界清晰的中小型肿瘤。放射治疗主要适用于大的侵袭性肿瘤、术后残留或复发的肿瘤;药物治疗无效或不能坚持和耐受药物治疗不良反应的患者;有手术禁忌或拒绝手术的患者以及部分不愿长期服药的患者。放射治疗疗效评价应包括肿瘤局部控制以及异常增高的 PRL 下降的情况。通常肿瘤局部控制率较高,而 PRL 恢复至正常则较为缓慢。即使采用立体定向放射外科治疗后,2 年内也仅有 25%～29%的患者 PRL 恢复正常,其余患者可能需要更长时间随访或需加用药物治疗。传统放射治疗后 2～10 年,有12%～100%的患者出现垂体功能低下;1%～2%的患者可能出现视力障碍或放射性颞叶坏死。部分可能会影响瘤体周围的组织而影响垂体的其他功能,甚至诱发其他肿瘤,损伤周围神经等,因此,放射治疗一般不单独使用。

(四)其他治疗

由甲状腺功能减退、肾衰竭、手术、外伤和药物等因素引起的高泌乳素血症,则对因进行治疗。

(五)高泌乳素血症患者的妊娠相关处理

1.基本的原则

基本的原则是将胎儿对药物的暴露限制在尽可能少的时间内,同时减少或避免垂体肿瘤增大的不良影响。

2.妊娠期间垂体肿瘤生长特点

妊娠期间 95%微腺肿瘤患者、70%～80%大腺瘤患者瘤体并不增大,虽然妊娠期泌乳素腺瘤增大情况少见,但仍应该加强监测,垂体腺瘤患者怀孕后未用药物治疗者,约 5%的微腺瘤患者会发生视交叉压迫,而大腺瘤出现这种危险的可能性达 25% 以上。因此,应于妊娠第 20、28 和 38 周定期复查视野,若有异常,及时行 MRI 检查。

3.垂体肿瘤妊娠后处理

在妊娠前有微腺瘤的患者应在明确妊娠后停用溴隐亭,因为肿瘤增大的风险较小。停药后应定期测定血 PRL 水平和视野检查,定期随访患者的临床症状。正常人怀孕后 PRL 水平可以升高 10 倍左右。患者血 PRL 水平显著超过治疗前的 PRL 水平时,要密切监测血 PRL 及增加视野检查频度。

对于有生育要求的大腺瘤妇女,需在溴隐亭治疗腺瘤缩小后再妊娠较为安全。目前认为,溴隐亭对妊娠是安全的,但仍主张一旦妊娠,应考虑停药。所有患垂体 PRL 腺瘤的妊娠患者,在妊娠期需要每 2 个月评估 1 次。对于妊娠期间肿瘤再次增大者,给予溴隐亭仍能抑制肿瘤生长,一旦发现视野缺损或海绵窦综合征,立即加用溴隐亭,可望在 1 周内改善缓解,但整个孕期须持续用药直至分娩。对于药物不能控制者及视力视野进行性恶化时,应该经蝶鞍手术治疗需要并根据产科原则选择分娩方式。高 PRL 血症、垂体 PRL 腺瘤妇女应用溴隐亭治疗,怀孕后自发流产、胎死宫内和胎儿畸形等发生率在 14% 左右,与正常妇女妊娠情况相似。

4.垂体肿瘤哺乳期处理

没有证据支持哺乳会刺激肿瘤生长。对于有哺乳意愿的妇女,除非妊娠诱导的肿瘤生长需要治疗,否则一般要到患者想结束哺乳时再使用多巴胺受体激动剂。

第五节　绝经综合征

绝经综合征指伴随卵巢功能下降乃至衰竭而出现的影响绝经及相关健康的一组综合征。绝经指永久性无月经状态。绝经分为自然绝经和人工绝经,自然绝经指卵巢内卵泡生理性耗竭所致的绝经;人工绝经指双侧卵巢经手术切除或放射线照射等所致的绝经,人工绝经更易发生绝经综合征。

绝经前后最明显的变化是卵巢功能衰退,随后表现为下丘脑-垂体功能退化。卵巢功能衰退的最早征象是卵泡对 FSH 敏感性降低,FSH 水平升高。绝经过渡早期雌激素水平并无明显下降,只有在卵泡完全停止生长发育后,雌激素水平才迅速下降。

一、病因

绝经综合征的本质是卵巢功能衰竭、雌激素缺乏,绝经后出现的绝经相关症状、泌尿生殖道萎缩及骨质疏松等问题,也可由卵巢功能衰竭后缺乏雌激素造成。

二、临床表现

（一）月经改变

月经改变是最早出现的临床症状。

（1）月经周期缩短、经量减少、绝经。

（2）月经周期和经期延长、经量增多、大出血或淋漓不尽、后逐渐减少而停止。

（3）月经突然停止。

（二）血管舒缩症状

潮热、出汗，为血管舒缩功能不稳定所致，是绝经综合征最突出的特征性症状之一。该症状可持续 1～2 年，有时长达 5 年或更长。潮热严重时可影响妇女的工作、生活和睡眠，是围绝经期女性需要性激素治疗的主要原因。

（三）自主神经失调症状

心悸、眩晕、头痛、失眠和耳鸣等。

（四）精神神经症状

常表现为注意力不集中、情绪波动大、激动易怒或情绪低落及不能自我控制等情绪症状。记忆力减退也较常见。

（五）泌尿生殖道症状

泌尿生殖道萎缩症状，外阴瘙痒、阴道干燥疼痛，性交困难，阴道或尿路反复感染等。

（六）代谢异常和心血管疾病

血压升高或血压波动，心悸、体重明显增加，糖脂代谢异常增加、冠心病发生率及心肌梗死死亡率随年龄而增加。

（七）骨质疏松

绝经后 9～13 年，约 1/4 绝经妇女有骨质疏松症。

三、诊断

（一）临床特征

1.病史

月经改变、血管舒缩症状、精神神经症状及泌尿生殖道等症状，月经史，绝经年龄，是否切除子宫或卵巢。

2.体格检查

全身及妇科检查，除外生殖道器质性病变。

(二)辅助检查

(1)激素测定:测量 FSH、LH 和 E_2,了解卵巢功能状态。FSH>40 U/L 且 E_2<10~20 pg/mL,提示卵巢功能衰竭。

(2)B 型超声:了解子宫内膜厚度,排除子宫、卵巢肿瘤。

(3)分段诊刮及子宫内膜病检,了解内膜病变。有条件可行宫腔镜检查。

四、治疗

治疗目标:应能缓解近期症状,并能早期发现、有效预防骨质疏松症及动脉硬化等老年性疾病。

(一)一般治疗

通过心理疏导,使绝经过渡期妇女了解绝经过渡期的生理过程,并以乐观的心态应对。必要时选用适量镇静药以助睡眠,如睡前服用艾司唑仑 2.5 mg。谷维素有助于调节自主神经功能,口服 20 mg,3 次/d。鼓励建立健康生活方式,包括坚持身体锻炼,健康饮食,增加日晒时间,摄入足量蛋白质及含钙丰富食物,预防骨质疏松。

(二)激素补充治疗(HRT)

激素补充治疗在有适应证且无禁忌证时选用。HRT 是针对绝经相关健康问题而采取的一种医疗措施,可有效缓解绝经相关症状,从而改善生活质量。

1.适应证

(1)绝经相关症状:潮热、盗汗、睡眠障碍、疲倦和情绪障碍,如易激动、烦躁、焦虑、紧张或情绪低落等。

(2)泌尿生殖道萎缩相关的问题:阴道干涩、疼痛、排尿困难、性交痛、反复发作的阴道炎和反复泌尿系统感染、夜尿多、尿频和尿急。

(3)低骨量及骨质疏松症:有骨质疏松症的危险因素(如低骨量)及绝经后期骨质疏松症。

2.禁忌证

已知或可疑妊娠、原因不明的阴道流血、已知或可疑患有乳腺癌、已知或可疑患有性激素依赖性恶性肿瘤、最近 6 个月内患有活动性静脉或动脉血栓栓塞性疾病、严重肝及肾功能障碍、血卟啉症、耳硬化症和脑膜瘤(禁用孕激素)等。

3.慎用情况

慎用情况并非禁忌证,但在应用前和应用过程中,应该咨询相关专业的医师,共同确定应用的时机和方式,并采取比常规随诊更为严密的措施,监测病情的进展。慎用情况包括:子宫肌瘤、子宫内膜异位症、子宫内膜增生史、尚未控制的糖尿病及严重高血压、有血栓形成倾向、胆囊疾病、癫痫、偏头痛、哮喘、高催乳素血症、系统性红斑狼疮、乳腺良性疾病和乳腺癌家族史,及已完全缓解的部分性激素依赖性妇科恶性肿瘤,如子宫内膜癌、卵巢上皮性癌等。

4.制剂及剂量选择

主要药物为雌激素,辅以孕激素。单用雌激素治疗仅适用于子宫已切除者,单用孕激素适用于绝经过渡期功能失调性子宫出血。剂量和用药方案应个体化,以最小剂量且有效为佳。

(1)雌激素制剂:应用雌激素原则上应选择天然制剂。常用雌激素有:①戊酸雌二醇,口服 0.5～2 mg/d;②结合雌激素,口服 0.3～0.625 mg/d;③17β-雌二醇经皮贴膜,有每周更换两次和每周更换一次剂型;④尼尔雌醇,为合成长效雌三醇衍生物,每 2 周服 1～2 mg。

(2)组织选择性雌激素活性调节剂:替勃龙,根据靶组织不同,其在体内的 3 种代谢物分别表现出雌激素、孕激素及弱雄激素活性。口服 1.25～2.5 mg/d。

(3)孕激素制剂:常用醋酸甲羟孕酮(MPA),口服 2～6 mg/d。近年来倾向于选用天然孕激素制剂,如微粒化孕酮,口服 100～300 mg/d。

5.用药途径及方案

(1)口服:主要优点是血药浓度稳定,但对肝脏有一定损害,还可刺激产生肾素底物及凝血因子。用药方案有:①单用雌激素,适用于已切除子宫的妇女;②雌、孕激素联合,适用于有完整子宫的妇女,包括序贯用药和联合用药。前者模拟生理周期,在用雌激素的基础上,每后半月加用孕激素 10～14 d。两种用药又分周期性和连续性,前者每周期停用激素 5～7 d,有周期性出血,也称为预期计划性出血,适用于年龄较轻、绝经早期或愿意有月经样定期出血的妇女;后者避免周期性出血,适用于年龄较长或不愿意有月经样出血的绝经后期妇女。

(2)胃肠道外途径:能缓解潮热,防止骨质疏松,能避免肝脏首过效应,对血脂影响较小。①经阴道给药:常用药物有 E_3 栓和 E_2 阴道环及结合雌激素霜。主要用于治疗下泌尿生殖道局部低雌激素症状;②经皮肤给药:包括皮肤贴膜及涂胶,主要药物为 17β-雌二醇,每周使用1～2次。可使雌激素水平恒定,方法简便。

6.用药剂量与时间

选择最小剂量和与治疗目的相一致的最短时期,在卵巢功能开始衰退并出现相关症状时即可开始应用。需定期评估,明确受益大于风险方可继续应用。停止雌激素治疗时,一般主张应缓慢减量或间歇用药,逐步停药,防止症状复发。

7.不良反应及危险性

(1)子宫出血:性激素补充治疗时的子宫异常出血,多为突破性出血,必须高度重视,查明原因,必要时行诊断性刮宫,排除子宫内膜病变。

(2)性激素不良反应:①雌激素,剂量过大可引起乳房胀、白带多、头痛、水肿和色素沉着等,应酌情减量或改用雌三醇;②孕激素,不良反应包括抑郁、易怒、乳房痛和水肿,患者常不易耐受;③雄激素,有发生高血脂、动脉粥样硬化和血栓栓塞性疾病危险,大量应用出现体重增加、多毛及痤疮,口服时影响肝功能。

(3)子宫内膜癌:长期单用雌激素,可使子宫内膜异常增生,增加患子宫内膜癌的风险,所以对有子宫者,已不再单用雌激素。联合应用雌孕激素,不增加子宫内膜癌发病风险。

(4)卵巢癌:长期应用 HRT,卵巢癌的发病风险可能轻度增加。

(5)乳腺癌:应用天然或接近天然的雌孕激素可使增加乳腺癌的发病风险减小,但乳腺癌患者仍是 HRT 的禁忌者。

(6)心血管疾病及血栓性疾病:绝经对心血管疾病的发生有负面影响,HRT 对降低心血管疾病发生有益,但一般不主张 HRT 作为心血管疾病的二级预防。没有证据证明,天然雌孕激素会增加血栓风险,但对于有血栓疾病者尽量选择经皮给药。

(7)糖尿病:HRT 能通过改善胰岛素抵抗而明显降低糖尿病风险。

(三)非激素类药物

1.选择性 5-羟色胺再摄取抑制剂

盐酸帕罗西汀 20 mg,1 次/d,早晨口服,可有效改善血管舒缩症状及精神神经症状。

2.钙剂

氨基酸螯合钙胶囊每日口服 1 粒(含 1 g),可减缓骨质流失。

3.维生素 D

适用于围绝经期妇女缺少户外活动者,口服 400~500 U/d,与钙剂合用有利于钙的吸收。

第三章

女性生殖系统肿瘤

第一节　外阴癌

一、外阴良性肿瘤

外阴良性肿瘤较少见,主要有乳头状瘤、纤维瘤、脂肪瘤和汗腺瘤等。其他更少见的有神经纤维瘤、淋巴管瘤和血管瘤等。一般生长缓慢,无症状,偶有恶变。

(一)乳头状瘤

乳头状瘤较少见,又分为两类,即乳头状瘤和疣状乳头状瘤。此外,还有一种以上皮增生为主的纤维上皮乳头状瘤,可视为外阴乳头状瘤的一种亚型。

1.病因

目前还没有确切的病因,可能与环境因素、病毒感染、炎症刺激、变态反应等因素有关。

2.诊断

(1)多发生于大阴唇、阴阜、阴蒂或肛门周围等部位,单个或多个,生长缓慢,以中老年妇女多见。

(2)肿瘤呈软的带蒂类葡萄串状物或菜花状,突出于皮肤表面,表面有油脂性物质,一般不大,直径偶可达 4～5 cm。

(3)小的肿瘤时有外阴不适;大的乳头状瘤有摩擦感,皮肤破损后,可继发感染。

(4)根据临床表现可以初步诊断,但确诊需依靠活检或肿瘤切除后的病理检查。需与外阴尖锐湿疣相鉴别。后者系病毒感染,镜下见棘层细胞增生,细胞内可见空泡。

3.治疗

以肿瘤局部切除为主,但范围宜稍广。切除不尽,术后可复发,切除物应送病理检查。

（二）纤维瘤

1.病因

病因不明,有些病例可能与创伤或射线照射有关。

2.临床表现

根据发病年龄及受累部位的不同,分为:

(1)幼年性纤维瘤病:发生在儿童和青年人中。

(2)颈纤维瘤病:是指在出生时或出生后不久表现出来的累及胸锁乳突肌下1/3处的一种纤维瘤病,有时为双侧性。颈纤维瘤病常伴有各种先天性异常。

(3)婴幼儿指(趾)纤维瘤病:是一种通常只限于在儿童期发生的纤维瘤病。其典型的部位是发生在指(趾)末端的外侧面,也可发生在指(趾)以外的部位,如口腔和乳腺。此病常为多发,且多在出生时或在2岁以内发病。

(4)婴幼儿肌纤维瘤病:为发生在皮肤、软组织或骨的单发或多发的结节状病变,既可局限于上述部位,也可伴有内脏的受累。此病绝大部分发生在2岁以前,且大约60％为先天性的。此病也可见于成人,其单发者多见于男性,而多发者则女性居多。已知该病具有家族遗传性,并已找到常染色体显性遗传的证据。

(5)脂肪纤维瘤病:是婴幼儿纤维瘤病的一个亚型,局部复发常见。

(6)多发性透明变性的纤维瘤病:是一种形态上特殊的、累及儿童的、家族性多发性纤维瘤病,出生时并无表现,可能是由先天性的代谢异常所致。

(7)其他:阴茎纤维瘤病、手掌纤维瘤病、足底纤维瘤病、瘢痕性纤维瘤病和照射后纤维瘤病。伴多发性结肠息肉病,且偶尔还可伴有多发性骨瘤的纤维瘤病,称之为Gardner综合征。

3.诊断

(1)纤维瘤多见于生育年龄妇女,生长缓慢,一般无症状。恶变少见。

(2)多发生在大阴唇,一般为小的或中等大小肿瘤。多单发,色泽如正常皮肤或呈淡黄色,形态常呈质硬、实性、带蒂球形或卵圆形,表面分叶不规则。切面为致密灰白色,纤维组织呈束状纵横交错排列或旋涡状排列。

(3)镜下可见包膜为纤维结缔组织,实质由成熟的成纤维细胞和胶原纤维组成,呈束状编织状。

4.治疗

行局部肿瘤切除。切除的组织标本送病理检查。一般术后不再复发。

（三）脂肪瘤

1.病因

脂肪瘤的病因目前并没有完全明确,可能与炎症刺激结缔组织变性、脂肪组织代谢异常和障碍、脑垂体前叶性腺激素水平分泌异常、先天性发育不良、肠道营养不良等因素有关。约1/3多发性脂肪瘤患者可有家族史。

人体内有一种"脂肪瘤致瘤因子"。正常情况下,这种致瘤因子处于一种失活状态(无活性状态),不会发病,但在各种内外环境的诱因影响下,这种脂肪瘤致瘤因子处于活跃状态,具有一定的活性。在机体抵抗力下降时,机体内的淋巴细胞、单核吞噬细胞等免疫细胞对致瘤因子的监控能力下降,再加上体内内环境改变,慢性炎症刺激、全身脂肪代谢异常等诱因,脂肪瘤致瘤因子活性进一步增强,与机体的正常细胞中某些基因片段结合,形成基因异常突变,使正常脂肪细胞与周围组织细胞发生一种异常增生现象,导致脂肪组织沉积,并向体表或各个内脏器官突出而形成肿块,即脂肪瘤。

2.临床表现

浅表脂肪瘤除了局部肿块外几乎不引起任何症状。可为单发也可为多发,大小可以从几毫米至几十毫米不等。肿瘤生长缓慢,质地柔软,边界清楚,呈分叶状,推之活动度良好,活动时可引起皮肤凹陷。很少引起疼痛,出现疼痛常常是由于大的脂肪瘤压迫外周神经导致的后期症状。

深部或筋膜下脂肪瘤可引起各种症状,取决于它们的部位和大小。如手术脂肪瘤可引起活动滞涨感或活动受限。较大的纵隔脂肪瘤可引起呼吸困难或心悸。

脂肪瘤常见于肥胖者,而且在体重快速增加时其体积也增大,但在体重严重下降时,脂肪瘤并不随之缩小。

3.诊断

(1)脂肪瘤可生长在阴阜、阴唇等处,单发,生长缓慢。

(2)质地比较柔软,位于皮下组织内,呈圆形或分叶状,无蒂,大小不一。

(3)肿瘤与周围组织分界清楚,有包膜,切面呈黄色。镜下见肿瘤由成熟的脂肪细胞构成,间质有多少不等的纤维组织和血管。

(4)肿瘤较小时一般无特殊不适。如体积较大,则会引起行走不便或性交困难。

(5)肿瘤生长迅速时需与脂肪肉瘤相鉴别。

4.治疗

肿瘤较小无症状者无需治疗;如脂肪瘤较大,则手术切除。

(四)平滑肌瘤

平滑肌瘤是由平滑肌细胞组成的皮肤良性肿瘤,少见,可发生于外阴的平滑肌,毛囊的立毛肌或血管的平滑肌组织。

1.病因

平滑肌瘤是由平滑肌的异常增生所致。

2.临床表现

皮肤平滑肌瘤不常见,分为单纯平滑肌瘤和血管平滑肌瘤。单纯平滑肌瘤无性别差异,多见于 30～40 岁中年人。单纯平滑肌瘤又可分为发生于皮肤及乳头(真皮)的平滑肌瘤和外生殖器平滑肌瘤,皮肤平滑肌瘤来自立毛肌,常发生于肢体伸侧或躯干,多发,直径小于 2 厘米,疼痛;乳头平滑肌瘤来自乳晕平滑肌;外生殖器平滑肌瘤来自肉膜或女阴,单发,无疼痛,包膜完好,直径可达 15 厘米,可位于皮下,瘤体内肌束收缩时可出现较为剧烈的疼痛,单发皮肤平滑肌瘤不易复发。

多发的皮肤平滑肌瘤复发率达 50%,常有继发病损;外生殖器平滑肌瘤治疗多年后可有复发。

3.诊断

(1)发生部位以大阴唇最多,阴蒂、小阴唇次之。

(2)隐藏于组织内的肌瘤,仅局部扪及实性、界限清楚肿瘤,呈分叶状或哑铃状,切面灰白有包膜。镜下可见平滑肌细胞。

(3)外露的肌瘤,表现为有蒂的或凸出于皮肤表面的肿块,如肌瘤较大,则有垂重感觉,并有局部摩擦感,活动受限,有时表皮擦破伴有继发感染、溃疡。

4.治疗

浅表或有蒂的肌瘤,局部切除;肌瘤部位较深,则可切开包膜将肌瘤剔出。切除物送病理检查。

(五)色素痣

1.病因

本病属于发育畸形,黑素细胞在由神经嵴到表皮的移动过程中,由于偶然异常,造成黑素细胞的局部聚集而成。

2.临床表现

基本损害一般为直径<6 mm 的斑疹、丘疹、结节,疣状或乳头状,多为圆形,常对称分布,界限清楚,边缘规则,色泽均匀。数目多少不等,单个、数个甚至数十个,有些损害处可有一根至数根短而粗的黑毛。痣细胞的色素含量不同,临床上可呈棕色、褐色、蓝黑色、黑色或正常肤色、淡黄色、暗红色。日晒可增加暴露部位色素痣的数量。根据痣细胞的分布部位,分为交界痣、皮内痣和混合痣。

(1)交界痣:出生时即有,或出生后不久发生,通常较小,直径 1～6 mm,平滑,无毛,扁平或略高出皮面,淡褐色至深褐色斑疹。身体任何部位都可以发生。

(2)皮内痣:成人常见,呈半球形隆起的丘疹或结节,直径数毫米至数厘米,表面光滑或呈乳头状,或有蒂,可含有毛发。皮内痣一般不增大。多见于头颈部。

(3)混合痣:外观类似交界痣,但可能更高起,有时有毛发穿出,多见于儿童和少年。

色素痣不稳定,常经历成熟至衰老的生长演化过程。痣开始时多为小而平的交界痣,以后大多发展为混合痣,最后变为皮内痣。

交界痣恶变时,局部常有轻度疼痛。灼热、刺痛,边缘处出现卫星小点,如突然增大、颜色加深、有炎症反应,破溃或出血时,要提高警惕。

3.诊断

(1)诊断要点

①色素痣幼年时即存在,青春期以后逐渐加深、增大,可在外阴的任何部位生长。

②可在皮内生长,也可隆起于皮肤之上,甚至有的呈乳头状或疣状凸起。

③其色素从淡褐到棕褐到黑色。上面可有毛发或无毛发生长。

(2)下列情况可能恶变

①色素显著或增大迅速。

②颜色加深发亮。

③表面经常有出血或痂形成。

④色素痣有溃疡。

⑤色素痣周围有卫星黑痣出现。

⑥色素痣形成硬结。

⑦患者自觉痛痒。

4.治疗

色素痣较易恶变,所以应尽早切除,切除范围应达皮肤 0.5～1 cm 距离,切除深度要达浅筋膜层。切除物送病理检查。

(六)神经纤维瘤

神经纤维瘤源自外胚层的神经膜细胞(施万细胞),非常少见,极少恶变。

1.病因

神经纤维瘤病属于常染色体显性遗传性疾病,主要由基因突变引起,存在神经纤维瘤病家族史。

神经纤维瘤病患者若长期接触有害化学物质、放射线,过度饮酒、吸烟等,都有可能诱发出现神经纤维瘤体或者导致其他恶性肿瘤发生。

2.临床表现

(1)皮肤症状:

①几乎所有病例在其出生时即可见皮肤牛奶咖啡斑,形状大小不一,边缘不整,不凸出于皮面,好发于躯干非暴露部位;青春期前出现 6 个以上直径 >5 mm 的

皮肤牛奶咖啡斑(青春期后直径>15mm)具有高度诊断价值,全身和腋窝雀斑也是特征之一。

②大而黑的色素沉着提示簇状神经纤维瘤,位于中线提示脊髓肿瘤。

③皮肤纤维瘤和纤维软瘤在儿童期发病,主要分布于躯干和面部皮肤,也见于四肢,多呈粉红色,数目不定,大小不等,多为芝麻、绿豆至柑桔大小,质软;软瘤固定或有蒂,触之柔软而有弹性;浅表皮神经的神经纤维瘤似珠样结节,可移动,可引起疼痛、压痛、放射痛或感觉异常;丛状神经纤维瘤是神经干及其分支弥漫性神经纤维瘤,常伴皮肤和皮下组织大量增生,引起该区域或肢体弥漫性肥大,称神经纤维瘤性象皮病。

(2)神经症状:约50%的患者出现神经系统症状,主要由中枢、周围神经肿瘤压迫引起,其次为胶质细胞增生、血管增生和骨骼畸形所致。

①颅内肿瘤:以听神经瘤最常见,双侧神经瘤是 NFⅡ 的主要特征,常合并脑膜脊膜瘤、多发性脑膜瘤、神经胶质瘤、脑室管膜瘤、脑膜膨出及脑积水、脊神经后根神经鞘瘤等,视神经、三叉神经及后组脑神经均可发生,少数病例可有智能减退、记忆障碍及癫痫发作等。

②椎管内肿瘤:脊髓任何平面均可发生单个或多个神经纤维瘤、脊膜瘤,可合并脊柱畸形、脊髓膨胀出和脊髓空洞症。

③周围神经肿瘤:可累及周围神经,马尾好发,肿瘤呈串珠状沿神经干分布,如突然长大或剧烈疼痛可能为恶变。

(3)眼部症状:上睑可见纤维软瘤或丛状神经纤维瘤,眼眶可扪及肿块和突眼搏动,裂隙灯光可见虹膜粟粒橙黄色圆形小结节,为错构瘤,也称 Lisch 结节,可随年龄增大而增多,是 NFⅠ 特有的表现。眼底可见灰白色肿瘤,视乳头前凸;视神经胶质瘤可致突眼和视力丧失。

(4)常见的先天性骨发育异常:包括脊柱侧突、前突和后凸畸形、颅骨不对称、缺损和凹陷等。肿瘤直接压迫可导致骨骼改变,如听神经瘤引起内听道扩大、脊神经瘤引起椎间扩大、骨质破坏;长骨、面骨和胸骨过度生长、长骨骨质增生、骨干弯曲和假关节形成也较常见;肾上腺、心、肺、消化道及纵隔等均可发生肿瘤。

3.诊断

(1)常为多发性的皮下结节,大小不等,生长缓慢。一般体积较小,无包膜。

(2)肿瘤部位皮肤常可出现黄褐色的色素沉着。

(3)触诊时,肿瘤有明显的弹性,无特殊不适。

(4)另一类型,肿瘤显著凸出于皮肤表面,形成球形或有蒂的疝囊样肿块,质软,可用指尖将瘤压入皮内。

4.治疗

如无症状,可不手术。若有症状或影响生理功能者,则可考虑手术切除。

(七)汗腺瘤

1.临床表现

此肿瘤缺乏明显的临床特征。皮损为单个的真皮内或皮下实性或囊性结节,直径 0.5～3 cm,有时表面破溃,有浆液样渗出。

2.诊断

(1)汗腺瘤:多发生于大阴唇及肛周。

(2)汗腺瘤的临床表现有三型:一为囊肿型,似皮质囊肿;二为实质型,表现为皮下硬结;三为溃烂型,为表面皮肤坏死后,汗腺组织呈红色肉芽状或乳头状突出于破口,外观极似癌肿。

(3)小的汗腺瘤无症状,仅感觉有一硬结,少数有疼痛、刺痒、灼热等症状。如溃破后,继发感染,则出现疼痛、流液、出血、恶臭、发热等症状。

3.治疗

局部病灶切除,标本送病理检查。当肿物表皮向下凹陷或破溃时,需先做活检与外阴癌相鉴别。

二、外阴上皮内瘤变

外阴上皮内瘤变(VIN)是一组外阴病变的病理学诊断名称,包括外阴鳞状上皮内瘤变和外阴非鳞状上皮内瘤变(Paget 病和非浸润性黑色素瘤),多见于 45 岁左右妇女。近年来,VIN 发生率有所增加。

(一)病因

病因不完全清楚。目前认为,大多数与人乳头瘤病毒(HPV)16 型感染有关,也可能与外阴性性传播疾病、肛门-生殖道瘤样病变、免疫抑制以及吸烟相关。

(二)临床表现

1.症状

症状主要为外阴瘙痒、皮肤破损、有烧灼感及溃疡等。

2.体征

病灶可发生在外阴任何部位,可见外阴丘疹、斑点、斑块或乳头状赘疣,单个或多个,融合或分散,灰白或粉红色;少数为略高于皮面的色素沉着。

(三)诊断与鉴别诊断

确诊依据活体组织病理检查,对任何可疑病变应做多点活检。取材时应注意深度,避免遗漏浸润癌。阴道镜检查可采用1%甲苯胺蓝溶液或3%～5%醋酸溶液涂抹外阴病变皮肤,有助于提高病灶活检的准确率。

(四)治疗

治疗的目的在于清除病灶,缓解症状和预防恶变。治疗应根据患者年龄、病变大小及分类、恶变风险、对外阴形态及功能影响等选择个体化方案。治疗前应做活检以明确诊断和排除早期浸润癌。

1.局部治疗

局部治疗适于病灶局限、年轻的普通型患者。可采用:①药物治疗,用5%氟尿嘧啶软膏等涂抹外阴病灶,给予局部免疫反应调节剂;②物理治疗,可用激光、冷冻、电灼以及光动力学治疗,激光气化的效果更佳。

2.手术治疗

手术方式依据病变范围、分类和年龄来决定。①对局限的分化型病灶可采用外阴上皮局部表浅切除术,切除边缘超过肿物外缘0.5～1.0 cm即可;②对病灶大的病变患者可行表浅外阴切除术(外阴皮肤剥除)和薄层皮片植皮术;③对老年人和广泛性VIN特别是分化型患者采用单纯外阴切除术,切除范围包括外阴皮肤及部分皮下组织,但不切除会阴筋膜;对Paget病患者,由于病变多超越肉眼所见病灶边缘,且偶有浸润发生,应行较广泛局部病灶切除或单纯外阴切除术;若出现浸润或合并汗腺癌时,须行广泛性外阴切除和双侧腹股沟淋巴结切除术。

三、外阴恶性肿瘤

外阴恶性肿瘤指源于外阴皮肤黏膜上皮源性、平滑肌源性与间叶源性的恶性肿瘤,多数为鳞状细胞癌,腺癌较少,平滑肌肉瘤、癌肉瘤、恶性黑色素瘤等罕见。其转移途径以直接蔓延及淋巴转移最常见,其次为血行播散。

(一)外阴鳞状上皮癌

外阴鳞状上皮癌是最常见的外阴恶性肿瘤,占外阴癌的80%～90%,好发于老年妇女,病变源于外阴皮肤鳞状上皮的基底层的异常增生,在外阴上皮内瘤变的基础上进展穿透基底膜形成外阴浸润癌。

1.病因

确切病因不明。

(1)HPV感染:高危型人乳头瘤病毒感染是外阴癌发病的重要因素之一,病毒通过外阴皮肤黏膜的破损处侵入上皮的基底细胞,整合宿主细胞,发生细胞异常增生,并向周围浸润和远处转移。其中高危型HPV感染相关的外阴癌多发生于50岁及以下的妇女,50岁以上妇女的外阴癌中高危型HPV-DNA的检出率明显低于

50 岁以下妇女。

(2)外阴皮肤病变:外阴部皮肤的长期慢性炎症,外阴单纯性增生,外阴硬化苔藓。

(3)其他:长期吸烟、糖尿病、梅毒等。

2.临床表现

(1)症状:外阴鳞癌好发于老年妇女,50 岁以上患者占 80.7%;绝大多数患者的前期症状为外阴瘙痒,瘙痒常发生在肿块出现前,可持续 5 年以上,瘙痒以夜间为主,多由外阴慢性病变引起;无痛性肿块如增长较快或合并感染时,继发疼痛与发热,当病灶侵犯尿道或肛门则出现排尿不畅伴血尿或排便困难等症状。

(2)体征:外阴癌病灶可发生于外阴任何部位,70%位于大小阴唇部,其他可出现于阴蒂部、会阴后联合部,常与外阴营养不良病变并存。位于阴蒂后联合处的外阴癌称中线癌,位于阴唇两侧的称为旁线癌。大部分病灶为单发,形态多变,早期表现为外阴局部丘疹结节,随病情发展,呈菜花型或溃疡型浸润性生长,如浸润盆底组织肿块固定,可发生转移。

(3)转移途径

①局部蔓延:外阴癌进展可侵犯周围组织器官,向内侵犯尿道、阴道,向外侵犯肛门及直肠,晚期向下部侵犯盆底组织和耻骨。

②淋巴转移:为外阴癌最常见的转移途径,腹股沟浅淋巴结是外阴癌淋巴转移的第一站,即前哨淋巴结。癌细胞经患侧腹股沟浅淋巴结→腹股沟深淋巴结→盆腔淋巴结→腹主动脉旁淋巴结→纵隔淋巴结→锁骨上淋巴结。

③血行转移:多在晚期出现,可转移到肺、肝、骨、脑等处。

3.诊断

根据病史、症状、体征,临床可做出初步诊断。早期浸润癌常与一些外阴慢性疾病或上皮内瘤变并存,诊断存在一定困难。对外阴可疑疾病应做细胞学和病理学检查确定诊断。

(1)细胞学检查:常可查见癌细胞,其阳性率不高,约 50%。

(2)活体组织病理检查:对外阴赘生物,白色病损、结节灶、菜花灶、溃疡灶,均需阴道检查和(或)甲苯胺染色定位活检。对坏死的病灶,取材应有足够深度,对病灶大或糜烂性病灶应多点活检,避免漏检,对腹股沟转移肿块,可行穿刺活检,有利于制订治疗方案。

(3)影像学检查:用于了解外阴癌对周围器官的侵犯以及盆腔和远处转移情况。

4.分期

(1)分期原则:此分期仅适用于外阴原发肿瘤,并需经组织病理学确诊。

外阴癌累及阴道者仍归为外阴癌。

以下为 TNM 分期的评估流程：

T 分期：体格检查、内镜检查、影像学检查。

N 分期：体格检查、影像学检查。

M 分期：体格检查、影像学检查。

FIGO 分期依据手术分期制订[TNM 分期基于临床和(或)病理学分期]。

(2)区域淋巴结指腹股沟淋巴结。

(3)TNM 临床分期

T：原发肿瘤

T_x：原发肿瘤无法评估

T_0：无原发肿瘤证据

T_{is}：原位癌(浸润前癌)，上皮内瘤样病变Ⅲ级(VINⅢ)

T_1：肿瘤局限于外阴或外阴和会阴

T_{1a}：肿瘤最大径≤2 cm，且间质浸润深度≤1 mm

T_{1b}：肿瘤最大径>2 cm，和(或)间质浸润深度>1 mm

T_2：任何大小的肿瘤，侵犯下列结构，如尿道下 1/3、阴道下 1/3、肛门

$T_3{}^b$：任何大小的肿瘤，侵犯邻近会阴结构，如尿道上 2/3、阴道上 2/3、膀胱黏膜、直肠黏膜或固定于骨盆壁

注：^{a} 浸润深度定义为从邻近最表浅上皮乳头的上皮—间质交界至肿瘤浸润最深点间的距离。$T_3{}^b$ 未被 FIGO 使用。

N：区域淋巴结

N_x：区域淋巴结转移无法确定

N_0：无区域淋巴结转移

N_1：具有以下特征的区域淋巴结转移

N_{1a}：1～2 个淋巴结转移，均<5 mm

N_{1b}：1 个淋巴结转移，≥5 mm

N_2 具有以下特征的区域淋巴结转移

N_{2a}：3 个或 3 个以上淋巴结转移，均<5 mm

N_{2b}：2 个或 2 个以上淋巴结转移，≥5 mm

N_{2c}：有包膜外侵犯的淋巴结转移

N_3 固定或有溃疡的淋巴结转移

M：远处转移

M_0：无远处转移

M_1：有远处转移(包括盆腔淋巴结转移)

(4)pTNM 病理学分期:pN。腹股沟淋巴结清扫术标本的组织学检查通常应包括 6 个或 6 个以上淋巴结,如果淋巴结检查为阴性,但是淋巴结检查数目没有达到要求,仍可归为 pN。分期。

5.治疗

外阴癌的治疗包括手术切除、放射治疗、化学治疗。

(1)手术治疗

①外阴浸润癌(ⅠA 期)手术,指肿瘤直径≤2 cm,浸润程度≤1 mm 的单个外阴病灶,应行局部广泛切除术。手术切除缘距离肿瘤边缘 1 cm,深度至少 1 cm 达皮下组织,如局部切除标本有神经或血管侵犯,应考虑扩大手术范围,通常不需切除腹股沟淋巴结。

②早期外阴癌手术:指肿瘤局限于外阴,未侵犯邻近器官,且临床无可疑淋巴结转移者,应先处理原发病灶,依据切除的病灶病理检查结果,决定进一步对淋巴结的处理。

③原发病灶的手术

a.如病变局限,推荐采用外阴局部广泛切除术。手术切除范围应包括病灶周围≥1 cm 的外观正常组织,深度达到尿生殖膈下筋膜;如病灶位于阴蒂或其附近,则应切除阴蒂,与传统手术相比,外阴局部广泛切除术式在预防局部复发方面二者疗效相当;如同时存在 VIN 或硬化性苔藓,应切除病变部位的表浅皮肤组织以控制症状;若怀疑有潜在的浸润病灶,则切除深度同浸润癌,术中对切除组织的基底和边缘送快速病理学检查,避免肿瘤残留。

b.外阴癌根治性切除术:传统的外阴癌根治性切除术包括肿瘤外 2 cm 以内所有组织的全部切除,深度达筋膜;若肿瘤较大,手术对外阴部毁损巨大,部分患者需植皮或转移皮瓣覆盖创面。对有尿道或肛门直肠侵犯者应予以手术切除,术前可给予放疗或同期放化疗,以减小手术对尿道和肛门部位的切除范围。侧位型外阴癌应做患侧腹股沟淋巴结切除,中线型外阴癌或累及阴道部的肿瘤,应做双侧腹股沟淋巴结切除。

(2)放射治疗:放疗是外阴癌综合治疗的重要组成部分,为有效的辅助治疗。研究表明,对淋巴结转移者进行术后腹股沟及盆腔放疗,可改善生存,减少复发。如外阴肿瘤大或侵犯尿道、膀胱者,术前可放疗,减少肿瘤体积,降低肿瘤细胞活性,增加手术切除率,保留尿道和肛门括约肌功能,少数患者肝肾功能不全不宜手术可选择全量放疗。

(3)化学治疗:早期外阴鳞癌患者术后一般不需辅助加化疗。对外阴病灶较大(>4 cm)的腺癌或肉瘤者,术后应辅加 3~4 个疗程的联合化疗。对腺癌可选择以铂类为基础的方案;对肉瘤可选择异环磷酰胺、多柔比星联合化疗。

（二）外阴佩吉特病

外阴佩吉特病指发生于外阴和会阴及肛周的 Paget 病变。

1.病因

肿瘤细胞源于皮肤胚胎生发层的多能基底细胞，为一种具有低死亡率的常见的老年慢性病。

2.临床表现

最常见的症状是外阴瘙痒、烧灼感及疼痛。绝经后的女性约占 93％。在外阴部查见境界清楚的红色斑块或红白相间斑块，表面可有抓痕和渗出、结痂及角化形成。有 20％为多处病灶，46％为双侧性病变。大阴唇为好发部位（68％），其他病变部位有小阴唇（57％）、阴蒂（20％）、会阴（18％）和肛周皮肤（18％）。部分患者可合并有乳腺癌、宫颈癌、皮肤癌等其他恶性肿瘤。

3.诊断

外阴 Paget 病的诊断主要依据外阴病灶的活检。应注意与外阴湿疹、Bowen 病相鉴别。

4.治疗

外阴 Paget 病的治疗以手术切除为主，辅以氟尿嘧啶软膏局部应用治疗。

切除局部病灶，切缘一般在肉眼可见病灶边缘 1～2 cm，切除皮肤及部分皮下脂肪层。对于外阴单发病灶可行病灶扩大切除，外阴多发病灶则应行外阴单纯切除术。

外阴 Paget 病外科手术后的复发率为 32％，复发时间为 13 个月～11 年。复发病灶可以再次手术切除。

（三）外阴基底细胞癌

外阴基底细胞癌罕见。外阴基底细胞癌仅占到全身全部基底细胞癌的 1％。

1.病因

病因不明。相关的致病因素有白卡砷剂等化学刺激、放射线的照射等。

2.诊断与鉴别诊断

（1）诊断：外阴瘙痒为外阴基底细胞癌的主要症状，其他可有外阴不适、疼痛和出血等。平均发病年龄为 68 岁。外阴局部早期表现为阴部的结节，以后发展为肿块，表面破溃则可以形成溃疡，合并感染则出现红肿压痛。依据对肿瘤的活组织检查以确诊。肿瘤以局部蔓延为主，很少发生转移。

（2）鉴别诊断：需注意与外阴部的其他病变和肿瘤如 Bowen 病、Paget 病和黑色素瘤等相鉴别。

3.治疗

（1）手术切除：为外阴基底细胞癌的主要治疗方法。切缘应在肿瘤边缘外 1～

2 cm,术中送检快速病理检查,以了解手术切缘和基底是否切净。手术切除的治愈率较高,复发率为20%。

(2)放射治疗:基底细胞癌对放射线治疗较敏感,治疗多不能够达到根治量,目前仅用于部分早期患者。

(3)药物治疗:局部可用氟尿嘧啶。对于复发或有远处转移的患者则可以给全身化疗。

(四)前庭大腺癌

外阴腺癌较鳞状细胞癌少见,主要来自外阴的腺体组织,包括前庭大腺、尿道旁腺和汗腺。前庭大腺癌少见,约占外阴恶性肿瘤的5%,50%以上为腺癌,50~60岁为发病高峰年龄。

1.病因

病因不明。前庭大腺癌患者常有该腺体炎症病史。

2.临床表现

最常见的症状为阴道疼痛和肿胀。中期患者,前庭大腺肿物溃破,出现溃疡,合并感染可出现渗液或流血。癌灶周围浸润累及阴道直肠隔或会阴。前庭大腺癌比外阴鳞癌更易出现腹股沟淋巴结转移。当瘤灶增大时,可阻塞外阴前庭,可能出现腹股沟、盆腔淋巴结的转移。

3.诊断与鉴别诊断

(1)诊断:肿瘤位于阴唇深部的前庭大腺位置,覆盖肿瘤的皮肤可完整,也可有溃疡,周围组织有浸润。前庭大腺癌可发生淋巴结转移,除腹股沟淋巴结转移外,也可直接到达盆腔淋巴结,出现闭孔淋巴结转移。

(2)鉴别诊断

①子宫内膜癌的阴道转移灶:通常出现于阴道口,且病灶较浅,子宫内膜活检阳性。

②前庭大腺囊肿:为常见的良性囊性病变。多年不变。

4.治疗

(1)手术治疗:术式应做根治性外阴切除和腹股沟淋巴结清扫术。根治性外阴切除包括外阴广泛切除和部分肛提肌、坐骨直肠窝脂肪和受累部分的阴道壁广泛切除。

(2)化疗:有效药物为顺铂(DDP)、卡铂(CBP)和环磷酰胺(CTX)。

(3)放射治疗:对于具有高危因素如切缘阳性或局部浸润深以及侵犯周围神经的患者术后可辅助放疗;复发病例无法手术切除时亦可选择放疗。

第二节 阴道癌

一、阴道良性肿瘤

阴道组织主要由鳞状上皮、结缔组织和平滑肌组成,阴道良性肿瘤发病率很低。阴道良性肿瘤包括阴道囊肿和阴道实质性良性肿瘤,前者有中肾管囊肿、副中肾管囊肿、包含囊肿和尿道上皮囊肿,后者有乳头状瘤、纤维瘤、平滑肌瘤和神经纤维瘤等。

(一)病因

中肾管囊肿和副中肾管囊肿来自中肾管或苗勒管的遗迹,是由于该管不退化扩张形成。包涵囊肿是因分娩时阴道黏膜损伤或阴道手术缝合时,阴道黏膜卷入伤口深层,继续增生、脱屑和液化形成。尿道上皮囊肿是胚胎在发育过程中,可能有向尿道上皮分化的泌尿生殖窦上皮残留,继续生长形成囊肿。阴道实质性良性肿瘤病因不详。

(二)诊断

多无症状,增大时可出现阴道内下坠感和性感不快等,如合并感染,表面坏死、溃烂,可有阴道分泌物增多或流血。神经纤维瘤常多发,呈大小不等的结节状,边界不清,表面浅棕色。病理检查是唯一确诊依据。应注意与阴道的其他肿瘤相鉴别。

(三)治疗

手术切除或挖除。

二、阴道恶性肿瘤

阴道恶性肿瘤分为原发性和继发性两类,以继发性阴道癌多见,其可由邻近器官直接蔓延或经血行、淋巴途径转移而来。原发性阴道恶性肿瘤少见,占女性生殖系统恶性肿瘤1％～2％左右。组织病理学上,85％～95％的原发性阴道癌为鳞状细胞癌;腺癌次之,占4％～5％;少见的阴道癌有黑色素瘤、肉瘤、内胚窦瘤。

(一)阴道鳞状上皮癌

阴道鳞状上皮癌是最常见的阴道恶性肿瘤。发病年龄高峰在50～70岁。阴道鳞状上皮癌可能均由阴道上皮内高级别病变(VAIN)或经微小浸润癌发展为浸润癌。

1.病因

阴道鳞状上皮癌确切病因不详。可能与下列因素有关。

（1）人乳头瘤病毒感染（HPV）：一项病例对照研究显示，在80％的阴道原位癌和60％的阴道鳞状细胞癌中可检测到HPV，与外阴癌相似。年轻女性HPV感染与阴道癌发生的关系更为密切，1％～3％的宫颈癌患者可同时诱发阴道癌，因此，人乳头瘤病毒16和18型被认为是这些癌瘤的启动因素。阴道癌与宫颈癌基因表达有相关的同源性。

（2）长期阴道黏膜异物刺激与损伤：原发性阴道鳞癌常发生于后穹窿，如使用子宫托可能会导致阴道癌。

（3）盆腔放射治疗：据报道，约有20％的患者曾经有盆腔放射治疗史。有学者报道宫颈癌经放射治疗后，有0.18％～1.54％的患者发生原发性阴道癌。有学者认为宫颈癌放射治疗后10～40年可发生阴道细胞结构不良或阴道癌。

（4）免疫抑制：吸烟、多个性伴侣、性生活开始早，可能与阴道癌的发生有关。

2.临床表现

（1）症状：阴道微小浸润或早期癌可无明显的症状或仅有阴道分泌物增多和接触性出血。随着病程的发展，可出现阴道排恶臭液、不规则阴道出血、尿频、尿急、血尿、排便困难、腰骶部疼痛等，晚期可出现咳嗽、咯血、气促等恶病质。

（2）体征：妇检可见阴道内肿物。原位癌或早期浸润癌病灶仅为糜烂、白斑或息肉。一般浸润癌病灶晚期常累及阴道旁、主韧带和宫骶韧带，出现膀胱阴道瘘或尿道阴道瘘或直肠阴道瘘以及腹股沟、盆腔、锁骨上淋巴结的转移。

3.诊断与鉴别诊断

（1）诊断：阴道鳞状上皮癌位于体表阴道腔内，只需妇科检查，就可查到阴道赘生物，直视下对可疑部位活检确诊。但早期浸润癌，癌灶不明显或行全宫切除术后，在阴道残端两角发生的癌，必须仔细检查。若肿瘤位于黏膜下或软组织中可行穿刺活检。

（2）鉴别诊断

①阴道上皮萎缩：绝经前后妇女雌激素缺乏所致的上皮萎缩，阴道细胞学检查被怀疑为癌；组织学检查见基底细胞或亚基底细胞构成，碘试验阳性。上皮层的结构正常，无核分裂。

②阴道尖锐湿疣：肉眼观察此类病灶难以与阴道鳞状上皮癌鉴别。组织学显示有轻度到中度不典型的增生，均有过度角化，电镜下可能见到HPV颗粒。

③阴道炎症：与早期阴道癌在肉眼上难以分辨，组织学检查上皮内的基底细胞或亚基底细胞层呈反应性增厚，但仅局限于上皮的下1/3。

4.临床分期

(1)分期原则:此分期仅适用于原发性阴道癌。继发于生殖道其他部位或生殖道以外肿瘤的转移性阴道肿瘤不包括在内。病变达阴道穹窿及子宫外口者归类为宫颈癌。宫颈癌治愈(完全缓解)5 年以上发生的阴道癌归类为原发性阴道癌。累及外阴者归类为外阴癌。需经组织病理学确诊。

以下是 TNM 分期的评估流程。

T 分期:体格检查、内镜检查和影像学检查。

N 分期:体格检查和影像学检查。

M 分期:体格检查和影像学检查。

FIGO 分期基于手术分期。[TNM 分期基于临床和(或)病理学分期。]

(2)区域淋巴结

阴道上 2/3:盆腔淋巴结,包括闭孔、髂内(腹下)、髂外及未特指的盆腔淋巴结。

阴道下 1/3:腹股沟和股淋巴结。

(3)TNM 临床分期

T:原发肿瘤

T_x:原发肿瘤无法评估

T_0:无原发肿瘤证据

T_{is}:原位癌(浸润前癌)

T_1(FIGO Ⅰ 期):肿瘤局限于阴道

T_2(FIGO Ⅱ 期):肿瘤累及阴道旁组织

T_3(FIGO Ⅲ 期):肿瘤蔓延到骨盆壁

T_4(FIGO Ⅳ A 期):肿瘤侵犯膀胱黏膜或直肠黏膜或超出真骨盆*

M_1(FIGO Ⅳ B 期):远处转移

注:* 泡状水肿不能作为诊断 T_4 的充分证据。

N:区域淋巴结

N_x:区域淋巴结转移无法确定

N_0:无区域淋巴结转移

N_1:有区域淋巴结转移

M:远处转移

M_0:无远处转移

M_1:有远处转移

(4)pTNM 病理学分期:pN_0 腹股沟淋巴结清扫术标本的组织学检查通常包括 6 个或 6 个以上淋巴结,盆腔淋巴结清扫术标本的组织学检查通常包括 10 个或 10

个以上淋巴结,若淋巴结检查为阴性,但淋巴结检查数量未达到要求,仍可归为 pN_0 分期。

5.治疗

治疗应根据患者年龄、病变分期和阴道受累部位确定个体化治疗方案。

(1)放射治疗:放射治疗适用于Ⅰ～Ⅳ期所有病例,是绝大多数阴道癌最佳的治疗方法。早期患者可行单纯放疗,晚期患者可行放疗加化疗,放射治疗总的5年生存率为69%,其中常见并发症为阴道狭窄、瘘和卵巢功能丧失等。

①病灶表面的Ⅰ期患者可选腔内放疗。

②病灶Ⅱ期及Ⅲ期患者,可行盆腔外照射50 Gy,然后加腔内放疗,总计量不少于70 Gy,有条件者可选用调强适形放射治疗。

③病灶累及阴道下1/3者,可选用组织间插植放疗,并行腹股沟淋巴结区放疗或手术切除淋巴结。

④年轻患者在根治性放疗前行腹腔镜下双侧卵巢移位,同时全面检查盆腔,尽可能切除肿大的淋巴结。

⑤手术治疗后,病理提示手术切缘阳性,盆腔淋巴结或腹主动脉旁淋巴结阳性或脉管内有癌栓者,应补充术后外照射或腔内放疗。

⑥同期化疗对阴道癌作用不明了,加顺铂或5-FU的同期放化疗可能有一定疗效。

(2)手术治疗:由于阴道鳞状上皮浸润癌与周围器官的间隙小,膀胱阴道间隔及直肠阴道间隔仅5 mm左右,如需要保留其周围的器官(膀胱、尿道和直肠),切除肿瘤周围组织的安全范围很小,则很难达到根治切除目的。因此,阴道浸润癌的手术治疗应受到限制。

①癌灶位于阴道上段的Ⅰ期患者可行根治性全子宫和阴道上段切除术及盆腔淋巴结清扫术,阴道切缘距病灶至少1 cm。

②癌灶位于阴道下1/3,Ⅰ期患者行阴道大部分切除术及双侧腹股沟淋巴结清扫术,必要时切除部分外阴和尿道,并行阴道下段成形术。

③凡癌灶位于阴道中段或多中心患者,行全阴道切除及腹股沟、盆腔淋巴结清扫术。但手术创伤大,并发症高,临床多选用放射治疗。

④对ⅣA期及放疗后中央型复发者,尤其已形成膀胱阴道瘘或直肠阴道瘘者,可行前盆或后盆器官切除术和盆腔或加腹股沟淋巴清扫术。

(3)辅助化疗:对阴道非鳞癌患者,在根治性放疗或手术后可考虑给予3～4个疗程联合化疗,特别是局部病灶较大时,化疗可能有助于减少复发。这方面临床研究报道较少,辅助化疗的作用有待评价。

(二)阴道腺癌

阴道腺癌少见,占阴道癌的 4%～5%,可在任何年龄出现。中肾管残留的阴道腺癌见于年轻女性。阴道透明细胞腺癌可在儿童期、青春期,极少发生于 30 岁以上人群。

1.病因

阴道腺癌的病因尚未明了。研究显示:阴道透明细胞腺癌与母亲孕期服用己烯雌酚(DES)有关。子宫内接触 DES 发展为透明细胞癌危险性为 1/1 000,雌激素在胚胎发育时期,干扰了苗勒管上皮分化与退化过程或者抑制了由鳞状上皮替代柱状上皮的过程。

2.临床表现

(1)症状:20%早期癌可无症状,随病程发展,可出现阴道排液,阴道出血。癌侵犯膀胱或直肠时出现尿频、尿急、尿血,排便困难,腰骶疼痛。

(2)体征:病灶可始发于经阴道任何部位,病灶多呈息肉状或结节状,斑块状,质地较硬,可累及大部分阴道。转移途径、临床分期与原发性阴道癌相同。

3.诊断及鉴别诊断

(1)诊断:凡是阴道肿物或较明显的糜烂灶均应行阴道细胞学检查和活检以确诊。病灶局限、表浅者,可在阴道镜下进行观察和活检。

(2)鉴别诊断:应首先排除阴道外的原发癌灶累及阴道,如尿道旁腺癌和前庭大腺癌。阴道子宫内膜异位症和阴道腺癌需与恶性滋养细胞肿瘤阴道转移相鉴别。

4.治疗

主要采用手术、放射治疗或综合治疗。

(1)手术治疗:阴道透明细胞腺癌者多数为幼、少女,病灶趋向浅表生长,治疗要考虑保留生育功能,保留卵巢内分泌功能和一定长度的阴道。

①早期阴道浅表病灶均做局部切除加局部放射治疗,保留生育功能和阴道功能,复发风险较大。

②病灶侵犯阴道上 1/3,选择根治性全子宫切除＋盆腔淋巴结切除＋阴道上段切除。

③病灶累及阴道下 2/3,选择根治性全子宫切除＋盆腔淋巴结切除＋全阴道切除,应考虑皮瓣移植重建阴道,应保留卵巢。

④晚期或中心型复发可选择盆腔脏器切除术。

(2)放射治疗

①Ⅰ期患者作组织内插植放射或阴道内照射。

②Ⅱ期患者除作以上处理外,加全盆腔外照射,使肿瘤剂量达 50～60 Gy。晚期和复发的阴道腺癌常采用放射治疗。

(3)化学治疗:有一定疗效,常用药物有阿霉素(ADM)、放线菌素(KSM)、环磷酰胺(CTX)、顺铂(DDP),联合化疗。

(三)阴道恶性黑色素瘤

阴道恶性黑色素瘤简称恶黑,是一种恶性程度高、预后极差、特殊类型的阴道恶性肿瘤。发病年龄跨度大,22～78 岁,多见于绝经后的女性,5 年生存率仅为5%～21%。

1.病因

发病原因不明,可能与正常皮肤在某些致癌因素作用下的恶变,交界性黑痣的恶变,恶性前期病变雀斑恶变来源有关。另外,过度光照、家族遗传、个体免疫功能缺陷与发病相关。

2.临床表现

(1)症状:阴道黑色素瘤早期无症状,主要表现为绝经后阴道不规则流血,妇科检查发现阴道肿块或肿块溃烂,排柏油样液。

(2)体征:阴道病灶表面黑色或黑灰色,肿块多发生于阴道前壁下 1/3 处,单发或多灶性,体积大小不等,晚期出现疼痛,外阴或患侧下肢水肿。

3.诊断

如检查发现阴道内结节或赘生物,特别是含色素病变,均应进行组织学诊断。应将色素病灶区,包括病变边缘 1～2 mm 切除,如病灶较大亦可先活检标本送病理检查。如病灶为少色或无色易误诊,需借助组织化学或免疫组织化学方法 S-100蛋白、抗黑色素瘤特异性抗体 HMB-45 联合检测,以提高恶性黑色素瘤诊断的准确率。

4.治疗

(1)手术治疗:为阴道恶性黑色素瘤的首选治疗。根据病灶的部位、浸润深度决定手术范围和是否清扫淋巴结,手术范围与总体生存率无关。

①根治性手术:根据病灶部位,分为:a.病灶位于阴道下段者可选局部病灶广泛切除＋腹股沟淋巴结切除;b.病灶位于阴道上段者可选根治性全阴道切除＋子宫及盆腔淋巴结切除;c.病灶位于阴道中段者可选根治性全阴道切除＋盆腔淋巴结＋腹股沟淋巴结切除。

②肿瘤局部广泛切除:病变深度 1～4 mm 者,切除肿瘤及边缘 1～2 cm 正常组织或行区域淋巴结切除。

③姑息性手术:病变深度＞4 mm,中晚期恶性黑色素瘤可选择姑息性病灶切

除,可不作区域性淋巴结切除,局部或区域淋巴结复发可再行姑息性切除术。

（2）免疫治疗：为手术治疗后辅助治疗的首选方法。①大剂量干扰素治疗有助于改善预后,ASCO 推荐术后使用 α-干扰素,2 000 万 U/(m² · d)皮下注射,每周 3 次,共 48 周；②卡介苗(BCG)注射在黑色素瘤病灶内或周围,通过刺激患者产生免疫反应,使淋巴细胞聚集肿瘤病灶中使之消退。

（3）化疗治疗：恶性黑色素瘤对化疗不敏感,治疗作用非常有限。化疗药物氮达卡巴嗪(DTIC)有效率约 21%,各种联合方案均未能明显延长晚期恶性黑色素瘤的生存期。

（4）放射治疗：放疗对某些病例有效,只作为辅助或姑息性治疗手段,可提高局部复发控制率并延长生存期。局部广泛切除术后给予盆腔外照射是阴道恶性黑色素瘤较合适的治疗方式。

第三节　宫颈癌

宫颈癌是女性恶性肿瘤中仅次于乳腺癌的常见恶性肿瘤。我国每年新增宫颈癌病例约 13.5 万,占全球发病人数的 1/3。宫颈癌以鳞状细胞癌为主,高发年龄在 45～55 岁之间。近 40 年来,由于宫颈细胞学筛查的普遍应用,宫颈癌的发病率和死亡率已有明显下降。但是,随着经济的发展和人口流动的增加,近年来宫颈癌发病有年轻化的趋势。

一、病因

目前认为,人乳头瘤病毒(HPV)感染,特别是高危型的持续性感染,是引起宫颈癌前病变和宫颈癌的基本原因。其他的相关影响因素有过早分娩、多产、高危男性伴侣以及机体免疫功能抑制等。

（一）人乳头瘤病毒(HPV)

HPV 为乳头多瘤空泡病毒科 A 亚群,是一类具有高度宿主特异性和亲和力、无包膜的、小的双链环状 DNA 病毒,由核心和蛋白衣壳组成。目前已发现 120 多种 HPV 亚型,其中 10 多种亚型感染与宫颈癌的发病有关。

分子流行病调查已发现 99.8% 的宫颈癌标本中有高危 HPV 型别 DNA 存在,超过 2/3 的标本被检出 HPV-16 或 18 型,之后依次为 HPV-45、31、33、52、58 型,且发现 HPV 高危型别的 DNA 能随机整合到宿主基因组并表达 E6、E7 癌基因,使宿主细胞永生化。因此证实 HPV 特别是高危型别的持续性感染,是引起宫颈癌前病变和宫颈癌的基本原因。

(二)其他因素

仍有少量病例在肿瘤组织中未检出 HPV DNA,特别是在一些老年患者中。流行病学研究发现过早分娩、多产与宫颈癌发生密切相关。随着分娩次数的增加,患宫颈癌的危险亦增加。此相关性可能是分娩对宫颈的创伤及妊娠对内分泌及营养的改变所致。此外,高危男子与宫颈癌的发病相关。凡有阴茎癌、前列腺癌或其前妻曾患宫颈癌的男子均为高危男子。与高危男子接触的妇女易患宫颈癌。吸烟可抑制机体免疫功能,有促癌可能。

二、分期

宫颈癌分期见表 3-1。

表 3-1　宫颈癌分期

期别	肿瘤范围
Ⅰ期	癌灶局限在宫颈(包括累及宫体)
Ⅰ A	肉眼未见癌灶,仅在显微镜下可见浸润癌
Ⅰ A1	间质浸润深度≤3 mm,宽度≤7 mm
Ⅰ A2	间质浸润深度>3 mm,<5 mm,宽度≤7 mm
Ⅰ B	肉眼可见癌灶局限于宫颈或显微镜下可见病变>Ⅰ A2
Ⅰ B1	肉眼可见癌灶最大直径≤4 cm
Ⅰ B2	肉眼可见癌灶最大直径>4 cm
Ⅱ期	癌灶已超出宫颈,但未达盆壁。癌累及阴道,但未达阴道下 1/3
Ⅱ A	无宫旁浸润
Ⅱ A1	肉眼可见病灶最大直径≤4 cm
Ⅱ A2	肉眼可见病灶最大直径>4 cm
Ⅱ B	有宫旁浸润
Ⅲ期	癌肿扩展至盆壁和(或)累及阴道下 1/3,导致肾盂积水或无功能肾
Ⅲ A	癌累及阴道下 1/3,但未达盆壁
Ⅲ B	癌已达盆壁或有肾盂积水或无功能肾
Ⅳ A	癌播散超出真骨盆或癌浸润膀胱黏膜或直肠黏膜
Ⅳ B	远处转移

三、临床表现

早期宫颈癌常无症状和明显体征,宫颈可光滑或与慢性宫颈炎无区别;宫颈管癌患者宫颈外观正常易被漏诊或误诊。病变发展后可出现以下症状和体征。

(一)症状

1.阴道流血

早期多为接触性出血,发生在性生活或妇科检查后;后期则为不规则阴道流血。出血量多少根据病灶大小、侵及间质内血管情况而变化,晚期因侵蚀大血管可引起大出血。年轻患者也可表现为经期延长,经量增多;老年患者常因绝经后出现不规则阴道出血就诊。一般外生型癌出血较早、量多,内生型癌则出血较晚。

2.阴道排液

多数有阴道排液增多,可为白色或血性,稀薄如水样或米泔样,有腥臭。晚期因癌组织坏死伴感染,可有大量泔水样或脓性恶臭白带。

3.晚期症状

根据癌灶累及范围,可出现不同的继发症状。邻近组织器官或神经受累时,可出现尿频、尿急、便秘、下肢肿胀、疼痛等症状;癌肿压迫或累及输尿管时,可引起输尿管梗阻、肾积水及尿毒症;晚期患者可有贫血、恶病质等全身衰竭症状。

(二)体征

宫颈上皮内瘤样变、宫颈原位癌、镜下早期浸润癌及极早期宫颈浸润癌,局部均无明显病灶,宫颈光滑或轻度糜烂。随宫颈浸润癌生长、发展可出现不同体征。外生型宫颈可见息肉状、菜花状赘生物,常伴感染,质脆易出血。内生型表现为宫颈肥大、质硬,颈管膨大。晚期癌组织坏死脱落形成溃疡或空洞伴恶臭。阴道壁受累时可见赘生物生长;宫旁组织受累时,三合诊检查可扪及宫颈旁组织增厚、结节状、质硬或形成冰冻盆腔。

四、诊断及鉴别诊断

(一)诊断

根据病史和临床表现,尤其对有接触性阴道出血者,通过"三阶梯"诊断程序或对宫颈肿物直接进行活检可以明确诊断。病理检查确定宫颈癌后,应由两名有经验的妇科肿瘤医生通过详细全身检查和妇科检查来确定临床分期。根据患者具体情况进行 X 线胸片检查,静脉肾盂造影,膀胱镜及直肠镜检查,B 超检查和 CT、MRI、PET 等影像学检查,评估病情。对诊断不明确的患者,下列检查有助于诊断。

1.宫颈细胞学检查

宫颈细胞学检查为宫颈癌筛查的主要办法,应在宫颈移行带区取材,由病理医师诊断。

2.碘试验

正常宫颈阴道部鳞状上皮含丰富糖原,碘溶液涂染后呈棕色或黄褐色。不能染色区说明该处上皮缺乏糖原,可能为炎症或其他病变区。在碘不染色区取材行活检,可提高活检率。

3.阴道镜检查

若宫颈细胞学检查发现不典型细胞,应在阴道镜下观察宫颈表面病变情况,选择可疑癌变区行活检,提高诊断准确率。

4.宫颈和宫颈管活检

宫颈和宫颈管活检可为宫颈癌及其癌前病变确诊提供依据。宫颈无明显癌变可疑区时,可在鳞-柱状交接部的3、6、9、12点4处取材或行碘试验、阴道镜观察,对可疑病变区取材做病理检查。所取组织应包括一定间质及邻近正常组织。若宫颈有明显病灶,可直接在癌变区取材。宫颈刮片阳性、宫颈光滑或活检阴性,应用小刮匙搔刮宫颈管,将刮出物送病理检查。

5.宫颈锥切术

对宫颈刮片检查多次阳性,而宫颈活检阴性或活检为CINⅢ级需要确诊者,应做宫颈锥切并送病理检查。宫颈锥切可采用冷刀切除、环状电凝切除(LEEP)或冷凝电刀切除术;宫颈组织应做连续病理切片(24～36张)检查。

(二)鉴别诊断

宫颈癌应与有临床类似症状或体征的各种宫颈病变相鉴别,主要依据是活检结果。包括:①宫颈良性病变:宫颈糜烂、息肉、宫颈内膜异位、宫颈腺上皮外翻和宫颈结核性溃疡等;②宫颈良性肿瘤:宫颈黏膜下肌瘤、宫颈管肌瘤、宫颈乳头瘤;③宫颈恶性肿瘤:原发性宫颈恶性黑色素瘤、肉瘤及淋巴瘤、转移性癌(以子宫内膜癌、阴道癌多见)。应注意原发性宫颈癌可与子宫内膜癌并存。

五、治疗

(一)各期宫颈癌的治疗原则

1.原位癌

该类型基本无淋巴累及的危险,通常通过局部治疗如锥切或简单的子宫切除术即可,如果患者要求保留生育功能,倾向于应用更保守的方法,但保守治疗后残余高危HPV感染、HPV病毒负荷高、切缘阳性、年龄偏大者复发率也高,如患者无生育要求可行全子宫切除术。保留子宫的不良反应包括宫颈弹性下降、早产及不孕。锥切后如有 CINⅢ残留、颈管内切缘为 CIN 及颈管内诊刮仍阳性,则易于发展为浸润癌。锥切后颈管内诊刮阳性是预测疾病持续的最重要的相关因素,患者锥切后如颈管内诊刮阳性或原位癌锥切标本颈管内切缘阳性,应该在子宫切除术前重复锥切以免导致浸润性宫颈癌的不合适治疗。

原位腺癌的处理存在争议,有应用锥切治疗原位腺癌和ⅠA1 期宫颈腺癌 2 年以上无复发的报道,但锥切手术的成功需要建立在切缘阴性和无脉管浸润的基础上。有学者报道 55 例妇女应用锥切治疗,80%的患者随后进行了子宫切除术,其中 33%(7/21)的锥切标本切缘阴性者在全子宫切除标本上仍有残余病变,甚至 3 例为浸润性宫颈腺癌;53%(10/19)锥切后有阳性切缘的患者在子宫切除标本中有残余病变,5 例为浸润性腺癌,因此有学者强调锥切后应行颈管内诊刮,对检测病灶残留的阳性预测值接近 100%。就锥切后切缘状态的重要作用,原位腺癌患者更推荐行冷刀锥切。原则上原位或微浸润腺癌不推荐锥切的基本原因在于腺癌多位于宫颈管内,锥切常常难以切净。

2.ⅠA 期癌(微浸润癌)

微浸润的定义为突破基底膜但有很少或无淋巴管累及或扩散的危险。ⅠA1 期报道有0.8%的淋巴结转移率,且随着间质浸润深度增加淋巴结转移率也有所增加。ⅠA 期宫颈癌治疗后复发率很低,故对于宫颈微小浸润的鳞癌如要保留生育力者可以采用保守性手术治疗,但如锥切后存在复发因素,如颈管内诊刮阳性或切缘阳性,则应行子宫切除术。ⅠA1 期通常用锥切或子宫切除术治疗,控制率接近100%。有脉管浸润者较无脉管浸润者肿瘤复发率高(9.7% vs 3.2%),也是盆腔淋巴结转移的重要因素。有脉管浸润者,应采用改良根治性子宫切除+盆腔淋巴结切除。ⅠA2 期的处理更有争议,但锥切是绝对不推荐作为ⅠA2 期的治疗方式。ⅠA2 期患者若脉管浸润阳性,采用保守治疗不合适,因为平均淋巴结转移率可达5%~13%,脉管浸润并且范围广泛则预后更差。NCCN 推荐的ⅠA2 期宫颈鳞状细胞癌治疗方案是改良的(Ⅱ型)根治性子宫切除术和盆腔淋巴结清扫±腹主动脉旁淋巴结的取样,同样也可选择根治性放疗(A 点:75~80 Gy),对于要求保留生育功能者也可行根治性宫颈切除术+盆腔淋巴结清扫术±腹主动脉旁淋巴结的取样。但有学者认为,单纯的或改良的根治性子宫切除术对于ⅠA2 期无脉管浸润的患者已足够,也有学者认为,单纯子宫切除术+盆腔淋巴结切除术对ⅠA2 期也适合。对于ⅠA2 期患者最值得推荐的还是改良的根治性子宫切除术+盆腔淋巴结清扫术。对于不能手术的患者,可应用腔内放疗,有研究报道 34 例ⅠA 期患者,13 例仅接受腔内放疗,其余 21 例加用盆腔放疗,只有 1 例ⅠA 期复发,总体并发症率约 6%。对于肿瘤最大径线＞2 cm 的ⅠA1~ⅠB 期患者行腹腔镜根治性子宫切除与腹式根治性子宫切除比较,二者均有很好的生存率,但腹腔镜手术对较大病灶者复发率更高。

3.ⅠB1～ⅡA1 期癌(非巨块型)

ⅠB1 期和ⅡA1 期无过度阴道累及的患者,NCCN 作为 1 类推荐的是行根治性子宫切除+盆腔淋巴结切除±腹主动脉旁淋巴结的取样;也可直接行盆腔放疗+腔内近距离放疗(A 点:80～85 Gy,B 点 50～55 Gy)或对于要求保留生育功能者行根治性宫颈切除术+盆腔淋巴结清扫术+腹主动脉旁淋巴结的取样,术后根据手术情况酌情行放化疗。此期就治疗结果来说,根治性手术和全量放疗的结果相似,至于选择哪种治疗方式可根据所在医疗单位的情况、肿瘤专家的特长、患者的整体情况及肿瘤的特点而定。年轻妇女倾向于手术治疗,因为手术可以保留卵巢功能、阴道弹性及性功能,术中可将卵巢移位,避开日后可能补充放射时的射线损伤,从而预防放疗性卵巢衰竭。卵巢功能的保留与卵巢接受的辐射剂量有关。根治性子宫切除术可以经腹、经阴道在腹腔镜、机器人辅助下进行。卵巢的转移率非常低,约为0.9%,故附件切除不是根治性子宫切除术的内容,应根据患者的年龄或其他因素具体考虑。手术最常采用的类型为Ⅱ型和Ⅲ型术式。Ⅱ型手术时间短,失血和输血率低,术后并发症和Ⅲ型相似,长期并发症Ⅱ型少于Ⅲ型。腹腔镜下根治性子宫切除术伴或不伴盆腔淋巴结切除与常规根治性子宫切除术比较具有住院时间短的优点,手术时间、并发症、获得的淋巴结数量相似,但常规标准手术的复发率低。根治性手术会缩短阴道长度,但放疗除缩短阴道长度外,还缩小阴道宽度及润滑度,这些症状均可通过激素替代和阴道扩张等方法得以减轻。

4.ⅠB2～ⅡA2 期癌(巨块型)

此期巨块型颈管内肿瘤和所谓的桶状宫颈肿瘤有更高的中央型复发、盆腔和腹主动脉旁淋巴结转移及远处扩散率。NCCN 作为 1 类推荐的治疗为盆腔放疗+含顺铂的同步放化疗+腔内近距离放疗(A 点:≥85 Gy);根治性子宫切除+盆腔淋巴结切除+腹主动脉旁淋巴结的取样被作为 2B 类推荐;而盆腔放疗+含顺铂的同步放化疗+腔内近距离放疗(A 点:75～80 Gy)+辅助性子宫切除术为 3 类推荐。GOG 对宫颈直径≥4 cm 的 256 例患者进行了一项随机试验,分别应用全量放疗(体外照射+腔内照射)与术前放疗+近距离放疗+放疗后辅助性子宫切除术(AHPRT)进行治疗,结果 3 年无瘤生存率和总体生存率分别为 79% 和 83%,进展发生率放疗组为 46%,联合手术组为 37%,但长期随访结果显示,联合手术组与放疗组相比并不能提高生存率,毒性反应两组相似。

对被切除的子宫标本进行病理学评估显示 48% 无肿瘤残留,40% 有显微镜下肿瘤残留,12% 有肉眼肿瘤残留,与无肿瘤患者比较,死亡率高出 7 倍。实施 AHPRT 的主要动机是减少盆腔复发率,但其使用仍存在争议,因为整体生存率不受影响。进行 AHPRT 可能的受益者是颈管内有＞4 cm 的大块病灶,宫颈管受肿瘤压迫解剖位置不清使腔内放疗置管困难、限制了近距离放疗,放疗后病灶持续存在的患者。除此之外,对处于此期的肿瘤患者,常规处理仍倾向于直接放化疗。

5.ⅡB～ⅣA 期癌(局部晚期癌)

大多数ⅡB～ⅣA 期患者直接应用根治性的放化疗,ⅠB 期患者单用放疗的 5 年生存率为 60％～65％,盆腔控制失败率为 18％～39％。多个随机临床试验及 NCCN 指南均推荐同步放化疗,包括盆腔外照射和腔内近距离放疗联合同步化疗是ⅡB～ⅣA 期宫颈癌标准的初始治疗。常用的化疗药物包括顺铂、氟尿嘧啶、丝裂霉素、卡铂、紫杉醇和表柔比星。同步化疗方案为:顺铂 40 mg/m², 外照射期间每周 1 次或氟尿嘧啶＋顺铂每 3～4 周 1 次。所有入选 GOG 85 试验的ⅡB～ⅣA 期肿瘤患者,中位随访期 8.7 年,铂类为基础的化疗联合放疗的生存率达 55％。对肿瘤没有浸润到盆壁的ⅣA 期患者,特别是合并有膀胱阴道瘘或直肠阴道瘘者,初始治疗可选盆腔脏器廓清术,体外照射可采用四野照射或盆腔前后野照射,盆腔前后野照射为先给予全盆照射 DT 25～30 Gy,以后中间挡铅 4 cm×(8～10) cm 照射 DT 15～20 Gy。腔内照射 A 点 DT 35～40 Gy(高剂量率)。总照射的推荐剂量为 A 点 85～90 Gy,B 点 55～60 Gy。髂总或主动脉旁淋巴结阳性者,应考虑扩大野放疗。

特别要单独提出的是对ⅡB 期宫颈癌的处理,因宫颈癌的分期完全依赖于妇瘤医生的手感,早期宫旁浸润的判断难免带有主观性,故对ⅡB 期宫颈癌的处理可有一定的灵活性,即对有些阴道穹不固定、年龄较轻、坚决要求手术者,可以在充分评估后给予手术治疗,必要时可以先期化疗 1～2 次再行手术。我们在临床工作中发现,术前诊断为可疑ⅡB 期的患者,术后病理评价时无一例主、骶韧带出现转移的,说明ⅡB 期宫颈癌的临床诊断常可能比真实分期偏重,但对估计手术后很可能存在需要补充放疗因素的(局部肿瘤极大、深层浸润、脉管阳性等)仍以不手术为佳。

(二)手术治疗

1.手术治疗原则

手术仅限早期病例,ⅠB1～ⅡA1 期(≤4 cm),但近年来由于宫颈癌的年轻化、腺癌比例的增加及提高治疗后生活质量的要求,也有建议可以对中青年局部晚期、大癌灶(ⅠB2～ⅡB,＞4 cm)患者给予新辅助化疗(NACT)后手术治疗。新辅助化疗是指对宫颈癌患者先行数个疗程化疗后再行手术或放疗,以增加手术满意率,提高疗效,但这种治疗方式仍存在争议。ⅠB2～ⅡB 期宫颈癌患者在新辅助化疗缩小病灶后手术可以保留卵巢和阴道功能,对于阴道切除＞3 cm 时可酌情做阴道延长术。目前主要有两种方法延长阴道,即腹膜返折阴道延长术和乙状结肠阴道延长术,其术式主要来自先天性无阴道治疗中以腹膜代阴道成形术的一些成功经验,前者较简单,后者复杂但效果较好。由于宫颈腺癌对放疗不敏感,因此,只要患者能耐受手术且估计病灶尚能切除者,无论期别如何,均应尽量争取手术。

2.手术范围

宫颈癌的临床分期是以宫颈原发癌灶对宫旁主、骶韧带和阴道的侵犯而确定的,因此,宫颈癌广泛手术是以切除对宫旁主、骶韧带和阴道的宽度来确定的。手术范围包括子宫、宫颈及骶、主韧带,部分阴道和盆腔淋巴结,一般不包括输卵管和卵巢。盆腔淋巴结清扫手术范围包括双侧髂总、髂外、髂内、深腹股沟、闭孔深、浅组淋巴结,不包括腹主动脉旁淋巴结。如果髂总淋巴结阳性,应取样甚至清扫到腹主动脉旁淋巴结。

3.手术类型

共分为 5 种类型。Ⅰ型:扩大的子宫切除即筋膜外子宫切除术;Ⅱ型:次广泛子宫切除术,切除 1/2 骶、主韧带和部分阴道;Ⅲ型:广泛性子宫切除术,靠盆壁起切除骶、主韧带和上 1/3 阴道;Ⅳ型:超广泛子宫切除术:从骶、主韧带的盆壁部切除全部骶、主韧带和阴道 1/2～2/3;Ⅴ型:盆腔脏器廓清术(可包括前盆、后盆、全盆)。

4.宫颈癌根治术的手术方式

(1)经腹的宫颈癌根治术:在手术操作的某些环节做了改良,目的在于术时少出血,术野清晰、干净,减少副损伤和缩短手术时间,目前已成为早期宫颈浸润癌的主要治疗手段之一。

(2)经阴道广泛全子宫切除术和经腹膜外盆腔淋巴结切除术:经阴道广泛全子宫切除术可避免进腹腔对胃肠道的干扰,术后患者恢复快。但经阴道手术术野小,暴露困难,遇到宫颈癌灶较大时,切除主韧带和宫骶韧带的宽度受限,且还需要改变体位行腹膜外盆腔淋巴切除,手术时间长,故仅建议在早期浸润癌不需要行盆腔淋巴结切除者应用。

(3)腹腔镜下宫颈癌根治术:尽管 CT 及 MRI 对淋巴结转移的诊断率仅有 60% 左右,但仍推荐术前 CT 和(或)MRI 在每个病例中应用,如果提示有增大的淋巴结,应给予穿刺活检,活检显示有转移,行腹腔镜手术则无意义;活检阴性,可以行腹腔镜手术,但仍有可能术中发现明显转移的淋巴结。游离这样的淋巴结即使存在血管粘连,腹腔镜技术也是可行的,但应尽量限制这种尝试,因为淋巴结可能被剥离破裂,增加肿瘤扩散的风险。此时的明智选择是:①细针穿刺,证明有转移后推荐患者进行放疗;②开腹行淋巴结大块切除术。NCCN 指南中明确提出,对于不做手术仅行全量放化疗的患者,应在制定放疗计划前充分评估盆腔及腹主动脉旁淋巴结,以明确放射野范围。因此,腹腔镜手术的第一优势即是在微创的前提下准确评估区域淋巴结,从而帮助决定治疗方案。腹腔镜手术的第二优势是,对于较早期患者腹腔镜手术比经腹行宫颈癌根治术具有创伤小、术后恢复快的优点。

机器人手术应用于妇科恶性肿瘤虽还不到 10 年,但发展迅速。有两位医生分别对患者进行了机器人妇科恶性肿瘤手术的淋巴结清扫,其中包括 11 例子宫颈癌,清除淋巴结平均数目为 11～15 个。到目前为止,此类手术的报道均为小样本(10～20 例),总体的平均手术时间在 3.5～6.5 h,失血量平均为 81.0～355 mL,清扫淋巴结数目平均为 8～27 个。对于宫颈癌的机器人手术目前仍在探索中。

(4)保留神经功能的根治性子宫切除术:传统的根治性子宫切除术中因盆底支配膀胱、直肠的自主神经受损,影响其器官功能,如术后膀胱收缩功能降低、出现尿潴留,直肠功能降低、出现排便困难等,因此近年来,保留神经功能的宫颈癌根治术受到重视。宫颈癌根治术时,保留盆腔内脏神经、盆腔神经丛以及膀胱背侧神经支,对术后膀胱功能的恢复至关重要。日本的小林隆最早在宫颈癌开腹手术中提出保留膀胱神经,可以减少术后尿潴留的发生,主要方法是在切除主韧带时识别并推开盆腔交感神经,此后他又提出了保护盆内脏神经丛的手术步骤,这种保留神经的术式称为"东京术式"。在未保留神经的患者中,37%术后 1 个月有尿潴留;而保留了一侧或双侧神经的患者,尿潴留率仅为 10%。德国学者则提出宫颈癌广泛子宫切除术中利用吸脂术保护神经的建议。虽然手术中保留膀胱神经有许多优点,但对保留神经与广泛手术之间是否存在矛盾,是否同时保留了较多的宫旁组织而增加宫颈癌的复发机会,尚存争议。

(5)根治性子宫颈切除术:根治性宫颈切除术是近年来兴起的一种新的术式,作为治疗早期宫颈癌保留生育功能的手术,适用于有强烈生育要求的、临床分期为ⅠA 期、病灶直径＜2 cm、浸润深度＜3 mm,无脉管浸润、行腹腔镜淋巴活检后无淋巴结受累的早期浸润性宫颈癌的年轻患者。

手术步骤分四步:①腹腔镜下盆腔淋巴结切除,并行第一次冷冻病理检查,淋巴结阴性则手术继续,若阳性则改为放疗或放化疗;②根治性子宫颈切除,从切除标本或从残余宫颈上取组织,第二次冷冻病理检查,切缘阴性表明范围已够;③子宫颈内口环扎,以预防宫颈过短或内口松弛造成的功能不全而致晚期流产及早产;④缝接残余宫颈和阴道黏膜,形成新的宫颈。该手术的主要并发症为:宫颈内口松弛、宫颈管狭窄、流产、早产等。

(6)盆腔和腹主动脉淋巴结切除术:对于盆腔淋巴结无论影像学检查、腹腔镜评估及冷冻切片(前哨淋巴结和其他盆腔淋巴结冷冻切片)均未显示累及的患者,在根治性手术时是否需要腹主动脉旁淋巴结切除仍有争议。若盆腔淋巴结阴性,主动脉旁淋巴结累及的危险很小,则不推荐行腹主动脉旁淋巴结切除;如果在最初的腹腔镜分期中发现盆腔淋巴结受累,则应行腹主动脉旁淋巴结切除。淋巴结受累数目≤2个,根治性手术是合理的选择,如果受累淋巴结数>2个,应放弃根治性子宫切除术,改为同步放化疗是最好的选择。如果盆腔淋巴结累及在最终病理学检查时才被发现(非最初的冷冻切片或假阴性的冷冻切片),二次手术时应行腹主动脉旁淋巴结切除。

(三)放射治疗

1.放疗的原则与指征

(1)放疗的原则:宫颈癌的放疗根据目的不同主要分为根治性放疗、术后辅助性放疗及局部姑息性放疗。放疗方式主要有体外照射及经阴道腔内后装近距离放疗。腔内放射的目的是控制局部病灶,体外放射则用以治疗盆腔淋巴结及宫颈旁组织等处的病灶。早期病例多以腔内放疗为主,体外放疗为辅;中期病例内外各半;晚期病例则以体外放疗为主,腔内放疗为辅。之所以这样分配内、外照射的比例是因为:早期患者病灶局限,盆腔转移的概率极小,将主要放疗剂量集中于腔内近距离,有利于最大限度地杀灭肿瘤细胞,而对周围正常组织的损伤最小;对于晚期患者,整个盆腔甚至腹主动脉旁都可能有病灶累及,并且距离宫颈原发灶越远的转移灶其细胞活力可能越强,因此,加强外围照射,有效控制肿瘤的继续转移,可能要比控制宫颈原发灶的意义更大。目前,标准的宫颈癌根治性放疗方案为盆腔体外照射加腔内近距离照射,同时应用铂类为基础的化疗。至于先体外后腔内、先腔内后体外还是二者同期进行应因人而异,临床上最常用的方法是体外、腔内同期进行。

目前,宫颈癌根治性放疗的计划设计基本上还是基于妇科盆腔检查进行的,与其他部位肿瘤基于影像学表现有所区别。主要是因为:①目前的影像学技术(包括PET-CT)还不能很好显示盆腔内妇科肿瘤病变;②靶区在盆腔,GTV(肿瘤区)、CTV(临床靶区)、PTV(计划靶区)难区分;③影像学表现至今未被作为分期依据。因此,妇科检查对制定根治性放疗计划仍很重要。

(2)放疗的适应证:放射治疗是宫颈癌治疗的重要手段,各期宫颈癌均可采用放射治疗,但ⅡA期以前多以手术治疗为主,ⅡB期及以后则以放疗为主。早期患者根治术后如存在手术切缘不净、淋巴结转移、宫旁浸润等高危因素时需要术后辅助同步放化疗;如有深层间质浸润、淋巴血管间隙受侵等应给予术后辅助性盆腔放疗。由于宫颈腺癌对放疗不敏感,只要患者能耐受手术且估计病灶尚能切除者,应尽量争取手术。

(3)放疗的禁忌证:骨髓抑制、周围血白细胞总数<3×10^9/L,血小板<70×10^9/L;肿瘤广泛转移、恶病质、尿毒症;急性或亚急性盆腔炎;急性肝炎、精神病发

作期、严重心血管疾病未获控制者;宫颈癌合并卵巢肿瘤,应先切除卵巢肿瘤后再行放疗。

(4)个性化放疗原则:患者的个体情况有所不同(如身体素质、以往病史、对射线的耐受性及解剖情况等),肿瘤的部位、形状、体积、放疗敏感性、瘤床情况及病理类型亦各异,因此设计治疗计划时必须具体考虑。在治疗过程中还要根据患者及肿瘤反应的具体情况调整治疗方案。多年来,在临床放疗过程中实施个体化治疗中积累了不少经验,如:①早期浸润癌仅单纯腔内放疗即可,如需要体外照射可依据宫旁情况及患者体型将放射野的长度、宽度及形状适当调整;②宫颈局部体积大可增加局部剂量或先给予消瘤量,小宫颈者可减少局部剂量;③阴道侵犯多、阴道狭窄、宫颈呈空洞、合并炎症的可从全盆照射开始,并可增加全盆照射剂量,相应减少腔内治疗剂量;④阴道浸润严重及孤立转移者可附加阴道塞子或模子进行腔内放疗;⑤晚期宫颈癌(如冷冻骨盆)可考虑采用以体外为主的治疗方式;⑥小宫体或宫颈残端癌可增加体外剂量或增加阴道剂量,因为残端短无法行颈管放疗;⑦子宫偏位者,应调节体外剂量,以弥补远离子宫侧的宫旁剂量不足。

2.放疗与手术联合

适用于早期宫颈癌(ⅠA~ⅡA)病例,有3种方式。

(1)术前放疗:目的之一在于缩小肿瘤及减少手术时医源性播散,在广泛子宫切除术前给予部分剂量的放量,适用于:①ⅠB2,ⅡA2期宫颈癌有较大的外生型肿瘤;②ⅡA期宫颈癌累及阴道较多;③病理细胞为差分化;④黏液腺癌、鳞腺癌;⑤桶状形宫颈癌。目的之二为不适合广泛性手术但全量放疗后子宫局部控制不佳而补充放疗后辅助性子宫切除术(AHPRT)。

(2)术中放疗:由于技术原因和防护问题等已较少应用。

(3)术后放疗:术后给予补充体外照射或腔内后装治疗,继续消除可疑残存病灶,控制病情发展,提高治疗效果。适用于:①盆腔及(或)腹主动脉旁淋巴结阳性;②切缘距病灶<3 mm;③深肌层浸润;④血管、淋巴管间隙受侵;⑤不良病理类型或癌组织分化差等。需要特别注意:常规放疗中,盆腔外照射总量 40~50 Gy;腔内照射用单独阴道施源器,每次源旁 5~10 mm 处 5~7 Gy,共 3~4 次,总量一般不超过 24 Gy。

有报道在ⅠB~ⅡA期仅采用标准放疗的患者 5 年生存率ⅠB 期为 85%~90%,ⅡA 期为 65%~75%;而此期行根治性手术治疗后发现有宫旁累及、切缘阳性和(或)淋巴结阳性需要术后补充放疗的比率ⅠB1 期为 54%(62/114)、ⅠB2 期为 84%(40/55),尽管生存率无差异,但术后补充放疗组发生严重并发症率明显高于直接放疗组(28% vs 12%,$P=0.000\ 4$),其原因可能为手术容易造成盆腔小肠粘连,使固定于盆腔的部分小肠接受较大的放疗剂量引起肠壁纤维化、肠坏死,甚至肠梗阻、肠瘘。因此，有学者建议对ⅠB～ⅡA期患者术前也需要仔细评估，对于术后极有可能需要补充放疗者最好放弃手术，选用一种方法（手术或放疗）治疗，而不是两种方法（手术＋放疗）治疗可能更好。术后有复发高危因素者采用同步放化疗（CCRT）可以改善生存率，化疗方案为氟尿嘧啶＋顺铂或单用顺铂，其他可选择的药物有异环磷酰胺、紫杉醇、拓扑替康、吉西他滨等。髂总或主动脉旁淋巴结阳性者，应考虑扩大野放疗。

辅助性术后盆腔放疗分为中危组（局部肿瘤大、间质浸润深、脉管浸润阳性）与高危组（盆腔淋巴结阳性、边缘靠近病灶或阳性、宫旁浸润）。回顾性和前瞻性分析显示，在完成根治性手术的中、高危组患者中，辅助性术后盆腔放疗明显改善骨盆控制率及无瘤生存率。在高风险的患者中加入化疗作用更明显。

①中危组（局部肿瘤大、间质浸润深、脉管浸润阳性）：荷兰的一项回顾性研究观察了51例中危组、淋巴结阴性的肿瘤患者，其中34例接受了放疗而17例未接受。结果放疗组5年无瘤生存率为86%，对照组为57%。GOG92将277例术后淋巴结阴性的患者加或不加术后辅助盆腔放疗进行比较，140例未加放疗，137例根治性子宫切除术后存在间质浸润＞1/3，LVSI（＋），肿瘤直径＞4 cm，3项中≥2项的患者给予术后补放疗，全盆外照46～50.4 Gy，未使用近距离放疗，平均随访5年，结果显示，加用放疗组复发率显著下降（15% vs 28%），Cox模型分析表明，放疗组的复发风险降低了44%。在附加的随访和数据成熟后，有学者从GOG92中得出最后结论，与观察组相比，放疗组的复发危险性下降了46%（$P=0.007$），进展或死亡的风险也有所下降（$P=0.009$）。尤其令人惊奇的是术后放疗对腺癌或腺鳞癌患者的作用，放疗组只有8.8%的复发率，而对照组是44%，放疗组有强烈的改善生存率的趋势，但尚未达到统计学意义（$P=0.074$）。但有严重或威胁生命的不良反应在放疗组高达7%，对照组仅为2.1%。即便如此，术后放疗作为手术后的有效补救措施，权衡利弊，仍推荐有中危因素者补充放疗。

②高危组（盆腔淋巴结阳性、边缘靠近病灶或阳性、宫旁浸润）：盆腔淋巴结转移可能与病灶大小、间质深度侵犯、毛细血管或脉管累及相关，属术后辅助盆腔放疗的指征。美国西南肿瘤协作组领导的一项SWOG/GOG/RTOG临床试验对手术后有盆腔淋巴结转移、宫旁累及、切缘阳性的ⅠA2，ⅠB或ⅡA期患者加用或不加用CCRT进行了研究，127例患者给予盆腔外照加氟尿嘧啶、顺铂同步化疗，116例患者仅给予盆腔外照射治疗，中位随访时间为43个月。结果显示，放疗加同步顺铂、氟尿嘧啶化疗的3年生存率为87%，而单独放疗组的3年生存率仅为77%，差异有显著意义，PFS（$P=0.003$），OS（$P=0.007$）。化疗似乎可以减少盆腔和盆腔外疾病的复发，但化疗组急性毒性反应更多见，权衡利弊，认为术后补充全盆照射＋含铂同步化疗±阴道近距离放疗患者明显获益，因此，NCCN将手术后存在

高危因素的患者术后补充放化疗作为 1 类推荐。有学者进一步分析了这项随机试验的数据,以评估患者在哪些分组的辅助治疗中更有好处,在中位随访时间为 5.2 年时,化放疗与单纯放疗组的存活率分别为 80% 和 66%。单因素分析显示,化疗疗效最为显著的是肿瘤直径＞2 cm 和 1 个以上淋巴结转移的患者。有专家提供了一系列接受术后放疗患者的详尽分析的数据发现,死亡和复发率随阳性淋巴结数目而增加,无阳性淋巴结者 5 年无瘤生存率为 89%,而有 1,2,3 或更多个淋巴结阳性的患者生存率则分别降低至 85%,74%,56%。

约 85% 参与 SWOG/GOG/RTOG 分组研究的患者有盆腔淋巴结累及,但只有 5% 的患者切缘阳性。手术切缘靠近病灶或者手术切缘阳性、宫旁累及被认为是高危因素,应行辅助性放化疗,但对一些仅有接近或阳性切缘的患者,仅采取术后放疗可能就已足够。有学者对 51 例行根治性子宫切除但切缘距病灶≤5 mm 的患者进行了回顾性分析,23 例患者淋巴结阴性但病灶离切缘近,虽然接受放疗的 16 例患者有其他危险因素,但接受辅助盆腔放疗的患者复发率(12.5%)明显降低和 5 年生存率(81.3%)显著提高。有学者分析了 117 例有宫旁浸润接受辅助性放疗的患者,51 例淋巴结阴性患者中只有 6 例盆腔外复发,5 年总生存率和无复发生存率分别为 89% 和 83%,相比之下,淋巴结阳性患者情况不佳。也有学者发现,接受根治性子宫切除后,如果无淋巴结转移和阴道侵犯仅宫旁阳性的患者,给予辅助性放疗预后很好,5 年生存率为 90%。因此,同为高危组患者,若无淋巴结阳性,可能仅补充放疗也可以,一旦出现淋巴结阳性,加入 CCRT 可能是明智的选择。

3.放疗与化疗联合

适用于治疗中、晚期宫颈癌(ⅡB～ⅢB)及盆腔复发的病例,在消除局部巨大肿瘤、控制肿瘤蔓延及晚期复发、转移中均有一定作用,可以改善患者的生存率,联合化疗比单纯放疗疗效好。

(1)放疗后化疗:以往常用此种方式作为晚期肿瘤放疗后的补充治疗或姑息治疗。目前认为,由于放疗后盆腔纤维化,小血管闭塞,对盆腔肿瘤的作用有限,故多不主张放疗后化疗,除非对有盆外转移或可疑潜在转移的癌使用。

(2)放疗前化疗:理论上对缩小局部肿瘤体积及减少全身潜在性转移有利。但是由于宫颈癌病灶大多较为局限且宫颈癌对放疗较为敏感,加之一些临床试验未证实放疗前辅助化疗可以提高宫颈癌放疗的疗效,因而并不提倡辅助化疗常规用于宫颈癌的放疗之前。一项对局部晚期宫颈癌(主要是Ⅲ期和Ⅳ期)的随机试验显示,与单独放疗治疗相比,放疗前化疗无论是在完全缓解率或生存率方面均无意义,先化疗再放疗组患者盆腔控制率差,甚至对生存率也有负面影响,并且还可出现严重并发症。其原因不清,有人认为可能化疗导致了细胞存活克隆加速再生,从而减弱了随后的放疗效果,也有认为可能是某些化疗药物和辐射之间产生了交叉耐药所致,学者认为可能还与先期化疗延误了放疗开始的时间有关。研究显示,先化疗再放疗与单独放疗相比,无论在无进展生存、局部无瘤生存、无转移生存或整体存活率方面,都没有显示出其优势。故放疗前化疗治疗局部晚期宫颈癌的方法不推崇。

对手术后需要补充放疗的患者,在放疗开始前的无保护期时适当应用是可行的。ASCO 会议上(ABSTRACT 5005)介绍了一项 NOGGO-AGO 关于对高危宫颈癌术后辅助治疗的对照研究,将ⅠB~ⅡB 期宫颈癌行全子宫切除术±盆腔、腹主动脉旁淋巴结清扫后伴有一个以上高危因素的患者,分别给予联合顺铂周疗的同步放化疗 6 周或先给予紫杉醇+卡铂 21 d 1 次,重复 4 次后序贯体外放疗 6 周的治疗,结果虽然生存获益不明显,但紫杉醇+卡铂序贯体外放疗组在耐受性方面明显优于同步放化疗治疗组。

也有人尝试在适量放化疗后给予根治性手术的方法治疗中晚期宫颈癌。有学者报道了对 35 例局部晚期宫颈癌患者术前放化疗后行根治性手术的长期结果。术前接受顺铂、氟尿嘧啶化疗联合 A 点 45 Gy 的放疗,结果ⅠB~ⅡB 期的患者中有 12/20 例、Ⅲ~ⅣA 期的患者中有 4/15 例获得完全组织学反应,盆腔控制率为 88.6%,10 年无瘤生存率为 66.4%,5 例患者术后出现严重并发症。

(3)同步放化疗:同步放化疗是指放疗的同时辅以化疗,一些化疗药物除具有化疗的作用外,还同时可以为放疗增敏,提高疗效,改善预后。同步化疗和放疗可分别作用于不同的细胞周期,化疗使肿瘤细胞与放疗敏感时期同步化并干扰肿瘤细胞亚致死损伤后的 DNA 修复,起到放疗增敏作用。同步放化疗较诱导化疗周期短,可最大限度地减少肿瘤细胞在放疗后期的加速再增殖和产生对治疗的交叉耐药性。随机对照试验结果显示,以铂类为基础的同步放化疗较单纯放疗能明显提高无瘤生存率及总生存率,与单纯放疗相比宫颈癌复发及死亡风险分别下降了 50% 和 40%,虽然急性不良反应较重,但常为一过性,并不增加远期不良反应。因此,美国国立癌症研究所及 NCCN 指南均肯定了同步放化疗在治疗中、晚期宫颈癌中的疗效,并提出凡采用放射治疗的宫颈癌患者都应同时接受化疗,也是ⅠB2 期以上宫颈癌治疗的标准模式。目前,同步放化疗的适应证为:ⅠB2(不宜手术)~ⅣA 期的局部晚期宫颈癌;ⅣB 和复发转移性宫颈癌。常用的化疗方案是单药顺铂(DDP)每周 30~40 mg/m² 或以顺铂为主的联合方案,如 PF(氟尿嘧啶 600 mg/m²,DDP 60~70 mg/m²,间隔 3~4 周重复,共 2~3 个疗程)方案、PVB 方案、PBM 方案及 BIP 方案等。目前,放化疗同时应用的最佳搭配方案还未确定,应尽量选用对放疗有增敏作用的化疗药物,注意给药时间及剂量的合理性。同步放化疗的毒性反应高于单纯放疗或化疗,故对这种治疗也有争议,主要是考虑到化疗增加了单纯放疗的毒性、降低了患者对按时放疗的耐受性,尤其在年老体弱者,因此认为,并不应强调所有病例均使用同步放化疗,可以只对那些体质较好、晚期、不良病理类型的病例实施同步放化疗,同时应加强支持治疗,减轻毒性反应,保证患者的生活质量。

4.放疗增敏剂的使用

虽然放射治疗宫颈癌已取得了较大的进展,但仍有部分患者因对放疗不敏感而导致治疗失败。因此,在宫颈癌患者接受放疗前对其进行相关检测,并有针对性地选择增加放疗敏感性的治疗,成为提高放疗疗效的重要环节。研究发现,细胞周期、凋亡受阻、DNA 倍体、肿瘤组织中的乏氧细胞、缺氧诱导因子-1(HIF-1)等均与宫颈癌放射敏感性有关,其中肿瘤中的乏氧细胞对射线有抗拒性,其放射敏感性只有富氧细胞的 1/3,因此肿瘤内乏氧细胞量越多,对放疗的敏感性越差。HIF-1 是广泛存在于哺乳动物和人体内的一种转录因子,在人体及动物肿瘤中的过度表达影响着肿瘤的发生、发展及对放、化疗的敏感性,因此,检测 HIF-1 在宫颈癌中的表达水平可预测其放疗效果。所谓增敏,就是使处于不同细胞周期的细胞同步化,并尽可能动员 G_0 期细胞进入增殖周期,以便放射线将其杀伤。增敏的方法可概括为物理增敏(如加温、超短微波等)和化学增敏。为了增强放射敏感性,国内外学者进行大量的研究,在基因和分子靶向药物等方面也取得了一些进展。目前放射增敏剂主要分为 8 类,包括:乏氧细胞放射修饰剂如米索硝唑,非乏氧细胞增敏剂如 5-碘-2-嘧啶酮-2′-脱氧核苷(IPdR),细胞毒类药物包括顺铂、紫杉醇等,生物治疗药物如表皮生长因子受体阻断药 IMG-C225(西妥昔单抗),血管生成调节剂如 ZD6474 等,用基因治疗的方法增强放射敏感性,还有中药增敏剂如毛冬青提取物、地龙提取物等。肿瘤的微环境极其复杂,虽经数十年的研究合成了大量不同类型的化合物,但能在临床应用的放射增敏剂不多,因此寻找高效低毒的放射增敏剂,任务仍很艰巨。

5.国内常用的放疗技术

(1)体外照射:指射线经过一定的空间距离到达肿瘤组织进行治疗,一般均穿过皮肤后到达受照射肿瘤组织。目前,体外照射多由加速器或 60 钴体外照射机实施。放疗前首先应确定靶区,盆腔野一般应包括子宫、宫颈、宫旁和上 1/3 阴道(或距阴道受侵最低点 2 cm)以及盆腔淋巴引流区如髂内、闭孔、髂外、髂总、骶前及腹股沟深淋巴结,ⅢA 期患者包括全部阴道。其次应精确设定照射野。①盆腔前后野(矩形野):上界在 $L_4 \sim L_5$ 间隙;下界:闭孔下缘或肿瘤下界以下至少 2 cm;侧界:真骨盆最宽处向外 1.5~2 cm。同时,应用铅块或多叶光栅技术(MLC)遮挡正常组织。②四野箱式照射。③扩大野照射:髂总或主动脉旁淋巴结转移时,可从上述两种照射野上缘向上延伸至所需照射的部位,野宽 8 cm。

(2)近距离放射治疗:指放射源在肿瘤附近或组织内进行放疗,后者又称组织间放疗,其放射源可在短距离内明显衰减。妇科近距离治疗最常用是腔内放疗,指放射源置于宫腔、阴道内进行治疗。治疗过程中,先用不带放射性模拟源模拟定位,再行源位置空间再建,经优化处理,得出合理的剂量分布,也可直接应用一些标准程序。

①剂量率:后装腔内治疗机根据其对"A"点放射剂量率的高低分为 3 类:低剂量率(0.667～3.33 cGy/min)、中剂量率(3.33～20 cGy/min)、高剂量率(在20 cGy/min)。目前,国内多使用高剂量率腔内治疗。

②方法与剂量:高剂量率腔内治疗每周 1 次,每次 A 点剂量 6～7 Gy 为宜,A点总剂量35～42 Gy。

(3)调强放疗(IMRT):该技术不是将单一的大束射线穿过机体,而是将射线分成数千段细小线束,每一线束均有不同的强度,从许多不同的方向进入机体。如此产生了一个聚焦的高剂量区,在这个高剂量区内有急剧升高或降低的剂量梯度,使复杂的不规则的临床靶体积被强烈照射而邻近正常组织仅接受了极低剂量的照射。IMRT 可应用于盆腔淋巴结、阴道穹、宫颈旁组织和阴道旁组织某一病灶特殊剂量的照射,又可减少直肠、膀胱和小肠的受量。目前 IMRT 的应用还应慎重,因对初治宫颈癌或术后患者盆腔内器官位置改变,如膀胱或直肠充盈以及子宫转动的问题还没有解决。IMRT 尽管可以做到局部超强度定位放疗,但是否可以代替腔内近距离放疗仍有争议,因为腔内治疗可在宫颈局部产生极强的剂量,在剂量学上拥有巨大的优越性。

(4)三维适形放射治疗(3D-CRT):患者首先在 CT 或 MRI 模拟定位机下进行治疗区域的扫描,由放疗医师确定靶区及周围正常组织的范围、预期的照射剂量,然后将图像传输到逆向计划系统,由计划系统优化放射野参数以达到理想的临床目标。3D-CRT 不仅能使射线束在三维空间形态上与靶区形状一致,而且在计划优化的条件下能实现靶区边缘被 90% 等剂量曲线包绕,很好地满足临床剂量等要求,符合肿瘤放疗生物学原则,不受病灶大小和形态的限制,适应证范围较广。3D-CRT 在给予盆腔不同区域和淋巴结引流区足够剂量的同时,比常规放射野更有效地减少小肠、直肠和膀胱的受量,其优势如下。①定位精确:采用 3～5 mmCT 模拟定位,能清楚显示原发病变和邻近组织器官的关系。②设计和治疗精确:采用非共面立体照射方式,保证了肿瘤组织获得比常规治疗更高的靶区剂量,且剂量分布与肿瘤在三维空间上形状一致即靶点精度更高,靶区内剂量均匀,肿瘤周围组织得到有效的保护,剂量分布更合理。3D-CRT 精度高,放射反应小,治疗时间短,提高了肿瘤的局部控制率,改善了宫颈癌的治疗效果。③克服了传统盆腔四野加[192]铱后治疗操作不易规范、容易造成机械损伤、腔内放射源定位不准确等造成剂量分布不均、剂量过量或不足的弊端。减少了近期反应和远期并发症,提高了患者的生存质量。④为复发癌的再治疗提供了更有效的治疗手段,解决了宫颈癌术后或放疗后盆腔内复发无法进行放射治疗的困难。目前,3D-CRT 临床上应用较多的包括大体可见的淋巴结受侵、肿瘤距切缘较近或切缘阳性或者那些不能进行近距离治疗的患者。

(四)化疗

化疗在宫颈癌中的作用已越来越受到重视,大量资料表明,以铂类为基础的化疗方案对宫颈癌的疗效肯定。手术及放疗仅能作用于局部,对于肿瘤已有扩散的晚期癌或有扩散倾向的早期癌而言,手术及放疗的作用十分有限,此时有效的化疗恰可弥补此不足。目前,化疗主要用于以下几种情况:①晚期、复发及转移性宫颈癌的治疗;②宫颈癌的术前化疗,即新辅助化疗;③宫颈癌的同步放化疗。以铂类为主的同步放化疗已成为治疗局部晚期宫颈癌的标准治疗方案之一。常用于宫颈癌化疗的药物有:顺铂、紫杉醇、拓扑替康、异环磷酰胺、多柔比星、表柔比星和长春瑞滨等,顺铂以外的单药反应率为 20% 左右,若与顺铂联合用药反应率可增加 1 倍,无进展期生存率也有提高,但与顺铂单药相比,没有改善总生存率。多于 2 种药的联合化疗不提倡,既增加毒性,又没有改善总生存率。

1.新辅助化疗

新辅助化疗(NACT)是指在宫颈癌患者手术或放疗前先给予化疗后再做手术或放疗的一种治疗,其优点在于可使患者的肿瘤体积缩小、有效控制亚临床转移,以利于局部的进一步治疗。手术前肿瘤血供尚未被破坏,与手术后子宫旁血管多被结扎相比,术前化疗具有药物更容易进入瘤体的优势。临床上术前 NACT 主要用于肿瘤不易控制、易发生淋巴或远处转移、局部肿瘤直径≥4 cm 的 ⅠB2～ⅢA 期局部晚期宫颈癌患者,给药途径可静脉、动脉或超选择介入治疗,各种途径疗效相近。宫颈癌的 NACT 采用顺铂为基础的联合方案,如 PF 方案(顺铂、氟尿嘧啶)、BIP 方案(顺铂、博来霉素、异环磷酰胺、美司钠)、PVB 方案(顺铂、长春新碱、博来霉素),一般少于 3 个疗程,肿瘤缩小即可手术。在美国 ASCO 会议上,报道了和美新＋顺铂周疗作为 NACT 治疗局部晚期宫颈癌的 Ⅱ 期临床研究($n=22$),具体用法为:托泊替康 2 mg/m² ＋顺铂 40 mg/m² 每周 1 次,共 6 次,化疗有效和疾病稳定者行根治手术,疾病进展者全量放疗。结果显示,91% 的患者完成了 6 个疗程的化疗(82% 的疗程为足量、定时化疗),临床应答率为 82%,病理学缓解率为 95%,5% 的患者出现 3～4 级骨髓毒性,3 例患者输血,3 例使用粒细胞集落刺激因子,1 例使用促红细胞生成素,无患者死亡,托泊替康＋顺铂周疗作为新辅助化疗治疗局部晚期宫颈癌疗效得到肯定,耐受性良好。NACT 最大的缺点是如果化疗不敏感,有可能延误治疗时机。有报道指出,通过检测化疗前宫颈癌肿瘤组织中环氧化酶-2(COX-2)的表达、有丝分裂指数(MI)、Ki-67等可以协助判断肿瘤对于化疗药物的敏感性。NACT的疗效除通过妇科检查判断外,还可通过检测化疗前后肿瘤组织的细胞凋亡指数(AI)、微血管密度(MVD)、SCCA水平的变化进行评估。

20世纪90年代,许多非随机研究报道了NACT后进行手术的情况,认为取得了较好的治疗效果,因此有逐渐得到认可的趋势。包括5个随机临床试验872例患者的Meta分析,对NACT后手术±放疗与单独放疗进行了比较,结果显示,NACT行手术组在无进展期生存,局部无瘤生存、无转移生存和整体存活方面都有显著改善;NACT最好的用药是顺铂,剂量强度每周>25 mg/m²,剂量密度与治疗间隔少于14 d;顺铂为基础的方案耐受性好,可以诱发高反应率(尤其是在早期),且没有或很少对手术产生并发症;NACT可以降低包括淋巴结累及、毛细管间隙累及、深层浸润,未确诊的宫旁疾病的发生率,降低复发率。

2.术后辅助化疗

一些非随机研究显示了根治术后有复发高风险患者术后辅助化疗可能有用。两个小样本量的随机试验试图评估根治术后有高风险的宫颈癌患者行辅助化疗的疗效。第一项研究共71例(均有淋巴结转移),将术后放疗与术后3个周期的PVB(顺铂、长春新碱、博来霉素)方案化疗后辅以放疗进行比较。在第二项研究中,76例患者[盆腔淋巴结转移和(或)血管侵犯]随机分别接受辅助化疗(卡铂+博来霉素,每4周1次,共6次)、标准放疗或无进一步治疗。结果这2项研究在复发率、复发或生存模式方面均无明显差异。故术后单纯补充化疗多不推崇。

3.晚期、复发及转移性宫颈癌的治疗

晚期、复发及转移性宫颈癌的治疗已不是手术、放疗这些针对局部治疗的方法所能顾及的,某种程度上,尽管化疗的效果可能不如手术及放疗,但仍不失为晚期宫颈癌的治疗手段,尤其铂问世以来。GOG179试验比较了拓扑替康+顺铂($n=$147)与单药顺铂($n=146$)用于不能手术的Ⅳ期、复发或持续存在的宫颈癌患者,用药剂量:拓扑替康0.75 mg/m²/(第1~3天)+顺铂50 mg/m²(第1天,每3周1次),单药顺铂50 mg/m²,第1天,每3周1次,结果显示,拓扑替康+顺铂是第一个总生存超过单药顺铂的方案,明显提高了生存时间,血液学毒性高于单药顺铂,非血液学毒性和顺铂接近,没有降低患者的生活质量,所以,2006年3月13日美国FDA批准拓扑替康0.75 mg/m²,第1~3天,顺铂50 mg/m²,第1天,每3周重复疗程用于复发及不可手术的子宫颈癌。GOG169试验比较了紫杉醇+顺铂与顺铂对Ⅳ期、复发性、难治性宫颈癌($n=264$)的治疗效果,用药剂量:顺铂50 mg/m²,紫杉醇135 mg/m²+顺铂50 mg/m²,结果显示,联合用药在总反应率、无进展生存率方面均有优势,尽管总生存优势不明显,但血液学毒性低,患者生存质量好,因此,也被推荐用于晚期不可手术患者的治疗。目前用于一线化疗的联合方案主要有：顺铂＋紫杉醇，顺铂＋拓扑替康，顺铂＋吉西他滨及单药如：顺铂、卡铂、奈达铂、紫杉醇、拓扑替康、吉西他滨等；二线化疗（均为 2B 类）有：贝伐单抗、多西他赛、表柔比星、氟尿嘧啶、异环磷酰胺、伊立替康、丝裂霉素、培美曲塞、长春瑞滨等。

（五）热疗在宫颈癌中的应用

热疗是最近 10 年兴起的一种肿瘤治疗方法，有学者认为，高温和放疗的作用相仿，能直接杀伤癌细胞，其原理是利用各种人工加热的物理能量在人体组织中所产生的热效应使肿瘤细胞升温到一定程度，并维持一定时间，达到杀灭癌细胞避免正常细胞遭受损伤的目的。热疗在临床上分为：局部热疗（包括浅表热疗、腔内加热和插植热疗技术），区域热疗（主要指深部肿瘤加热及各种灌注技术）和全身热疗（WBH）。单独使用热疗治疗肿瘤的完全缓解率是 13％，当热疗联合其他传统方式治疗肿瘤时疗效明显增加，研究表明，热疗可增加放疗疗效 1.5～5 倍，因此，热疗被称为目前最有潜力的放射增敏剂之一。其放疗增敏原理为：①高温有助于杀伤对放射线抗拒的乏氧细胞；②加温可以阻碍放射损伤的修复。在亚洲报道的 5 项热疗联合放疗治疗宫颈癌的随机对照试验中 3 项显示出更好的完全缓解率、局部控制率及无病生存率，1 项显示了更好的局部控制率趋势，1 项未显示出优势，认为热疗联合标准放疗，对局部中晚期宫颈癌可以获得更好的疗效。有学者采用顺铂周疗联合局部区域热疗治疗 47 例放射区域复发性宫颈癌，结果 55％的患者对治疗有反应，74％的患者达到姑息目的，19％获得手术机会，36％出现 3～4 级血液系统毒性，最大肾毒性为 2 级，因此认为，热疗联合化疗治疗可获得高的反应率并且毒性可接受。热疗联合生物治疗宫颈癌也取得了初步进展，有专家报道采用树突状细胞（DC）联合热疗治疗 41 例癌症患者，其中 1 例宫颈癌患者伴颈部及腹主动脉旁淋巴结转移，通过瘤内注射 DC 细胞联合颈部热疗，患者获得完全缓解，颈部及腹主动脉旁肿大淋巴结均消失。放疗加热疗的具体做法是：患者在接受腔内放射治疗后数十分钟内给予加热治疗，选择功率 40 W，加热温度 43 ℃，加温时间 40 min，热辐射器尽量接触瘤床。近期临床疗效明显，尤其对复发、未控、晚期病例，瘤灶缩小，局部情况改善，患者症状减轻。关于放、化、热疗的远期疗效及是否提高治愈率，有待进一步研究总结。

（六）基因治疗与宫颈癌

随着对恶性肿瘤的研究在分子水平上取得的突破性进展，恶性肿瘤的基因治疗已成为当前研究的热点。用基因工程技术研究开发的药物也取得了不少成绩，如目前应用较广泛的干扰素（IFN）、白细胞介素-2（IL-2）及细胞集落刺激因子（C-CSF）等。基因治疗的方法主要包括抑癌基因治疗、癌基因治疗、免疫基因治疗及自杀基因治疗等。抑癌基因治疗的方法有反义寡核苷酸、核酶以及 RNA 干扰

(RNAi)。反义寡核苷酸包括反义 DNA 和反义 RNA,通过 Watson-Crick 碱基互补的原则,寡核苷酸与目的基因的 mRNA 特异位点结合和杂交,封闭靶基因,抑制基因的翻译表达。有学者发现,联合使用针对 HPV16 E6/E7mRNA 的反义寡核苷酸,能够有效抑制宫颈癌细胞在体内和体外的生长,并且这种联合治疗有可能对 HPV16 的多种变异体有效。有学者构建的携带 HPV16 E6/E7 的反义 RNA 的重组腺病毒,对细胞内 E6/E7 蛋白的抑制持续时间可达 3 d,并且能够完全抑制癌细胞在裸鼠体内的成瘤性。核酶是具有催化活性的 RNA,主要参与 RNA 的加工与成熟,催化结构域在目标 RNA 的特定位点切割,从而抑制特定基因的表达,有研究表明,特异性 HPV16 的核酶能够抑制细胞生长和促进细胞凋亡,并且能够抑制裸鼠体内成瘤。免疫基因治疗就是通过转染某些细胞因子基因或共刺激分子基因进入肿瘤细胞或体细胞,使其在体内表达来刺激机体免疫系统对癌细胞的攻击能力。目前研究较多的是 IFN 及白介素、肿瘤坏死因子和 CSF。基因治疗为宫颈癌的生物学治疗提供了一种崭新的治疗手段,其疗效已在体内外实验中得到了一定的证实,但宫颈癌的基因治疗尚处于探索阶段,真正成为新的临床治疗手段还需要更多的研究和摸索。

(七)复发性宫颈癌的治疗

在规范的手术治疗后 1 年、放射治疗后 3 个月出现新的肿瘤病灶称之为复发,短于上述时间的称之为肿瘤未控,宫颈癌的主要死亡原因是肿瘤未控。影响复发治疗的因素主要有:治疗方案的选择、初始治疗方式、复发程度、复发部位、无瘤间隔、体质状况和有无并发症等。局部复发应通过活检证实,活检是复发诊断的金标准,然后通过体检和影像学进一步评估区域和远处转移的情况,PET 扫描可能是最准确的评估转移的方法,代谢显像在检测盆腔外转移部位时有 100% 的敏感性和 73% 的特异性。累及侧盆壁的复发常伴有坐骨神经痛、下肢水肿、肾积水等。一般来说,患者单纯手术后盆腔或局部复发可予以放疗或化疗,复发时放疗通常采用近距离放疗,对化疗有反应的患者可能获得缓解,一部分复发局限于盆腔的肿瘤患者,经过再次手术或放疗后仍有潜在治愈的可能性。

1.根治性放疗后的挽救性治疗

(1)先前放疗区域的宫颈癌复发:处理较为棘手。若采用挽救性手术,通常是脏器廓清术,即使年龄和一般状况允许,应用的患者也很有限,且放疗后的根治性手术容易产生许多严重的并发症,甚至永久性的结构和功能丧失,因此该手术通常受到医患双方的接受程度以及临床情况的限制,即便患者满足严格的术前标准,仍有约 1/4 的患者放弃手术。接受过放疗的组织尤其是大野外照过的组织,对再次创伤的耐受性差,愈合能力低,因此常会有严重的术后并发症。此时选择再次照射治疗与脏器廓清术相比,其急性耐受性相对较好,死亡率低,往往能保留盆腔器官的结构和功能,可能医患双方更容易接受。近来有证据表明,在一部分小体积中央性复发的肿瘤患者,尤其是在诊断早、治疗后无瘤间隔时间长的患者中,经过重新放疗可能治愈。此时多采用永久或临时性的组织间插置重新照射(IRI),剂量通常为 30~55 Gy,鳞癌患者的预后显著好于腺癌患者,肿瘤越小、置入的放疗剂量越高预后也越好,严重并发症率达 25%,其中 12% 为瘘。除组织间插置放疗外,调强放疗也可应用于重新照射,常用于因复发灶大小、部位或其他因素不能进行近距离放疗的盆腔复发时。再次照射时要仔细分析初步治疗所用的技术(光束能量、流量、外照射和腔内照射的剂量),放疗间隔时间也应考虑。由于放疗后再化疗的作用有限,因此,再次照射可能是对患者的唯一可行的治疗。患者的选择和仔细的近距离放疗对再次照射的成功至关重要。

(2)腹主动脉旁淋巴结复发:虽然少见,但仍然有初次手术或放疗后复发局限于腹主动脉旁淋巴结的报道。一项包括 20 例患者的根治性放疗后腹主动脉旁淋巴结复发的报道显示,初次诊断至复发的中位时间为 12 个月,全部患者在复发的 2 年内死亡,其中再次放疗剂量>45 Gy 或有>24 个月无瘤间隔的患者中位存活时间延长。据报道,如果复发仅由影像学随访发现且为孤立的主动脉旁复发,并接受了>45 Gy 的放疗联合化疗,患者可以得到 100% 的挽救。

(3)挽救性手术

①盆腔脏器廓清术:随着围术期处理及盆腔泌尿、肠道重建技术的发展,目前盆腔脏器廓清术有了很大的进步,患者生活质量明显提高,存活率也从 20% 上升至约 60%,5 年生存率平均为 40%~50%。尽管如此,盆腔脏器廓清术仍是一个高死亡率的手术,死亡率达 5%~7%,近期和晚期并发症高达 50%~60%。放化疗仍是复发治疗的首选,手术仅适用于盆腔放疗后盆腔中央性复发的部分ⅣA期患者。接受脏器廓清术的患者手术切缘状况十分重要,如切缘为阴性,5 年生存率为 55%,反之,生存率仅为 10%,因此应仔细选择合适的患者确保没有疾病远处转移并能做到切缘阴性。无瘤间期<1 年、复发灶>3 cm 及有淋巴扩散、宫旁、盆壁累及等均影响预后。淋巴结阳性的患者存活率≤20%,应被视为脏器廓清术的禁忌。

②根治性子宫切除术:放疗后中央性复发病灶<2 cm 的患者可考虑行根治性子宫切除术。有学者对符合要求的 34 例持续性或复发性肿瘤患者进行了根治性子宫切除术,总体 5 年生存率为 49%,复发率为 59%,平均复发时间为 37 个月,重度并发症率 44%,其中 5 例发展为瘘,肿瘤小、无宫旁及阴道累及的患者结局更好。另外一项包括 50 例患者的报道显示,有淋巴结阳性的患者 13 个月内全部死亡,42% 有严重并发症,28% 有胃肠道瘘,22% 有输尿管损伤,20% 有严重的长期膀胱功能紊乱,5 年和 10 年的存活率为 72% 和 60%,肿瘤直径<2 cm 者生存率更高,

整体复发率为 48％。认为对于持续性或中央型肿瘤复发<2 cm 及无宫旁或阴道浸润的患者,选择根治性子宫切除术是相对合理的选择。

③术中放疗:挽救性手术后显微镜下切缘阳性或病灶靠近切缘的患者预后较差,此时应用术中放疗(IORT)可以在大块肿瘤被切除后尽可能消灭残余病灶。术中放疗可直接照射靶区,避开了对周围正常组织的损伤,但因受以往放疗剂量、邻近正常组织的影响,单次放疗不可能达到满意的消瘤剂量。有限的可得到的数据显示,术中放疗尽管可行,但并不能明显改善预后,因此,术中放疗仅作为行盆腔脏器廓清术时发现有局部复发的不利预后因素(如切缘阳性、脉管浸润等)的一种补充,术中组织间永久性插植放疗也可能有益。

2.根治性手术后的挽救性治疗

(1)根治性放疗或放化疗:有学者报道了 90 例根治手术后宫颈癌中央性复发的患者,应用高剂量率的腔内近距离放射加或不加体外照射的方法治疗,总体 10 年生存率为 52％,他们发现肿瘤大小明显影响生存率,难以扪及的小肿瘤、中等(直径<3 cm)、大的(直径>3 cm)的肿瘤其 10 年生存率分别为 72％,48％和 0％,放疗后获得完全反应的患者 10 年存活率为 63％,而放疗后仍有残余病灶者为 10％。同步放化疗被证实在局部复发的中晚期宫颈癌中是有用的,一项回顾性研究报道,未接受过放疗的 22 例子宫切除术后宫颈癌盆腔复发的患者,接受了同步氟尿嘧啶加顺铂的放化疗,其 10 年的总体生存率为 35％,急性毒性反应可控,但一些幸存者中晚期毒性明显,使得作者推荐考虑其他的化疗方案或单独放疗。

(2)化疗:顺铂目前被认为是单个最有效的细胞毒性药物,可用于转移或复发性的宫颈癌治疗,一般剂量为 50～100 mg/m²,每 3 周静脉给予。在某肿瘤中心尝试应用 200 mg/m² 的顺铂(同时硫代硫酸钠保护肾),结果显示,应用更高剂量的顺铂反应率无明显增高,反而毒性难以接受。在个案报道中联合化疗的反应率相差极大,累积数据显示,在经过很好选择的患者中反应率约为 40％。随机临床试验将联合化疗方案与单一顺铂进行对比,显示客观反应率和无进展生存有所改善,而整体生存无改善。采用第 1～3 天拓扑替康(0.75 mg/m²)加上第 1 天顺铂(50 mg/m²),每 21 天重复的随机临床试验显示,联合化疗比单一顺铂方案有整体生存优势,在客观反应率上有明显的改善(27％ vs 13％),无进展生存和整体生存时间均有所延长,对于既往无铂类接触史的患者无进展生存和整体生存的数据更支持联合化疗。对于复发性宫颈癌 NCCN 指南推荐的一线联合化疗方案为:卡铂/紫杉醇、顺铂/紫杉醇、顺铂/托泊替康、顺铂/吉西他滨;可供选择的一线单药有:顺铂、卡铂、紫杉醇、托泊替康、吉西他滨。二线治疗药物有多西紫杉醇、异环磷酰胺、长春瑞滨、伊立替康、比柔比星、丝裂霉素、氟尿嘧啶、贝伐单抗、脂质体多柔比星、培美曲塞。但化疗均无治愈性,仅对延长生存可能有帮助。

(八)宫颈癌治疗的几种特殊情况

1.早期宫颈癌淋巴结阳性

大约15％的Ⅰ～ⅡA期可手术的宫颈癌患者淋巴结阳性,这种情况下是继续行根治性子宫切除术还是放弃手术选择根治性放疗,仍无一致意见。有学者报道了23例早期宫颈癌患者,由于盆腔扩散(11例)、淋巴结阳性(12例)而放弃了根治性子宫切除术改为放疗,结果显示5年总体生存率为83％。就现有的数据来看,很难得出完成子宫切除术能够改善结局的结论,因为手术可延迟放疗开始的时间、增加手术并发症的发生率。随机数据显示有远处转移和淋巴结阳性的患者,术后放疗同时辅以化疗效果更好,且放疗前手术切除明显阳性的淋巴结对生存也有益。因此,有人提出切除或大块切除明显肿大的淋巴结,将子宫保留在原处,既为腔内放疗提供合适的通道,又可能减少手术及术后放疗的并发症,应该是一种比较合理的治疗。

2.单纯子宫切除术后意外发现宫颈浸润癌

临床上也会遇到因原位癌、微小浸润癌或良性疾病行子宫切除术后病理发现为浸润癌的情况。NCCN指南对于出现此情况时给予的建议是:如果仅有微小浸润而无脉管浸润的ⅠA1期癌,无须其他治疗。如果患者为有脉管浸润的ⅠA1期癌或≥ⅠA2期的中晚期癌,单纯的筋膜外子宫切除术是不够的,需要复查病理切片、做影像学检查及必要的膀胱、直肠镜检查。若切缘阴性、影像学阴性,可补充含腔内、外照射的同步放化疗或完成广泛性宫旁切除＋阴道上段切除＋盆腔淋巴结切除＋主动脉旁淋巴结取样,但再次根治性手术技术上有一定困难,此次术后的处理同初次宫颈癌广泛术后;若切缘阳性、影像学检查淋巴结阴性,给予含腔内、外照射的同步放化疗;若切缘阳性、影像学检查淋巴结阳性,可先切除肿大的淋巴结后,再给予含腔内、外照射的同步放化疗。另一推荐的方法是浸润癌的患者应用辅助性盆腔放疗,总体5年和10年生存率为85.5％和74.1％,长期并发症少见。单纯子宫切除术后行放疗的结局与根治性子宫切除术后放疗的结果基本相同。有研究将再次手术的患者与行术后放疗的患者进行比较,从平均5年生存率来看更支持放疗。放疗应在手术恢复后立即开始,延迟治疗则预后差。尽管无直接证据,但更支持单纯子宫切除术后的浸润性癌行同步化放疗,特别是患者有肉眼残留、阳性切缘、阳性淋巴结、脉管阳性和腺癌时。

3.妊娠期宫颈癌的处理

宫颈癌患者中有1％诊断时合并妊娠,多表现为异常细胞学或异常阴道出血。妊娠时异常细胞学发生率为5％,宫颈刮片或TCT检查是安全的,不推荐行颈管内诊刮以免胎膜早破和出血,为排除浸润癌,妊娠时行阴道镜评估和指导活检是需要的。

(1)妊娠期宫颈 CIN 及原位腺癌、微小浸润癌的处理:妊娠期妇女宫颈从低级别不典型增生进展到更高级别不典型增生的发生率为 7%,可根据非孕期原则来处理妊娠期的异常细胞学,不典型增生的随诊方法是每 8 周行阴道镜下活检直至分娩。

妊娠期诊断腺体异常通常困难,因为妊娠时腺体过度增生和蜕膜、腺细胞可表现为良性 A-S 反应,可使医生产生迷惑。对于妊娠期宫颈原位腺癌的处理,有报道 5 例妊娠中期行锥切治疗患者均足月分娩,只有 1 例分娩后因 IB 期需要行根治性子宫切除术。大部分妊娠期微小浸润癌的患者可以安全随诊,即使边缘有不典型增生累及(非浸润性疾病)。对于镜下浸润的患者阴道分娩是安全的,可至产后再手术处理。

(2)妊娠期浸润癌的处理

①手术:70%的 I 期妊娠期宫颈癌患者有很好的生存率,如何治疗取决于分期、肿瘤大小、妊娠时间、患者对维持妊娠的愿望等,治疗通常按大于孕 20 周与否进行区分。小于孕 20 周的患者应不考虑妊娠立即处理宫颈癌,但也有延迟至胎儿分娩后处理的报道。大部分延迟处理的患者均为 I 期,延长治疗时间 3~32 周,只对严格选择过的、经过很好咨询的、早期小体积病灶的患者适用。有学者对 30 例妊娠期宫颈癌患者与非妊娠期患者进行根治性或简单子宫切除术的配对分析,11 例在平均延迟 16 周后进行了手术治疗,无一人复发,妊娠期行根治性子宫切除与出血增多相关,但输血率不增加,术后并发症无差异。有专家评估了 13 例胎儿在原位的根治性子宫切除术和 8 例剖宫产术后行根治性子宫切除术的安全性和有效性,无一例围术期死亡,平均随访 40 个月整体存活率为 95%。认为对于 I 期患者,20 周前胎儿在原位行根治性子宫切除术和盆腔淋巴结清扫术或在孕晚期胎肺成熟后先剖宫产取胎后再行根治手术是安全的。

对于执意保持妊娠和生育力的 I 期<2 cm 的宫颈癌患者,可考虑经阴道或腹部行根治性宫颈切除术+宫颈口环扎,同时行腹腔镜或盆腔淋巴结切除。

②放疗:放疗和铂类为基础的化疗增敏对于浸润性宫颈癌是标准的治疗方法,在 I 期的治疗效果等同于根治性子宫切除术。大部分报道在妊娠期行宫颈癌放化疗的患者为局部浸润癌。有学者报道 2 例应用放化疗的患者,1 例患者在妊娠 12 周时诊断为 ⅣA 期鳞癌,胎儿在原位接受放疗和顺铂周疗,放疗至 40 Gy 时发生自然流产,与其他文献中的报道相同,治疗后 20 周死于癌转移。另 1 例患者妊娠 12 周时诊断为 ⅡB 期鳞癌,放疗开始后 3 周发生自然流产,随诊 29 周无瘤生存。有关妊娠期放化疗的资料有限,但可行安全,如果在产褥期放疗,应在子宫复旧 3 周

后开始。

③新辅助化疗：8 例妊娠期宫颈癌患者被报道接受了新辅助化疗，化疗方案为顺铂、博来霉素和长春新碱。在诊断时妊娠为 12～21 周，ⅠB1～ⅡA 期的 7 例患者有临床反应，其中 1 例完全反应，手术治疗平均延迟 16.5 周，3 例手术切除后接受了辅助治疗，随诊 5～80 个月，4 例无瘤存活，4 例死亡。孕期新辅助化疗的资料有限，应谨慎采用。

（3）妊娠期宫颈浸润癌的分娩途径：除ⅠA1 期患者可行阴道分娩外，妊娠期宫颈癌应行剖宫产分娩。有学者研究了妊娠期或分娩后 6 个月内诊断为宫颈癌患者的结局，7 例中只有 1 例为剖宫产术后发生转移，而经阴道分娩的 17 例中有 10 例（59%）发生转移，多变量分析显示阴道分娩是复发最强烈的因素，因此认为妊娠期宫颈癌应行剖宫产分娩，并建议行古典式剖宫产以避免侵犯至子宫下段或宫颈。另外，剖宫产后应行根治性子宫切除术或行手术探查了解疾病程度，可同时行卵巢移位术有助于盆腔放疗时保留卵巢功能。

（九）治疗后随访

宫颈癌治疗后复发 50% 在 1 年内，75%～80% 在 2 年内。第 1 年内放射治疗随访每个月 1 次，手术治疗每 3 个月复查 1 次；第 2～3 年放射治疗随访每 3 个月 1 次，手术治疗后每 6 个月复查 1 次；第 3 年后放射治疗随访每 6 个月 1 次，手术治疗后每年复查。随访内容包括：①盆腔检查、三合诊检查；②阴道细胞学和 HPV 检测；③B 超、胸部 X 线、肿瘤标志物 SCC 检查；④必要时行 MRI 及泌尿系统、消化道检查；⑤怀疑早期复发时，行 PET-CT 检查。

第四节　子宫内膜癌

子宫内膜癌指一组发生于子宫内膜上皮细胞的恶性肿瘤，约 80% 为来源于子宫内膜腺体的腺癌。约 75% 发生于绝经期和绝经后妇女，占女性全身恶性肿瘤的 7%，占女性生殖道恶性肿瘤的 20%～30%。在我国其发病率仅次于宫颈癌，并呈逐年上升的趋势。

一、病因

确切病因尚不清楚。目前根据肿瘤对雌激素依赖及预后，将子宫内膜癌分为两型（表 3-2）。

Ⅰ型为雌激素依赖型，常见的病理类型为Ⅰ～Ⅱ级内膜样腺癌、黏液性腺癌，占子宫内膜癌的 70%~80%,其发生可能与雌激素对子宫内膜的长期持续刺激有关,多见于无排卵性功能失调性子宫出血、多囊卵巢综合征、功能性卵巢肿瘤、绝经后长期服用雌激素而无孕酮拮抗等;也与子宫内膜增生过长相关,单纯型增生过长发展为子宫内膜癌约为 1%,而复杂型增生过长约为 3%,不典型增生过长约为 30%。这类肿瘤分化较好,恶性程度低,预后好。多见于较年轻的患者,常伴有肥胖、高血压、糖尿病、未婚少产等。此型与 PTEN、KRAS、PIK3CA 等基因突变和微卫星不稳定等有关。

Ⅱ型为非雌激素依赖型,常见的病理类型有Ⅲ级内膜样腺癌、浆液性腺癌和透明细胞癌等,占子宫内膜癌的 20%~30%,其发生与雌激素无明确关系。这类肿瘤分化较差,恶性程度高,预后不良,多见于老年体瘦的妇女。此型与 TP53 基因突变和 HER2 基因扩增有关。

约 20%的子宫内膜癌患者有家族史,其中关系最为密切的是林奇综合征,即遗传性非息肉结直肠癌综合征(HNPCC),由错配修复基因突变引起,近 40%~60%的患者有发生子宫内膜癌的风险。

表 3-2　Ⅰ型子宫内膜癌和Ⅱ型子宫内膜癌的比较

	Ⅰ型子宫内膜癌	Ⅱ型子宫内膜癌
激素水平	雌激素依赖型	非雌激素依赖型
发生	子宫内膜长期受雌激素刺激或增生过长等	与雌激素无明确关系
比例	70%~80%	20%~30%
年龄	年轻,常伴肥胖、未婚少产等	老年,体瘦
常见病理	Ⅰ~Ⅱ级内膜样腺癌、黏液性腺癌	Ⅲ级内膜样腺癌、浆液性腺癌和透明细胞癌等
分化	好,恶性程度低	差,恶性程度高
预后	好	差
常见分子事件	PTEN、KRAS、PIK3CA 等基因突变和微卫星不稳定等	TP53 基因突变和 HER2 基因扩增

二、分 期

现采用国际妇产科联盟修订的子宫内膜癌分期对手术治疗者采用手术-病理分期(表 3-3)。由于内膜癌与癌肉瘤具有相同的组织起源、生物学行为及转移特点,该分期同样适用于癌肉瘤。

表 3-3　子宫内膜癌手术病理分期

Ⅰ期　肿瘤局限于子宫体

　Ⅰ A　肿瘤浸润深度＜1/2 肌层

　Ⅰ B　肿瘤浸润深度≥1/2 肌层

Ⅱ期　肿瘤侵犯宫颈间质,但未超出子宫

Ⅲ期　肿瘤局部和(或)区域的扩散

　ⅢA　肿瘤累及浆膜层和(或)附件

　ⅢB　阴道和(或)宫旁受累

　ⅢC　盆腔淋巴结和(或)腹主动脉旁淋巴结转移

　　ⅢC1　盆腔淋巴结阳性

　　ⅢC2　腹主动脉旁淋巴结阳性伴(或不伴)盆腔淋巴结阳性

Ⅳ期　肿瘤侵及膀胱和(或)直肠黏膜和(或)远处转移

　ⅣA　肿瘤侵及膀胱和(或)直肠黏膜

　ⅣB　远处转移,包括腹腔内淋巴结转移和(或)腹股沟淋巴结转移

三、临床表现

(一)症状

多数患者表现为阴道流血或阴道排液。

1.阴道流血

多为绝经后阴道流血,量少或为持续性或间歇性流血;尚未绝经者则可表现为经量增多、经期延长或月经间期出血。

2.阴道排液

约 25％的患者诉排液增多,早期多为浆液性或血性排液,晚期合并感染则有脓血性排液,伴有恶臭。

3.腹痛

晚期浸润周围组织或压迫神经引起下腹及腰骶部疼痛,并向下肢及足部放射。侵犯宫颈堵塞宫颈管导致宫腔积脓时,出现下腹胀痛及痉挛样疼痛。

4.全身症状

晚期患者常伴贫血、消瘦、恶病质、发热及全身衰竭等症状。

(二)体征

早期妇科检查无明显异常,子宫正常大小、活动可,双侧附件软、无肿块。晚期偶见癌组织自宫口脱出,质脆,触之易出血。若合并宫腔积脓,子宫增大伴明显压

痛。癌灶向周围浸润,子宫固定或在宫旁或盆腔内扪及不规则结节状肿块。

四、诊断及鉴别诊断

(一)诊断

1.病史及临床表现

主要表现为围绝经期妇女月经紊乱或绝经后不规则阴道流血。老年、肥胖、绝经延迟、少育或不育、长期应用雌激素及家族肿瘤史等均为高危因素。

2.辅助检查

(1)分段诊刮:分段诊刮是确诊内膜癌最常用、最可靠的方法。先环刮宫颈管,再进宫腔搔刮内膜,取得的刮出物分瓶标记送病理检查。操作要谨慎,尤其刮出物疑为癌组织时,不应继续刮宫,以防出血及癌扩散。

(2)细胞学检查:经阴道后穹窿或宫颈管行细胞涂片检查,阳性率低,通常作为筛选,最后确诊依据组织学检查。

(3)B型超声检查:典型内膜癌声像图为子宫增大或绝经后子宫相对增大,宫腔内见实质不均回声区,形态不规则,宫腔线消失,有时见肌层内不规则回声紊乱区,边界不清,可做肌层浸润程度的判断。

(4)宫腔镜检查:宫腔镜检查可直视宫腔,能直接观察病灶大小、生长部位、形态,并取活组织送病理检查。

(5)其他影像学检查:磁共振(MRI)有助于判断肌层浸润深度和宫颈间质浸润,正电子发射计算机断层显像(PET)、计算机体层成像(CT)有助于判断有无子宫外转移。

(6)血清 CA125 检测:有子宫外转移,血清 CA125 可升高,也可作为疗效观察的指标。

(二)鉴别诊断

子宫内膜癌应与引起围绝经期及绝经后阴道流血的各种疾病相鉴别。

1.围绝经期排卵失调性子宫出血(ODB)

围绝经期排卵失调性子宫出血主要表现为月经紊乱(经量增多、经期延长、经间期出血或不规则流血等)。妇科检查无异常,分段诊刮后病理检查可确诊。

2.老年性阴道炎

老年性阴道炎主要表现为血性白带,可见阴道壁充血或黏膜下散在出血点。内膜癌见阴道壁正常。老年妇女还要注意两种情况并存的可能。

3.子宫黏膜下肌瘤或内膜息肉

子宫黏膜下肌瘤或内膜息肉多表现为月经过多及经期延长,及时行分段诊刮、宫腔镜检查及 B 型超声检查等可确诊。

4.老年性子宫内膜炎合并宫腔积脓

老年性子宫内膜炎合并宫腔积脓常表现为阴道排液增多,浆液性、脓性或脓血性。子宫正常大小或增大变软,扩张宫颈管及诊刮即可明确诊断。

5.宫颈管癌、子宫肉瘤及输卵管癌

宫颈管癌、子宫肉瘤及输卵管癌均表现为不规则阴道流血及排液增多。宫颈癌病灶位于宫颈管内,宫颈管扩大形成桶状宫颈。子宫肉瘤一般多在宫腔内以致子宫增大。输卵管癌以间歇性阴道排液、阴道流血、下腹隐痛为主要症状,可有附件包块。分段诊刮、宫颈活检及影像学检查可协助鉴别。

五、治疗

(一)手术治疗

1.术前评估及手术方式选择

(1)术前评估:术前应根据年龄、相关内科合并症的严重程度、肥胖程度、病理分型、MRI 等检查结果对患者进行全面评估,根据肿瘤大小、累及程度及范围,拟订初步治疗方案;对于年龄较大、内科合并症严重的患者,要在具有较强医疗技术的医院治疗。子宫内膜癌手术是分期手术,早期子宫内膜癌术前评估一般不需要(A 级证据),但是在患者不宜手术或症状提示非常规部位转移(骨骼、中枢系统等)时,要对 MRI 检查结果及临床资料、病史等进行详细评估。CA125 值术前和子宫外疾患(包括淋巴结转移)有相关性。CA125 检查对于无法全面分期手术以及高危组织学类型的子宫内膜癌的管理可能有所帮助,即对于选择性子宫内膜癌患者管理的计划可能有益,但目前并不推荐常规临床应用。

(2)手术方式选择:子宫内膜癌的标准手术方式是筋膜外全子宫切除加双侧附件切除术,分期标准要求进行盆腔和腹主动脉旁淋巴结切除。盆腔淋巴结切除部位包括髂总尾侧、髂外动脉头侧前方和内侧、闭孔神经前侧的闭孔脂肪垫的头侧。腹主动脉旁淋巴结切除部位包括肠系膜下动脉至右侧髂总动脉中段之间覆盖下腔静脉尾侧淋巴组织,以及肠系膜下动脉中段至左侧髂总动脉之间覆盖腹主动脉和左侧输尿管之间区域的淋巴组织。充分切除淋巴结要求切除淋巴结呈现病理变化,对于切除的数目没有要求。对有深肌层浸润或者影像学检查怀疑淋巴结转移患者,应行腹膜后淋巴结切除术。对可疑腹主动脉旁淋巴结或者髂总淋巴结转移、明显附件受累、明显全肌层浸润的高级别肿瘤、透明细胞癌、浆液性乳头状腺癌或癌肉瘤患者应行腹主动脉旁淋巴结取样或切除。如果只是活检淋巴结,多点取样优于有限活检或不活检。为了避免淋巴水肿,可将盆腔淋巴结切除范围局限于旋髂静脉以上,避免切除髂外血管尾侧的旋髂淋巴结。对于老年、肥胖或严重合并症患者,开腹或行腹腔镜手术风险较大。对于早期子宫内膜癌而且手术风险很高的患者,行阴道子宫切除可能比较适合(C 级证据)。腹腔镜手术应成为子宫内膜癌治疗的标准手术路径(A 级证据)。对于Ⅰ～Ⅱ级的肿瘤患者,不足 50%肌层浸润、肿瘤小于 2 cm 者可考虑不行淋巴切除术。前哨淋巴结的切除可能减少标准淋巴结切除的并发症,对早期内膜癌手术分期有好处。对全子宫切除后偶然发现子宫内膜癌的女性,应根据年龄、组织学与细胞学类型和子宫肿瘤特点评估子宫病灶的风险和复发风险,根据具体情况进行个体化治疗。理想的细胞减灭残余病灶小于 1 cm 能够改善晚期或复发内膜癌患者的无进展生存状况和总体生存状况。

2.治疗方式选择

(1)子宫内膜非典型增生:根据患者年龄和内膜非典型增生程度选择个体化治疗方案。对年轻、未生育或要求保留子宫者,可采用激素治疗,并密切随访(每 3～6 个月行内膜取样);子宫内膜复杂性增生伴有非典型增生,约 40%伴有子宫内膜癌。对于 40 岁以上、无生育要求的患者,如为中或重度非典型增生,建议行筋膜外子宫切除术。肥胖是子宫内膜上皮内瘤样变的高危因素,因此,养成良好的生活习惯是减少子宫内膜病变概率的一个很好的预防手段。

对轻度非典型增生患者可选用醋酸甲羟孕酮(10～30 mg/d),在经前 10 d 周期性服用。对中度以上非典型增生患者建议应用大剂量孕酮(250～500 g/d 或甲地孕酮 80～160 mg/d,或甲基炔诺酮 3～4 mg/d,3 个月)持续治疗,定期进行诊刮或宫腔镜检查、活检,根据子宫指内膜对孕激素治疗的反应决定是否继续进行激素治疗或改用手术治疗。对要求生育者,待子宫内膜正常后可促排卵(氯米芬 50～100 mg,1 次/d,周期 2～3 d。亦可用己酸孕酮 500 mg 肌内注射,每周 2～3 次,3 个月后减量再用 3 个月或用 GnRH-a 或曼月乐)。因中度以上非典型增生恶变率较高,一定要在治疗期间严密随访,宫腔镜检查并非必需,但仍然推荐。系统性孕激素长期治疗的不良反应:水肿、胃肠道症状和血栓栓塞等。

一般来说,即使是早期子宫内膜癌患者也需要切除双侧附件,因为卵巢可能是隐匿转移部位,切除卵巢可降低复发或后续卵巢癌风险。对于子宫内膜非不典型增生,与使用左炔诺孕酮宫内缓释系统和口服避孕药物相比较,治疗效果更好,切除子宫的风险更低。

(2)子宫内膜癌:子宫内膜癌的治疗以手术治疗为主,辅以放疗、化疗和激素类综合治疗。根据患者年龄、全身状况和有无内科合并症及肿瘤的侵及程度、范围综合评估,制订和选择治疗方案。

①肿瘤局限于子宫(Ⅰ期):应行分期手术,对于因内科情况无法耐受手术者,应选用放疗。手术步骤:开腹后应仔细探查盆腹腔情况,冲洗盆腹腔并取盆腹腔冲

洗液送病理细胞学检查。手术方式选择筋膜外子宫切除及双侧附件切除、盆腔及腹主动脉旁淋巴结切除。盆腔及腹主动脉旁淋巴结切除为分期手术中重要的组成部分,目前多行系统切除,尤其是腹主动脉旁淋巴结若有转移分期即为ⅢC,预后极差。筋膜外全子宫切除术应完整切除子宫及宫颈,不强调宫旁及阴道切除范围。手术中要剖视子宫,检查癌肿大小、部位、肌层浸润深度,根据肿瘤分化情况、肌层浸润深度(多为受术中快速病理)决定淋巴结切除与否。很多子宫内膜癌患者多为肥胖或者老年,有内科合并症较多,手术耐受力较差,对这类患者需要根据临床综合判断是否进行分期手术。对于子宫内膜样腺癌 G1 无肌层或浅肌层浸润,因淋巴结转移<1%,可不行淋巴结切除或取样。对于可疑腹主动脉淋巴结旁或者髂总淋巴结转移、明显附件受累、明显盆腔淋巴结转移、全肌层浸润的高级别肿瘤、透明细胞癌、子宫乳头状浆液性腺癌或癌肉瘤患者均需要做腹主动脉旁淋巴结切除。术后辅助治疗的选择一般根据预后高危因素对患者进行低、中、高危分类管理,以指导术后放疗、化疗等辅助治疗。影响预后的高危因素:年龄大于 60 岁、深肌层浸润、低分化、浆液性腺癌或透明细胞癌、脉管浸润。

a.低危组患者:高分化、基层浸润小于 50%,或仅有一个高危因素的子宫内膜癌患者。低危组患者不需要做任何辅助治疗。

b.中危组患者:有 2 个或 2 个以上高危因素的子宫内膜癌患者。对这类患者建议单纯进行阴道后装放疗,因为局部治疗不仅能很好地控制阴道局部复发,关键是还对患者生活质量影响较小。阴道后装放疗已经替代盆腔外照射成为中危组患者标准的辅助治疗模式。

c.高危患者:有 3 个或 3 个以上高危因素,Ⅱ期或Ⅲ期肿瘤患者。对高危组患者给予盆腔外照射和(或)化疗。对手术后出现宫颈受累、淋巴转移、宫外病变以及特殊类型的子宫内膜癌患者,可根据转移部位及病变状况给予放疗、化疗。若仅为宫颈受累(无淋巴结转移或其他部位转移),也可仅给腔内照射。

②肿瘤累及宫颈(Ⅱ期):根据具体情况选用以下推荐术式。

a.广泛性全子宫切除,双侧附件切除,盆腔、腹主动脉旁淋巴结切除。

b.若手术切除困难可做术前放疗后再行筋膜外全子宫、双侧附件切除,盆腔、腹主动脉旁淋巴结切除。

c.先行改良广泛子宫切除,双侧附件切除,盆腔、腹主动脉旁淋巴结切除,再根据手术分期、病理结果,选用必要的术后辅助治疗。对于高龄、内科合并症无法手术的患者,可给予与宫颈癌患者一样的盆腔放疗或腔内后装放疗。

③肿瘤超出子宫(Ⅲ期):术中应行全面探查、多处活检,若病变为腹腔内病变,如附件病变,应先行探查及减瘤术,术中检查病理切片以明确诊断,尽可能切除肿瘤,为术后放疗、化疗创造条件。若发现宫旁、阴道及阴道旁转移,可先行放疗,完

成放疗后详细探查病灶,尽可能切除病灶。若发现腹膜后淋巴结转移,可行淋巴结切除或局部放疗或化疗。有子宫外病变者为复发高危人群,术后一定行辅助放疗及化疗。

④肿瘤累及腹腔或远处转移(Ⅳ期):根据患者有无腹腔外病灶选择不同的治疗方案。

⑤对无腹腔外转移患者,建议行肿瘤细胞减灭术。腹腔转移的Ⅳ期患者能够从没有癌灶残留的肿瘤细胞减灭术中获益。

⑥对有腹腔外转移证据的患者,建议行以铂类药物为基础的全身化疗。对高分化癌和(或)孕激素受体阳性患者可给予激素治疗。晚期和复发病例一样可选取联合化疗。盆腔放疗主要用于控制局部肿瘤生长和(或)治疗局部肿瘤包块引起的阴道出血或疼痛或者由淋巴结受累引起的下肢水肿。短程放疗可有效减少脑和骨转移导致的疼痛。

(二)放疗

放疗分为单纯性放疗、术前放疗及术后放疗。单纯性放疗主要用于晚期或有严重内科疾病、高龄和无法手术的其他期患者。一般,选择按临床分期进行放疗。术前放疗的主要目的是控制、缩小癌灶,创造手术机会或缩小手术范围。术后放疗主要作为手术病理分期具有复发高危因素的患者的重要辅助治疗手段或作为手术范围不足的补充治疗。

(1)单纯性放疗分为腔内照射和体外照射两种。腔内照射(后装):A点及F点总剂量为45～50 Gy,每周1次,6～7次完成。体外照射:40～50 Gy,6周完成。

(2)术前放疗:①全剂量照射:腔内加体外照射同单纯性放疗,完成放疗后8～10周可行单纯全子宫及双侧附件切除术;②腔外照射:腔内照射45～50 Gy,完成放疗后8～10周行手术。部分行腔内术前放疗:A点及F点总剂量不低于20 Gy,分2～3次完成,每周1次,放疗后10～14 d行手术(切除子宫及双附件);③术前体外照射:主要用于不适用腔内照射者(如子宫大小大于妊娠10～12周大小或有腔外播散者)。盆腔外照射剂量为20 Gy,2～3周完成或A点及F点剂量为20 Gy,每周1次,分3次完成。

(3)术后放疗:①术后全盆腔照射:总剂量40～50 Gy,4～6周完成;②腹主动脉旁扩大照射区:总剂量30～40 Gy,3～4周完成。照射前行肾扫描,放疗时应加以屏障(术前已行体外放疗,应减少术后照射剂量)。若采用适形及调强技术,保护好正常组织,对主动脉旁淋巴结转移照射量可达50～60 Gy;③术后腔内放疗:手术范围切除不满意,有癌灶残留或疑有癌灶残留者或者有局部复发高危因素者均可于手术后2周行腔内放疗,总剂量为10～20 Gy,2～3周完成。大量临床资料表明,对Ⅰ期患者,术后辅助放疗仅有ⅠC G3患者可获益,多采用腔内照射。对ⅠB G2、G3,ⅠC G2、G3患者,若无淋巴结转移及宫外病变,术后多不主张采用辅助治疗。

(三)激素治疗

激素治疗用于晚期或复发的子宫内膜癌患者,以高效药物、大剂料量、长疗程为宜,一般4~6周可显效,对癌瘤分化好、孕激素受体阳宽性治疗效果很好,对远处复发者的疗效优于盆腔复发者。用药一般要求疾病1~2年以上,可延长患者的疾病无进展生存期。对于Ⅰ期患者多不采用孕激素治疗。

1.孕激素治疗

孕激素治疗可采用口服甲羟孕酮(MPA)250~500 mg/d、甲地孕酮(MA)80~160 mg/d或氯地孕酮 20~40 mg/d。孕激素治疗总有效率为 25%。实验证明,MPA 剂量>200 mg 不增加有效率,有水钠潴留、体重增加及栓塞增加的危险。

2.抗雌激素药物治疗

他莫昔芬(三苯氧胺)为雌激素拮抗剂,有抗雌激素作用,可使 PR 水平上升,有利于孕激素治疗。用法:口服 20 mg/d,数周后可增加剂量或先用 2~3 周后再用孕激素。在孕激素治疗无效患者中,20%使用他莫昔芬治疗有效。

近年来亦将芳香化酶抑制剂或选择性雌激素受体调节剂用于治疗子宫内膜癌。

(四)化疗

1.多用于特殊病理类型

化疗多用于癌瘤分化差,孕激素受体(PR)、雌激素受体(ER)阴性者;也用于晚期复发癌的辅助治疗。

2.常用化疗方案

化疗方案常用以铂类药物为基础的联合化疗。疗程根据患者病情、全身状况和术后是否放疗等确定,一般推荐3~6个疗程。

第四章

妊娠合并症

第一节 妊娠合并甲状腺疾病

一、妊娠合并甲亢

妊娠合并甲亢包括孕前已确诊的甲亢以及在妊娠期初次诊断的甲亢。由于甲亢所表现的许多症状在妊娠剧吐和子痫前期中也能见到,所以,孕期的诊断和处理可能会比较困难。孕期垂体激素和甲状腺激素水平的生理性变化可能会干扰甲状腺疾病的诊断,而在处理可疑或已确诊的妊娠期甲状腺疾病时也必须考虑到上述妊娠期生理性的变化。

导致甲亢的可能病因包括 Craves 病、结节性甲状腺肿伴甲亢(多结节性毒性甲状腺肿)、自主性高功能性甲状腺腺瘤、碘甲状腺功能亢进症(碘甲亢)、垂体性甲亢、hCG 相关性甲亢。

(一)病因

妊娠期的甲亢主要有两大原因:Graves 病与妊娠一过性甲亢。妊娠一过性甲亢是由于 HCG 过高引起的,这部分患者仅占少数,影响也较小。Graves 病常见于20～40 岁的育龄妇女。通常妊娠时自身免疫处于抑制状态,尤其是妊娠的最后 3个月,Graves 病常可减轻甚至缓解。但仍有许多例外。甲亢和妊娠可相互影响,明显未控制的 Graves 病对孕妇和胎儿均有不利影响(如流产、早产、低体重或畸形),而妊娠可加重甲亢病人心血管负担。轻中度甲亢仍可妊娠。

(二)临床表现

1.临床特征

(1)症状:通常发生在妊娠早期末和妊娠中期初,表现有新陈代谢亢进和类儿茶酚胺样全身反应,包括心悸、心动过速、畏热、多汗、神经过敏、精神衰弱、食欲亢进但消瘦、无力、疲乏、手指震颤和腹泻等。妊娠早期甲亢症状可一过性加重,妊娠中期以后渐趋稳定,但引产、分娩、手术及感染时,又可使症状加重。孕期基础代谢率增加,因此,仅凭症状不能做出甲亢的诊断。

(2)体征

①休息时心率大于 100 次/min。

②弥散性甲状腺肿,可触到震颤,听到血管杂音。

③浸润性突眼。

④手指震颤。

⑤有时血压增高。

⑥消瘦,往往易被妊娠期体重增加所掩盖,但体重不随孕周增长而增加时应给予重视。

⑦四肢近端肌肉消瘦和裂甲病。

2.实验室检查

(1)血清 TT_4:总甲状腺素(TT_4)不受检测方法的影响,在非妊娠人群 TT_4 的参考范围稳定。妊娠对 TT_4 的影响主要是 TBG 较非孕期增加 1.5 倍,TT_4 亦较非孕期增加 1.5 倍。甲亢时 TT_4 明显升高,达到或超过非孕妇正常值上限的 1.5 倍。

(2)血清 TT_3:妊娠后稍增加,甲亢时明显增高。

(3)血清 FT_3、FT_4:为一组比较敏感的指标,直接反映体内甲状腺激素水平。正常妊娠时不增高,甲亢时明显升高。

(4)血清 TSH:一般将 2.5 mIU/L 定为妊娠早期母体 TSH 水平的保守上限值,但因为 TSH 受不同检测试剂影响较大,最好建立地区、孕周特异的 TSH 切点。甲亢时 TSH 明显降低。

(5)血清甲状腺刺激性抗体(TSAb):甲亢患者出现 TSAb 阳性时可诊断 Graves 病。

(三)诊断

多数妊娠合并甲亢者孕前有甲亢病史,诊断已经明确,但也有一些孕妇处在甲亢的早期阶段,其症状与妊娠反应不易鉴别。

(四)治疗

妊娠合并甲亢的治疗,无论对母亲还是胎儿均十分重要,常用 ATD 疗法,也曾推荐应用 β 受体拮抗药和碘化物。必要时可以选择性甲状腺次全切除术。

1.抗甲状腺药(ATD)治疗

治疗甲亢的药物主要有两种:丙硫氧嘧啶(PTU)和甲巯咪唑(MMI)。丙硫氧嘧啶被推荐为妊娠合并甲亢治疗的一线用药,因为甲巯咪唑可能与胎儿发育畸形有关。另外,甲巯咪唑所致的皮肤发育不全较丙硫氧嘧啶多见,所以治疗妊娠期甲亢优先选择丙硫氧嘧啶,甲巯咪唑可作为第二线用药。无论母亲现有 Graves 病还是有既往患病史,对妊娠和胎儿都是一个风险因素。对孕妇 ATD 治疗可能导致胎儿甲减,孕妇促甲状腺素受体抗体(TRAb)通过胎盘可能导致胎儿甲亢。因此,孕妇 ATD 治疗的目标是确保血清 T_4 在正常非妊娠人群参考范围的上限,避免胎儿出现甲减。应密切监测孕妇 T_4 和 TSH 水平,检测 TRAb 滴度水平,必要时进行胎儿超声检查,一般很少需要进行胎儿血样检测。妊娠期 TRAb 滴度正常和未进行 ATD 治疗的孕妇,罕见胎儿甲亢。欧洲常用卡比马唑,它是甲巯咪唑的代谢衍生物。其临床疗效与甲巯咪唑相似。这些药物抑制碘的氧化过程和碘化甲状腺素在甲状腺的合成,使甲状腺素的合成与释放减少。丙硫氧嘧啶和甲巯咪唑对降低血清中甲状腺激素浓度有相似作用。另外,丙硫氧嘧啶还直接抑制外周组织中 T_4 转变为 T_3。甲巯咪唑的血清半衰期为 $6\sim8$ h,而丙硫氧嘧啶为 1 h,由于它们的半衰期不同,丙硫氧嘧啶应每 8 小时给药一次,甲巯咪唑 1 次/d。甲巯咪唑为 $5\sim10$ mg/片剂型,丙硫氧嘧啶为 50 mg/片。甲巯咪唑的效力是丙硫氧嘧啶的 10 倍,因为丙硫氧嘧啶与血浆蛋白结合比例高,胎盘通过率低于甲巯咪唑,丙硫氧嘧啶通过胎盘的量仅是甲巯咪唑的 1/4。

ATD 的不良反应出现在 5% 的患者(主要是皮疹、发热、恶心和瘙痒)。瘙痒可能是甲亢的症状,应详细慎重询问患者在开始 ATD 治疗前是否存在瘙痒,有些患者诉有金属性味觉,不中断治疗这些不良反应亦可消失。用丙硫氧嘧啶替代甲巯咪唑,交叉致敏者罕见,两种药物严重不良反应主要是粒细胞缺乏症,发生率约为 1:300,与用药剂量明显相关。每天甲巯咪唑剂量低于 25 mg 不会出现粒细胞缺乏症。粒细胞减少症是指粒细胞数低于 $(1.8\sim2.0)\times10^9$/L($1\,800\sim2\,000$/mm³),而粒细胞缺乏是指粒细胞数目少于 $(0.5\sim1.0)\times10^9$/L($500\sim1\,000$/mm³)。多数病例症状急性发作,包括发热、咽痛、全身不适及龈炎。这种罕见并发症可见于开始用药治疗 10 天到 4 个月后。在开始治疗前有必要测定淋巴细胞计数,因为 Graves 病常能找到淋巴细胞。应让患者知道潜在的并发症,指导中断用药和一出现相应症状及时看医生。该症需要住院并应用抗生素、糖皮质激素和支持疗法等综合治疗措施。

其他罕见的药物毒性作用包括肝炎、与脑炎相似的症状和血管炎。丙硫氧嘧啶可产生细胞损害,由甲巯咪唑引起的黄疸是胆汁淤积型黄疸。有 ATD 严重并发症的患者,不提倡可选择药物的转换。在妊娠中,甲状腺次全切除术是适应证,术前准备需用 β 受体拮抗药或碘化物治疗。

妊娠时应用两种 ATD 有相似的治疗效果。使用甲巯咪唑后的新生儿并发症是先天性皮肤发育不全。皮损局限于头皮顶部,特征为先天性皮肤缺乏,齿状缘、

"溃疡"损害常能自愈。

ATD 治疗妊娠期甲亢的目标是使用最小有效剂量的 ATD,在尽可能短的时间内达到和维持血清 FT_4 在正常值的上限,避免 ATD 通过胎盘影响胎儿的脑发育。ATD 过量可能产生新生儿甲减及甲状腺肿。孕妇一旦诊断甲亢均应治疗,可疑病例应密切观察,一出现症状或甲状腺试验恶化即开始治疗。有些孕妇随着妊娠进展,由于免疫学的改变,甲状腺试验可能自然转为正常,但甲亢常出现在产后期。

仔细观察疾病的临床发展和甲状腺试验对于妊娠合并甲亢的处理是很重要的。患者应定期随访,在治疗开始最好 2 周 1 次,每次均行甲状腺试验。妊娠早期控制甲亢可防止母亲严重的并发症,例如:早产、毒血症、充血性心力衰竭和甲状腺危象。甲亢未受控制的患者,会发生胎盘早剥,有严重症状的患者建议住院。

ATD 的起始剂量是丙硫氧嘧啶 50～100 mg,3 次/d 或甲巯咪唑 10～20 mg,1 次/d 口服,监测甲状腺功能,及时减少药物剂量。大多数患者丙硫氧嘧啶不超过 150 mg,3 次/d 或甲巯咪唑不超过 20 mg,1 次/d。有较大甲状腺肿、较长病史及较多症状者可适当加量。患者每 2 周复查 1 次,血清 FT_4 和 FT_4I 的浓度将有改善,在首次治疗后 3～8 周,甲状腺试验可正常。血清 FT_4、FT_4I 是观测对 ATD 治疗反应的最好试验。据报道,血清 FT_4 或 FT_3I 用于调整 ATD 剂量是不恰当的,因在母血中 FT_3 水平与脐带血中 FT_4、FT_3 的浓度无相关性,在经过硫脲类开始治疗后,母体内 FT_4 的正常化早于 FT_3,母血中 FT_4 和脐带血中 FT_4 有较大相关性。当母体内 FT_3 正常时,有 ATD 治疗过量的危险。在母血 FT_4 水平正常后几周到几月,母血中 TSH 保持较低水平。所以在 ATD 治疗的前 2 个月测定血清 TSH 没有帮助。此后,血清 TSH 的测定用于估计甲状腺功能状态与 ATD 剂量关系。正常的血 TSH 是对治疗反应良好的指标。此时,ATD 可减量,甚至可在妊娠最后几周停药。TSH 测定对应用 ATD 患者的首次随诊有帮助,若 TSH 正常可减少 ATD 剂量。

如前所述,症状轻,病程短者对治疗反应较快。体重增加,脉率降低是治疗效果好的体征。然而,脉率的估计受使用 β 受体拮抗药的限制。

一旦甲状腺试验结果改善,ATD 剂量即可减半。如果甲状腺试验继续改善,随着患者症状改善,ATD 剂量可进一步减少。治疗目的是使用最小剂量的 ATD 保持血 FT_4I、FT_4 水平在正常上限范围内。当患者甲状腺功能正常,继续使用小剂量 ATD:丙硫氧嘧啶 50～100 mg 或甲巯咪唑 5～10 mg,几周后 ATD 可停药。约 30％甲亢患者 ATD 可于妊娠 32～36 周或再早些时间停药,为防复发连续治疗达妊娠 32 周是可取的。

由结节性(多发或单纯)甲状腺肿大引起的甲亢治疗与 Graves 病相似,有报告单纯毒性腺瘤引起的甲亢的治疗是在妊娠达 13 周后,在超声指导下经皮注射无水乙醇(95％浓度)4 次,3 mL/次无菌乙醇,每 3 d 注射 1 次,患者在 2 周内甲状腺功能正常。

1 例由垂体分泌 TSH 过多引起甲亢病例,接受连续皮下注射奥曲肽治疗后甲亢缓解,垂体瘤变小,怀孕后中断奥曲肽治疗。奥曲肽是一种生长激素释放抑制因子的一种长效类似物,但甲亢在 6 个月再发,再次治疗至分娩,婴儿甲状腺功能正常,体重 3 300 g,且无先天畸形。病例特点是有临床甲亢症状与体征,患者可出现垂体瘤引起的面部损害,如头痛、视野缺损。甲状腺素增高和 TSH 增高。

2.甲状腺素加抗甲状腺治疗

如前所述,妊娠合并甲亢需要联合治疗,即甲状腺素加抗甲状腺联合治疗,加入左甲状腺素可降低产后甲状腺炎发生率。确切效果尚需要证实。

3.β 受体拮抗药

β 受体拮抗药对控制高代谢综合征很有效,它在与 ATD 联合应用时,仅用几周即使症状减轻。普萘洛尔的常用量为每 6～8 小时服 20～40 mg,阿替洛尔为 25～50 mg,2 次/d,治疗几天症状即改善,维持剂量要保持心率在 70～90 次/min。可单独应用或用于甲状腺次全切除术的术前准备。外科手术后必须应用 β 受体拮抗药,以防发生甲状腺危象。因为普萘洛尔能引起胎儿宫内发育迟缓、产程延长、新生儿心动过缓等并发症,故不提倡长期应用该药。应用 β 受体拮抗药也会使自发流产率增高。

4.碘化物

妊娠期禁忌使用碘化物,因为它与新生儿甲减和甲状腺肿有关。仅在手术前准备的短时间内或处理甲状腺危象时应用碘化物对新生儿无危险。最近,给一组轻度甲亢孕妇 6～40 mg/d 碘化物。其中,70％碘化物仅用于妊娠晚期(7～9 个月)。甲状腺试验保持在正常上限或轻微升高。出生的新生儿均正常,无明显新生儿甲减。胎儿中仅有 2 例出现短暂脐血 TSH 升高。

5.外科

部分妊娠甲亢需要手术治疗。术前计划妊娠的甲亢患者需要服用丙硫氧嘧啶、普萘洛尔和碘制剂。外科手术虽是控制甲亢的有效方法,但仅适用于 ATD 治疗效果不佳,对 ATD 过敏或者甲状腺肿大明显,需要大剂量 ATD 才能控制甲亢时。手术时机一般选择在妊娠 4～6 个月。妊娠早期和晚期手术容易引起流产和早产。术后要保持甲状腺功能正常。甲状腺次全切除术后提倡测 TRAb 的滴度,高滴度预示胎儿发生甲亢,如果胎儿甲亢诊断成立,给母亲的 ATD 将有效控制胎儿心动过速,使其生长正常化。

6.母乳喂养

近二十年的研究表明,哺乳期应用 ATD 对于后代是安全的,使用丙硫氧嘧啶 150 mg/d 或甲巯咪唑 10 mg/d 对婴儿脑发育没有明显影响,但是应当监测婴儿的甲状腺功能;哺乳期应用 ATD 进行治疗的母亲,其后代未发现有粒细胞减少、肝功损害等并发症。母亲应该在哺乳完毕后,服用 ATD,之后要间隔 3～4 h 再进行下一次哺乳。甲巯咪唑的乳汁排泌量是丙硫氧嘧啶的 7 倍,所以哺乳期治疗甲亢,丙硫氧嘧啶应当作为首选。

妊娠期和哺乳期禁用放射性碘,特别是孕 12 周之后,因为此时胎儿甲状腺很易聚集碘化物。育龄妇女在行[131]I 治疗前一定确定未孕。如果选择[131]I 治疗,治疗后的 6 个月内应当避免怀孕。偶有妊娠头 3 个月粗心应用[131]I 者,用药前做妊娠试验很有必要。建议患者在月经周期开始 2 周后接受治疗。如母亲在妊娠前 12 周内接受[131]I 治疗,会发生先天畸形和(或)先天性甲减。若治疗在 12 周后,则很可能发生甲减,若未终止妊娠,建议应用丙硫氧嘧啶 7～10 d,以减小碘化物循环的影响,降低胎儿的放射性暴露危险。

7.甲亢发作或危象

甲状腺危象是一种危及生命的情况,患者在应激情况下发展为甲状腺毒症,例如严重感染、麻醉药物应用、劳累、外科手术、停用 ATD 或[131]I 治疗后,它表现为甲亢症群的恶化,若存在甲亢的严重症状,应考虑本病;体温升高和脑神经系统的改变,包括易兴奋、严重震颤、焦急不安、智力状态改变及从定向力障碍到明显的精神失常或昏迷,若出现智力改变需要做出甲状腺亢进症状发作的诊断。心血管系统症状包括心悸、充血性心力衰竭、快速心律失常或房颤。恶心、呕吐和腹泻也不少见。实验室检查对甲状腺亢进发作的诊断无帮助。可发现白细胞过多、肝酶升高、高钙血症等。妊娠合并甲亢发作的发病率为 1%～2%,它常由先兆子痫、胎盘早剥、充血性心衰、感染及劳累触发。未治疗的妊娠合并甲亢发生甲状腺危象的危险性增大,以及应激状态下甲亢控制不良者易发甲状腺危象。

在应用 ATD 之前,甲状腺危象出现在甲状腺切除术后,若妊娠期行手术,则应在用 ATD 使甲状腺功能正常后手术,β 受体拮抗药与 ATD 合用或用于 ATD 过敏者。

甲亢发作治疗包括一般与特殊方法,患者应受特殊护理。首先弄清诱发因素,控制体温方法包括一条凉毛毯或海绵吸温水,酒精擦浴,不宜用水杨酸类,可用对乙酰氨基酚 10～20 g 直肠给药,每 3～4 小时 1 次,神经系统障碍用氯丙嗪 25～50 mg,哌替啶 25～50 mg,每 4～6 小时 1 次,体外物理降温防止颤抖。特殊 ATD 包括降低由甲状腺释放的甲状腺激素方法和阻止其在外周组织的作用。丙硫氧嘧啶因能阻止 T_4 转化为 T_3,300～600 mg 负荷量口服、鼻饲或直肠栓剂给药,以后每 6 小时给予 150～300 mg。以前对丙硫氧嘧啶有变态反应者,可应用一半剂量的甲巯咪唑,碘化物对阻止甲状腺素的释放有速效,在应用 ATD 之后 1～3 h 给予,以防止激素存留在甲状腺内,复方碘化物 30～60 滴/d,分 3 次给予或口服饱和碘化钾 3 滴,3 次/d,连用几天。若口服不耐受,可静脉给予碘化钠 0.5 g 每 12 小时 1 次。另一种选择是通过口服碘化胆囊造影剂,例如碘泊酸钠。地塞米松磷酸盐 8 mg,每天分次服用或氢化可的松琥珀酸钠 300 mg 每天或同等剂量的泼尼松 60 mg,对阻止外周组织的 T_4 转化为 T_3 有效。还可防止潜在的急性肾上腺功能不全。以 1 mg/min 的速度静脉滴注普萘洛尔用于控制脉率。若达到 10 mg,应持续心电监护,若有耐受则给予口服 40～60 mg,每 6 小时 1 次。在妊娠 24～28 周后应持续胎儿心电监护到甲状腺危象纠正后,直到分娩或心血管系统及代谢功能达正常。在分娩后建议用 ^{131}I 部分破坏术。在妊娠 24 周前,甲状腺功能达正常者也可手术。通过积极处理,死亡率降到小于 20%。

二、妊娠合并甲减

(一)病因

(1)原发性甲状腺功能减退:最常见,由于甲状腺本身病变所导致的甲状腺功能减退,包括破坏性损害,如甲亢同位素治疗后、甲状腺手术后、慢性淋巴细胞性甲状腺炎;甲状腺激素合成障碍,如缺碘性地方性甲状腺肿、碘过多等;先天性,如先天性甲状腺发育不良、异位甲状腺等。

(2)下丘脑或垂体病变引起的继发性甲减:如垂体或下丘脑肿瘤、垂体手术或放射治疗后等。

(3)甲状腺激素不敏感综合征。

(二)临床表现

1.临床特征

(1)症状:妊娠合并甲减的症状,最常见的有怕冷、疲乏、软弱、无力、嗜睡、神情淡漠、情绪抑郁、反应缓慢,还可出现脱发、皮肤干燥、出汗少,虽食欲差但体重仍有增加。肌肉强直疼痛,可能出现手指和手有疼痛与烧灼感,或麻刺样异常感觉,心搏缓慢而弱,心音降低,少数有心悸、气促,声音低沉或嘶哑,深腱反射迟缓期延长。胎儿宫内发育迟缓。也有少数患者无明显的临床症状。

(2)体征:行动、言语迟钝,皮肤苍白、干燥、无弹性,晚期皮肤呈非凹陷性水肿,毛发稀少干枯,无光泽。甲状腺呈弥漫性或结节状肿大。跟腱反射减弱。心动过缓,心音低弱。

2.辅助检查

(1)血清促甲状腺激素(TSH)检查:是诊断原发性甲减最好的指标。在原发性甲减的初级阶段即可依赖 TSH 水平明确诊断。TSH 高于妊娠期参考值上限。可参考以下标准:妊娠早期 0.1～2.5 mIU/L,妊娠中期 0.2～3.0 mIU/L,妊娠晚期 0.3～3.0 mIU/L。

(2)血清 FT4 检查:血清 FT4 值低于妊娠期参考值下限。

(3)血常规检查:甲减患者常有贫血(30%～40%)。由于红细胞生成率下降,故多为正细胞性贫血;也有因维生素 B_{12} 或叶酸缺乏而出现巨幼红细胞性贫血;如出现小细胞性贫血则多为同时存在缺铁所致。白细胞及血小板计数基本正常,但偶有因血小板功能异常而易发生出血。

(4)其他生化检查:常发现血脂及肌酐、磷酸激酶浓度升高。肝功能检查亦可有轻度异常。总胆固醇、低密度脂蛋白胆固醇、肌酸肌酶升高。慢性淋巴细胞性甲状腺炎者球蛋白抗体(TgAb)、抗甲状腺过氧化物酶抗体(TPOAb)明显升高。

(三)诊断

1.高危人群的筛查

(1)妊娠前已服用甲状腺激素制剂者。

(2)有甲亢、甲减、产后甲状腺炎、甲状腺部分切除及 ^{131}I 治疗史者。

(3)有甲状腺病家族史者。

(4)已知存在甲状腺自身抗体者。

(5)甲状腺肿大者。

(6)提示存在甲减症状或体征者。

(7)1 型糖尿病患者。

(8)患有其他自身免疫疾病者。

(9)曾有颈部不适病史者。

(10)不育病史者。

2.临床表现与辅助检查

症状及体征:主要有全身疲乏、困倦、记忆力减退、食欲减退、声音嘶哑、便秘、言语徐缓和精神活动迟钝等。水肿主要在面部,特别是眼眶周围的肿胀,眼睑肿胀并下垂,面部表情呆滞,头发稀疏,皮肤干燥,出汗少,低体温,下肢黏液性水肿,非凹陷性。严重者出现心脏扩大、心包积液、心动过缓和腱反射迟钝等。先天性甲减开始治疗较晚的患者,身材矮小。

甲状腺功能的检查:①亚临床甲减:TSH>2.5 mU/L,FT_4 正常;②临床甲减:TSH>2.5 mU/L,FT_4 降低,结合症状可诊断;③低 T_4 血症:TSH 正常(0.3～2.5 mU/L),仅 TT_4 低于 100 nmol/L(7.8 μg/dL)或 FT_4 降低。这里仍将 2.5 mIU/L 定为妊娠早期母体 TSH 水平的保守上限值,最好用地区、孕周特异的 TSH 切点诊断。随孕程进展,FT$_4$ 水平逐渐下降,至孕晚期,血清 FT$_4$ 水平通常低于非孕女性正常值。目前,尚无孕期特异 FT$_4$ 的参考范围及特异诊断方法,国际推荐应用 TT$_4$ 评估孕妇甲状腺功能。

(四)治疗

1.妊娠前

甲减患者常以不孕为主诉就诊。这些患者应推迟怀孕直到药物水平达到维持量可以考虑受孕。缺碘地区孕妇适当补碘,以防止胎儿甲减发生。

2.妊娠期

(1)妊娠前已经确诊的甲减:准备妊娠应调整左甲状腺素钠(L-T$_4$)剂量,使血清 TSH 达到妊娠期正常值范围后再考虑妊娠,妊娠期间密切监测甲状腺功能。

(2)既往无甲减病史,妊娠期间诊断的甲减:一旦诊断就需要立即开始治疗,使血清 TSH 尽快(在妊娠 8 周之内)达到 2.5 mU/L 以内。国外部分学者提出 TSH 应在 0.3～2.5 mU/L。每 2～4 周测定 TSH、FT$_4$、TT$_4$,根据检验结果,调整左甲状腺素钠剂量。TSH 达标后,每 4～8 周监测甲状腺功能,以维持激素水平的稳定。

(3)亚临床甲减、低 T$_4$ 血症和 TPOAb 阳性孕妇:尚无统一意见,有学者认为孕期亚临床甲减及低 T$_4$ 血症也应积极干预,使 TSH<2.5 mU/L,FT$_4$ 在正常范围。

3.围生期

甲减孕妇常易合并过期妊娠,40 周后开始引产。临产分娩时,给予产妇氧气吸入,鼓励进食,产程中行胎心监护,第二产程时,先天性甲减孕妇多数有腹直肌力量不足,不能很好增加腹压,必要时应用器械助产。做好新生儿复苏准备,产时留脐带血检查甲状腺功能。注意产后出血,给予宫缩剂。产后继续进行甲状腺素治疗,甲状腺素基本不通过乳汁,可以哺乳。

产褥期甲状腺功能变化较大,应及时调整药物剂量,抗甲状腺抗体阳性患者产后可能会有病情加重,亚临床状态转为临床阶段。

4.新生儿出生后甲状腺功能的检查

孕妇血中 TGAb 和 TPOAb 均可通过胎盘,导致胎儿甲减,影响胎儿发育。大多数甲减患儿症状轻微,T$_4$ 及 TSH 的测定是目前筛选甲减的主要方法,当出现 T$_4$ 降低、TSH 升高时,则可确诊为新生儿甲减。确诊后需用甲状腺激素治疗,应使血清 TT$_4$ 水平尽快达到正常范围,并维持在新生儿正常值上 1/3 范围,即 100～160 μg/L。一过性新生儿甲减一般维持 2～3 年。

第二节 妊娠合并贫血

一、妊娠合并缺铁性贫血

贫血是妊娠期常见的合并症。世界卫生组织(WHO)标准为,孕妇外周血血红蛋白≤110 g/L 及血细胞比容<0.33 为妊娠期贫血。最近 WHO 资料表明,50%以上孕妇合并贫血,缺铁性贫血是妊娠期最常见的贫血,占妊娠期贫血的 95%。由于胎儿生长发育及妊娠期血容量增加,对铁的需要量增加,尤其在后半期,孕妇对铁摄取不足或吸收不良都可引起贫血。

(一)病因

(1)妊娠期铁的需要量增加。

(2)妇女体内储备铁不足。

(3)食物中铁的摄入不够。

(4)妊娠前及妊娠后的疾病,如慢性感染、寄生虫病、肝肾疾病、妊娠期高血压疾病、产前产后出血等,均可使铁的贮存、利用和代谢发生障碍,铁的需求或丢失过多,还可影响红细胞的生成过程或贫血的治疗效果。

(二)临床表现

1.临床特征

(1)有引起缺铁性贫血的原发病史和并发症的表现:缺铁性贫血可因许多慢性病引起,例如慢性胃炎、胃酸缺乏、慢性肝病、慢性失血(肠钩虫病)等。缺铁时,肝的生长发育减慢,肝内 DNA 合成受抑制,无机盐代谢紊乱,导致滞留铅,增加镁、钴的吸收;血内维生素 C 含量减少。患者免疫力降低,易受感染等。

(2)贫血本身的表现:初期仅组织贮备的铁蛋白及含铁血黄素减少,但红细胞数量、血红蛋白含量及血清铁均维持在正常范围内。细胞内含铁酶类亦不减少,故无任何贫血的临床表现,称为隐性缺铁阶段。当消耗贮存铁后,血清铁开始下降,红细胞数与血红蛋白量亦减少后,骨髓幼红细胞可利用的铁减少,则呈正细胞性贫血,可有轻度贫血表现,称早期缺铁性贫血。当骨髓幼红细胞可利用铁完全缺乏,各种细胞内含铁酶类亦渐缺乏,骨髓中红细胞系呈代偿性增生,出现细胞低色素性贫血。血清铁显著下降,则出现明显的贫血表现,例如头昏、头痛、乏力、倦怠、耳鸣、眼花、记忆减退。心悸气短、水肿,严重者可发生充血性心衰,即为重度缺铁性贫血。

(3)细胞含铁酶类减少,引起细胞功能改变的临床表现:①如果胃黏膜功能低下,胃酸分泌则减少或呈萎缩性胃炎,使铁质吸收困难,而贫血进一步加重;②如果皮肤上皮细胞功能降低,同时伴有胱氨酸缺乏,则出现指(趾)甲扁平、不光泽、脆薄易裂及反甲等。皮肤干燥、皱褶、萎缩,头发蓬松、干燥少泽、易脱落。还有人可有异食癖,喜食生米、泥土、煤渣等。给铁剂后,症状好转或消失。

2.实验室检查

(1)血常规:血常规呈小细胞低色素性贫血。平均红细胞体积(MCV)低于80 fl,平均红细胞血红蛋白量(MCH)<27 pg,平均红细胞血红蛋白浓度(MCHC)<32%。血片中可见红细胞体积小,中央淡染区扩大。网织红细胞计数多正常或轻度增高。白细胞和血小板计数可正常或减低。

(2)骨髓象:红系造血呈轻度或中度活跃,以中晚幼红细胞增生为主,骨髓铁染色可见细胞内外铁均减少,尤以细胞外铁减少明显。

(3)铁代谢:血清铁低于 8.95 μmol/L,总铁结合力升高,>64.44 μmol/L;运铁蛋白饱和度降低,小于 15%,可溶性运铁蛋白受体(sTfR)浓度超过 8 mg/L。血清铁蛋白低于 12 μg/L。骨髓涂片用亚铁氰化钾(普鲁士蓝反应)染色后,在骨髓小粒中无深蓝色的含铁血黄素颗粒;在幼红细胞内铁小粒减少或消失,铁粒幼红细胞少于 15%。

(4)红细胞内卟啉代谢:红细胞游离原卟啉(FEP)>0.9 mmol/L(全血),锌原卟啉(ZPP)>0.9 μmol/L(全血)。

(三)诊断及鉴别诊断

根据以上临床表现与实验室检查以及患者对补充铁剂效果好等即可诊断,但需要进一步追查缺铁原因,并与下列疾病鉴别。

1.慢性感染性贫血

多为正色素性小细胞性贫血,血清铁及总铁结合力均降低,但骨髓铁增多,骨髓幼红细胞常有中毒性改变。

2.铁粒幼细胞性贫血

由于血红素在幼红细胞线粒体内的合成发生障碍,引起铁利用障碍,而致贫血。血片上有的红细胞为正色素性,有的为低色素性。血清铁升高,总铁结合力下降,铁饱和度增高,骨髓内细胞外铁增加,出现环形铁粒幼细胞。

3.地中海贫血

有家族史,脾大,血片上见较多靶细胞以及血清及骨髓铁均增多,血红蛋白电泳异常。

(四)妊娠与分娩对缺铁性贫血的影响

妊娠期体内贮铁的代谢变化较少。在妊娠的前半期,胎儿发育慢,需铁量少,一般食物中的铁已足够需要,不需要动用孕妇的贮备铁。但在妊娠的后半期,胎儿迅速发育,胎儿的红细胞及血红蛋白量亦增加,特别是妊娠足月时,胎儿需铁量大增,可至 275 mg(孕妇的血浆需铁 500 mg)。若饮食中铁的补充不足,势必动用贮备铁。如果从饮食中可摄取 17mg 铁,则需用贮备铁 258 mg。实际上从饮食中是很难摄取 17mg 铁的。那么,需用的贮备铁则大大增加。同时分娩时的失血(有人统计,平均约失铁 175 mg)及胎盘血量含铁 150 mg,总共丧失铁 325 mg,使原无缺铁性贫血的孕妇发生了缺铁性贫血,而原有缺铁性贫血者的病情则加重。

(五)缺铁性贫血对孕妇及胎儿的影响

缺铁性贫血对孕妇及胎儿的影响与其他血红蛋白量低、携氧量少的贫血大致相同。

1.贫血对孕妇的影响

(1)影响孕妇最大者,为贫血所致的循环系统的改变,严重时可引起心力衰竭。当血红蛋白下降时,为了代偿组织的缺氧,血浆容量、心排血量及血液速度均增加,周围阻力下降,血红蛋白氧分离曲线向右移。当血红蛋白下降至机体不能继续代偿时,则要求更大的心排血量,而出现心力衰竭。若孕妇除贫血外,无其他并发症,一般在血红蛋白下降至 40～50 g/L 时始发生心力衰竭。如果并发感染、妊娠高血压综合征以及分娩负担,则血红蛋白虽在 40～50 g/L 以上,亦可发生心力衰竭。若同时伴有任何原因的出血,极易导致休克,甚至死亡。在全血减少,血小板 $< 5.0 \times 10^9$/L,血细胞比容 $< 12\%$ 时,发生流产或分娩者很少能存活。当即死亡的原因是出血、感染与低钾血症。如果并发先兆子痫、子痫或静脉血栓形成,其预后将更差。

(2)贫血孕妇不能耐受出血。失血可影响贫血孕妇的组织氧化过程。如遇有出血,贫血孕妇比一般孕妇易发生休克。因贫血出血致死亡者占孕产妇死亡的 $20\% \sim 30\%$。

(3)贫血孕妇的妊娠高血压综合征发生率较非贫血者高出两倍。

(4)贫血与感染的关系:贫血使孕妇抵抗力降低,将增加产褥感染率。近年来认为伴有严重蛋白质缺乏者,其抗体形成与巨噬细胞的活力均减低,是其抵抗力下降的原因之一。其次,贫血者的组织灌注不足与缺氧,亦可降低抗御细菌入侵的能力。故严重贫血者,手术无菌切口亦易感染。

(5)贫血者对产时与手术时的失血与麻醉的耐受性亦较差。

2.贫血对胎儿的影响

(1)胎儿宫内发育迟缓、早产、血或尿雌三醇(E_3)低值、围生儿死亡率增高。胎儿宫内死亡率增多 6 倍,50% 由于缺氧死亡。

（2）临产时，胎儿窘迫率可高达36.5％。羊水氧张力下降，故妊娠期贫血者，胎儿在宫内窘迫的基础上，在出生时发生新生儿窒息也增多，有时甚至发生死产。胎盘为了代偿宫内的贫血缺氧而有组织增生，重量明显增加，故巨大胎盘率亦增高。

（六）治疗

原则是补充铁剂和去除导致缺铁性贫血的原因。对有特殊病因者，应同时针对原因治疗。例如因肠钩虫病引起的贫血者，应同时驱虫；因疟疾引起的贫血，亦应抗疟治疗。但应用的药物应注意选用对胎儿影响较小者。

一般性治疗包括增加营养和食用含铁丰富的食物，对胃肠道功能紊乱和消化不良给予对症处理等。在产前检查时，每个孕妇必须检测血常规，尤其在妊娠的后期应重复检查。妊娠4个月起应常规补充铁剂，每日口服硫酸亚铁0.3 g，直至妊娠足月。

1.补充铁剂

首选口服铁剂，如硫酸亚铁0.3 g，3次/d或右旋糖酐铁50 mg，2～3次/d。餐后服用胃肠道反应小且易耐受。应注意，进食谷类、乳类和茶等会抑制铁剂的吸收，鱼、肉类、维生素C可加强铁剂的吸收。口服铁剂有效的表现先是外周血网织红细胞增多，高峰在开始服药后5～10 d，2周后血红蛋白浓度上升，一般2个月左右恢复正常。铁剂治疗应在血红蛋白恢复正常后至少持续4～6个月，待铁蛋白正常后停药。若口服铁剂不能耐受或吸收障碍，可用右旋糖酐铁肌内注射，50 mg/次，每日或隔日1次，缓慢注射，注意过敏反应。注射用铁的总需量（mg）＝（需达到的血红蛋白浓度－患者的血红蛋白浓度）×0.33×患者体重（kg）。

服用硫酸亚铁时，须注意以下几点：①先从小剂量开始，由于孕中、后期，铁的吸收率增加，可持续用小剂量（0.1～0.2 g/d）分两次服，即可满足预防与治疗需要；②饭后服用，同时服胃蛋白酶合剂，以减少反应；③同时服用维生素C 100 mg，3次/d或用胃蛋白酶合剂，可促进铁的吸收；④服药前后1 h禁喝茶；⑤如有胃溃疡，并用抗酸药时，须与铁剂交错时间服；⑥应向患者说明服某些铁剂后，将出现黑便；⑦治疗3个月，血红蛋白仍低，应考虑是否误诊、服用错误或有其他出血与合并症；⑧胃肠反应重不能耐受或贫血严重者，可改用右旋糖酐铁或山梨醇铁注射用铁剂。维铁缓释片（福乃得）是一种含多种促进铁吸收剂的铁剂，临床应用不良反应少，效果较可靠。

2.输血

当血红蛋白＜60 g/L时，接近预产期或短期内需要行剖宫产术者，应少量多次输血，以避免加重心脏负担诱发急性左心衰竭。有条件者输浓缩红细胞。

3.产时及产后的处理

中、重度贫血产妇临产后应配血备用。酌情给维生素K₁、肾上腺色腙、维生素

C 等。严密监护产程,防止产程过长,可阴道助产缩短第二产程,但应避免产伤的发生。积极预防产后出血,当胎儿前肩娩出后,肌内注射或静脉注射缩宫素 10 U 或麦角新碱 0.2 mg 或当胎儿娩出后肛门置入卡前列甲酯栓 1 mg。出血多时应及时输血。产程中严格无菌操作,产后应用广谱抗生素预防感染。

二、妊娠合并再生障碍性贫血

妊娠合并再生障碍性贫血(PAAA)指患者既往无贫血病史,仅在妊娠期发生的再生障碍性贫血,是一种罕见而又严重的疾病,发病率为 0.029%～0.080%。本病以贫血为主,同时伴有血小板减少、白细胞减少和骨髓细胞增生明显低下。

(一)病因

再生障碍性贫血的病因较为复杂,半数病人系原因不明的原发性再生障碍性贫血。再障好发于青壮年,占全部病例的 70% 以上,少数女性患者在妊娠期发病,分娩后缓解,再次妊娠时再发。动物实验证明,大剂量雌激素可抑制骨髓造血功能,因此,有人认为再生障碍性贫血与妊娠有关。但是多数学者认为妊娠和再生障碍性贫血两者之间并无必然的联系,而是偶然巧合。

继发性再生障碍性贫血常与以下因素有关:①物理、化学因素。②药物因素。③感染因素。④其他因素:部分再生障碍性贫血病人与免疫机制存在一定关系。有的与遗传因素有关,如遗传性再生不良性贫血是一种罕见的常染色体隐性遗传性疾病,除骨髓增生不良外,可伴有多种先天性畸形和染色体异常。

再障的主要发病环节在于异常免疫反应,造血干细胞数量减少和(或)功能异常,支持造血的微环境缺陷亦介入了再障的发生发展过程。①异常免疫反应损伤造血干/祖细胞。②造血干细胞减少或缺陷。③造血微环境的缺陷。

(二)临床表现及诊断

PAAA 为既往无贫血史、无不良环境和有害物质接触史,仅在妊娠期出现的再障。表现为妊娠期的血象减低和骨髓增生低下,而妊娠前及妊娠终止后的血象是正常的。临床上主要表现为不明原因的、进行性加重的、不易治愈的贫血,可在孕期的各阶段发病。随着贫血的加重,患者会出现牙龈出血、鼻出血、皮下出血点和紫癜等,严重者感全身乏力、头晕、头痛和反复感染。外周末梢血检查呈现全血细胞减少,主要特点是血小板的减少最为明显,但确诊必须有赖于骨髓穿刺涂片检查。

(三)治疗

对合并再障孕妇的治疗,主要包括支持疗法、免疫抑制疗法、骨髓和造血干细胞移植以及抗感染治疗。

1.支持疗法

根据孕妇血细胞降低的程度,采取输全血或成分输血。患者的血红蛋白<60 g/L,对母儿会产生严重的影响,此时应采用少量、多次输红细胞悬浮液或全血,使临产前血红蛋白达到80 g/L,增加对产后出血的耐受力。对于严重感染患者,在使用抗生素的同时,可输入粒细胞成分血,增加机体抗感染能力,粒细胞最好在采血后6 h内输入。如孕妇血小板<20×10⁹/L,应在临产前或术前输血小板成分血,使血小板至少达到<50×10⁹/L以防止产时和产后大出血。

2.免疫抑制疗法

该疗法主要适用于未找到合适的骨髓移植供体的患者,应用的药物包括抗胸腺细胞球蛋白、环孢素A、甲泼尼龙等。

3.骨髓移植和造血干细胞移植治疗

骨髓移植在免疫抑制疗法几个月之后实施,目前已有骨髓移植后患者成功妊娠的报道,但还缺乏孕期造血干细胞移植治疗再障成功的资料。

4.妊娠不同时期的治疗

(1)妊娠早期:重型再障患者应考虑终止妊娠,并在人工流产前应对各种并发症有所准备。不依赖输血而血红蛋白水平能经常维持在70 g/L以上者,如患者坚持,可考虑继续妊娠,仅采用单纯支持和对症治疗,妊娠结束后若无自发缓解,立即开始正规治疗。

(2)妊娠中期:此期治疗最为棘手。若此时终止妊娠,并不能减少再障病死率,主要是由于中期引产出血、感染机会远较自然分娩为多。此阶段支持治疗是主要选择。通过输血使血红蛋白水平维持在80 g/L以上,避免对胎儿生长发育产生严重影响。单纯支持治疗难以维持者可考虑抗胸腺细胞球蛋白或抗淋巴细胞球蛋白(ATG/ALG)合并甲泼尼龙的免疫抑制治疗,尤其是治疗前免疫球蛋白水平较高或既往的再障加重者。有些学者主张加用胎肝细胞输注,可有部分疗效,减少对输血的依赖。加用环孢素应谨慎,一般作为二线药物或终止妊娠后用药。

(3)妊娠晚期:以支持为主,严格定期随访血象,一旦胎儿成熟情况允许,应予以终止妊娠。剖宫产应较自然分娩更为理想。出血明显时,应同时切除子宫。自然分娩者应缩短第二产程,避免过度用力导致重要脏器出血;胎头娩出后可适当加用缩宫素。产后观察期不宜过长,一般2个月以后无自发性缓解者应给予包括骨髓移植在内的各种积极治疗。

三、妊娠合并巨幼细胞贫血

妊娠期巨幼细胞贫血又称为营养性巨幼细胞贫血,占所有贫血的7%~8%。主要由于叶酸和维生素B₂缺乏而成。正常非孕期叶酸每日需要量400 μg,妊娠晚期 800 μg,哺乳期 600 μg。由于妊娠时胃酸分泌减少,胃肠蠕动减少,功能降低而影响叶酸摄取。加之孕期肾小管重吸收叶酸减少,致使尿中叶酸排出量增加,故妊娠期血清叶酸含量减少,易发生巨幼细胞贫血。

(一)病因

本病主要是营养不良和叶酸缺乏所致,而极少部分由维生素 B_{12} 缺乏引起。叶酸和维生素 B_{12} 都是合成 DNA 过程中重要辅酶。叶酸本身无活性,有辅酶作用的是四氢叶酸。四氢叶酸是由二氢叶酸经叶酸还原酶的作用而生成,其性质很不稳定,易被氧化。因此凡能阻止四氢叶酸生成,使叶酸代谢发生障碍均可发生此病。当其缺乏时,DNA 合成障碍,全身多种组织均可受累,但以造血组织最为严重,引起幼红细胞增殖成熟障碍,骨髓内出现形态上和功能上均异常的巨幼红细胞。这些异常的巨幼红细胞寿命较正常短,往往被过早破坏,也是造成贫血的因素。

(二)临床表现

1.症状

(1)贫血症状:常在妊娠中、后期发病,多为中度或重度。临床症状随贫血程度加重而加重,表现为软弱无力、头晕、眼花、表情淡漠,活动后心悸气短,严重时甚至可发生心力衰竭。

(2)消化道症状:食欲缺乏、恶心、呕吐、腹泻、腹胀等消化不良的症状,严重者可见急性舌炎,舌部有灼痛感,味觉异常,尤其在进食时可有舌尖和舌边缘疼痛明显。

(3)周围神经炎症状:因维生素 B_{12} 缺乏而发生。表现为乏力、手足麻木、感觉障碍、行走困难等周围神经炎及亚急性或慢性脊髓后束、侧束联合病变等神经系统症状。

(4)精神症状:有的患者可有精神症状,如妄想、忧郁等。

(5)其他:妊娠期重症患者可引起流产、早产、胎儿宫内发育不良或死胎,有明显的出血和感染的倾向,胎儿的神经管畸形发生率明显增加。

2.体征

(1)皮肤黏膜苍白、干燥,水肿,低热,表情淡漠,活动后有气急、心动过速甚至可发生心力衰竭。常可触及肿大的脾。

(2)有急性舌炎的患者,整个舌面呈鲜红色,即所谓"牛肉样舌",有时可有小的溃疡。病情迁延可见舌乳头萎缩光滑,呈现所谓"镜面舌"。

3.辅助检查

(1)外周血象:红细胞呈大细胞贫血,红细胞平均体积(MCV)>94 fl,平均血红蛋白(MCH)>32 pg,红细胞直径曲线高峰后移,红细胞大小不均及有异型红细胞,网织红细胞大多减少。白细胞轻度或中度减少,中性粒细胞分叶过多出现5～6叶核或4叶以上核占15％～20％,粒细胞胞体增大,核肿胀。血小板通常减少,可见Ⅱ型血小板。

(2)叶酸水平:血清叶酸<6.8 mmol/L(3 ng/mL),红细胞叶酸<27 mmo/L(100 ng/mL)表示叶酸缺乏。

(3)维生素水平:血清维生素B_2<90 pg/mL,放射性核素维生素B_1吸收试验<7％则可诊断为维生素B_{12}缺乏,但后者在妊娠期应避免进行。

(4)骨髓穿刺:骨髓象红细胞呈巨幼红细胞增生,不同成熟期的巨幼红细胞可占骨髓有核细胞的30％～50％,核染色质呈细网状或筛状、微粒样,常可见核分裂,幼红细胞较多,血红蛋白合成加快,胞质比较成熟而核发育较慢,呈现核与浆发育不平衡状态。贫血越严重,巨幼红细胞越多。粒细胞系主要是中幼粒细胞以下的晚幼和杆状核粒细胞的胞体增大,核形肿胀,染色质疏松,可有畸形分叶核,粒细胞分叶过多。有时可见6个或10个以上的分叶。巨核细胞系可见形态多增大,亦可正常。核分叶过多,常有断裂,胞质内颗粒减少。

(三)诊断及鉴别诊断

1.诊断

(1)多见于妊娠后期,贫血程度较严重,且进行性加重。

(2)红细胞及血红蛋白明显降低,但红细胞体积增大,平均红细胞内血红蛋白含量增多,血色指数大于正常。

(3)骨髓涂片呈典型的巨幼红细胞增生,幼红细胞成熟不佳。

2.鉴别诊断

(1)缺铁性贫血:贫血程度轻重不等,Hb<100 g/L,红细胞<3.5×10^{12}/L,血细胞比容<0.30,血清铁<6.5 μmol/L,骨髓象为红细胞系统增生活跃,以中、晚期幼红细胞增生为主,可见红细胞分裂象,无可染色铁,各期幼红细胞体积较小,胞质少,染色较正常深,偏蓝或呈嗜多色性。边缘不规则,核小而致密,粒细胞及巨核细胞系统多无明显变化。

(2)再生障碍性贫血:常呈重度贫血,周围血象除了红细胞少,白细胞及血小板也少,红细胞大小及形态尚在正常范围,网织红细胞也减少,骨髓象各类细胞均减少,骨髓增生极度低下。

(四)治疗

1.一般治疗

治疗原发疾病,去除病因。给予支持及对症治疗,改变不良饮食习惯,增加营养,进食高蛋白、高热量及含叶酸、维生素B_2、铁丰富的饮食,对于有高危因素的孕妇,早期进行预防。

2.药物治疗

主要补充缺乏的物质。由于叶酸和维生素 B_{12} 作用部位不同,故用维生素 B_{12} 治疗无效的巨幼红细胞性贫血,叶酸常可奏效,而用叶酸治疗维生素 B_{12} 缺乏的患者,则神经系统症状无法改善。

(1)叶酸:每日口服 10～20 mg,如因胃肠道反应而造成叶酸吸收不良者,可肌内注射 10～30 mg,1 次/d,直至血象完全恢复正常。叶酸用量不必过大,否则可从尿中排出而造成药物浪费。

(2)维生素 B_{12}:100～2 000 g,每日肌内注射,3～6 d 即可见效,可连续用 2 周以后改为每周 2 次,再连续用 4 周,以充分补充造血所需,并且使机体内有足够的贮存量。

(3)其他:适当补充铁剂、维生素 C,部分重症患者可给予激素,以恢复胃肠道的功能并促进各种维生素的吸收。对维生素 B_{12} 缺乏者,因抗感染能力降低,应积极预防感染。此外,有报道重症患者在治疗开始的 48 h 内,血钾可突然下降,偶可因低钾及心肌缺氧变性而突然死亡,故治疗时应同时监测血钾的情况,必要时可给予氯化钾 1～2 g,3 次/d 口服。严重贫血需要输血时,宜输浓缩红细胞或新鲜血,少量慢滴,以免诱发心力衰竭。

第三节 妊娠期糖尿病

妊娠期糖尿病可以分为两种情况,一种是原来已确诊糖尿病,妊娠发生在糖尿病确诊之后,称之为糖尿病合并妊娠;另一种是妊娠期发现或发生的糖耐量异常引起的不同程度的高血糖,当血糖异常达到一定诊断标准时,称为妊娠期糖尿病(GDM)。在诊断标准以下时,则称之为妊娠期糖耐量减低(IGT)。

一、病因

在妊娠早、中期,随孕周的增加,胎儿对营养物质需求量增加,通过胎盘从母体获取葡萄糖是胎儿能量的主要来源。孕妇血浆葡萄糖水平随妊娠进展而降低,空腹血糖约降低 10%。原因:胎儿从母体获取葡萄糖增加;孕期肾血浆流量及肾小球滤过率均增加,但肾小管对糖的再吸收率不能相应增加,导致部分孕妇排糖量增加;雌激素和孕激素增加母体对葡萄糖的利用。因此,空腹时孕妇清除葡萄糖能力较非孕期增强。孕妇空腹血糖较非孕妇低,这也是孕妇长时间空腹易发生低血糖及酮症酸中毒的病理基础。到妊娠中、晚期,孕妇体内抗胰岛素样物质增加,如胎盘生乳素、雌激素、孕酮、皮质醇和胎盘胰岛素酶等使孕妇对胰岛素的敏感性随孕周增加而下降。为维持正常糖代谢水平,胰岛素需求量必须相应增加。对于胰岛素分泌受限的孕妇,妊娠期不能代偿这一生理变化而使血糖升高,使原有糖尿病加重或出现 GDM。

(一)妊娠对糖尿病的影响

妊娠可使隐性糖尿病显性化,使既往无糖尿病的孕妇发生 GDM,使原有糖尿病患者的病情加重。孕早期空腹血糖较低,应用胰岛素治疗的孕妇如果未及时调整胰岛素用量,部分患者可能会出现低血糖。随妊娠进展,抗胰岛素样物质增加,胰岛素用量需要不断增加。分娩过程中体力消耗较大,进食量少,若不及时减少胰岛素用量,容易发生低血糖。产后胎盘排出体外,胎盘分泌的抗胰岛素物质迅速消失,胰岛素用量应立即减少。由于妊娠期糖代谢的复杂变化,应用胰岛素治疗的孕妇若未及时调整胰岛素用量,部分患者可能会出现血糖过低或过高,严重者甚至导致低血糖昏迷及酮症酸中毒。

(二)糖尿病对妊娠的影响

妊娠合并糖尿病对母儿的影响及影响程度取决于糖尿病病情及血糖控制水平。病情较重或血糖控制不良者,对母儿影响极大,母儿近、远期并发症仍较高。

二、临床表现

(一)临床特征

1.无症状期

患者多肥胖,一般情况良好,GDM 患者孕晚期每周平均体重增长超过 0.5 kg,胎儿多较大,羊水可过多,可能并发妊娠高血压综合征、外阴瘙痒或外阴阴道念珠菌病。

2.症状期

主要有不同程度的"三多"症状,即多饮、多食、多尿或反复发作的外阴阴道念珠菌病。由于代谢失常,能量利用减少,患者多感到疲乏无力、消瘦,若不及时控制血糖,易发生酮症酸中毒或视网膜、心、肾等严重并发症,常见于糖尿病合并妊娠的患者,依病情程度可分为隐性糖尿病和显性糖尿病,后者又可为 1 型糖尿病(胰岛素依赖性糖尿病,IDM),2 型糖尿病(非胰岛素依赖性糖尿病,NIDDM)和营养不良型糖尿病三大类。

(二)辅助检查

1.尿糖及酮体测定

尿糖阳性者应排除妊娠期生理性糖尿,需要做糖筛查试验或糖耐量试验。由于糖尿病孕妇妊娠期易出现酮症,故在测定血糖时应同时测定尿酮体以便及时诊断酮症。

2.糖筛查试验(GCT)

常用方法为 50 g 葡萄糖负荷试验:将 50 g 葡萄糖粉溶于 200 mL 水中,5 min 内喝完,从开始服糖水时计时,1 h 抽静脉血测血糖值,若≥7.8 mmo/L 为筛查阳性,应进一步行口服葡萄糖耐量试验(OCTT);GCT 血糖值在 7.2～7.8 mmol/L,则患有 GDM 的可能性极大,这部分孕妇应首先检查空腹血糖,空腹血糖正常者再行 OGTT,而空腹血糖异常者,不应再做 OGT,这样既减少了不必要的 OGT,又避免给糖尿病孕妇增加一次糖负荷。

3.口服葡萄糖耐量试验(OGTT)

糖筛查异常血糖<11.1 mol/L 或者糖筛查血糖≥11.2 mmol/L,但空腹血糖正常者,应尽早做 OGTT,以便及早确认妊娠期糖尿病。空腹血糖值上限为 5.8 mmol/L,1 h 为10.6 mmol/L,2 h 为 9.2 mmol/L,3 h 为 8.1 mm/L。此 4 项中若有 2 项≥上限则为糖耐量异常,可做出糖尿病的诊断。现国内也有部分医院采用口服 75 g 葡萄糖耐量试验,其诊断标准上限分别为空腹血糖 5.3 mmol/L、1 h 为10.2 mmo/L、2 h 为 8.1 mmol/L、3 h 为6.6 mmol/L。

4.糖化血红蛋白测定

HbA1c<6% 或 HbA1c>8% 为异常。HbA1c 测定是一种评价人体内长期糖代谢情况的方法,早孕期 HbA1c 升高反映胚胎长期受高血糖环境影响,胎儿畸形及自然流产发生率明显增高。产后应取血测定 HbA1c,可了解分娩前大约 8 周内的平均血糖值。

5.其他检查

(1)肾功能:糖尿病孕妇应定期检查肾功能,以便及时了解糖尿病孕妇有无合并糖尿病肾病、泌尿系统感染。

(2)果糖胺测定:果糖胺是测定糖化血清蛋白的一种方法,正常值为 0.8%～2.7%,能反映近 2～3 周血糖控制情况,对管理 GDM、监测需要胰岛素的患者和识别胎儿是否处于高危状态有意义,但不能作为 GDM 的筛查方法。

(3)羊水胰岛素(AFI)及羊水 G 肽(AF-CP)测定:可直接反映胎儿胰岛素分泌水平,判断胎儿宫内受累程度,指导临床治疗较孕期血糖监测更有价值。

三、诊断及鉴别诊断

(一)诊断

(1)常有糖尿病家庭史、异常妊娠分娩史以及久治不愈的真菌性阴道炎、外阴

炎、外阴瘙痒等病史。

(2)孕期有多饮、多食、多尿症状,随妊娠体重增加明显,孕妇体重<90 kg。

(3)早孕期易发生真菌感染、妊娠剧吐。

(4)尿糖检查阳性。

(5)葡萄糖筛选试验空腹口服50 g葡萄糖1 h后抽血糖≥7.8 mmo/L(140 mg/dL)者做糖耐量试验确诊。

(6)眼底检查视网膜有改变。

(7)糖尿病按国际通用White分级法分类,以估计糖尿病的严重程度。

A级:空腹血糖正常,葡萄糖耐量试验异常,仅需要饮食控制,年龄及病程不限。

B级:成年后发病,年龄>19岁,病程<10年,饮食治疗及胰岛素治疗。

C级:10~19岁发病,病程10~19年。

D级:<10岁发病,病程>20年或眼底有背景性视网膜病变或伴发非妊高征性高血压。

E级:盆腔血管病变。

F级:肾脏病变。

R级:增生性视网膜病变。

RF级:R和F级指标同时存在。

(二)鉴别诊断

主要与糖尿病合并妊娠相鉴别,妊娠期糖尿病是妊娠期首次发生或发现的糖尿病,一般多无明显的临床症状,通常在孕期做糖筛查时发现。

四、治疗

妊娠糖尿病治疗的目的是使母体血糖控制在正常水平,定期检测胎儿生长发育与健康状况,减少胎儿畸形,降低围生儿死亡率。

(一)饮食控制

饮食疗法是治疗妊娠糖尿病的基础,对所有妊娠糖尿病妇女都要进行饮食治疗,其目的在于维持孕妇体重和理想血糖水平,保证母体和胎儿足够的营养,防止或减少胎儿畸形。医学营养治疗方案可与糖尿病合并妊娠相似。为能证明医学营养治疗在维持正常血糖方面是否有效,必须定期检测血糖。早期妊娠一般每周检测1次空腹血糖和餐后2 h血糖,在整个妊娠后期应每周多次检测。如果在饮食治疗1~2周内,孕妇有2次以上空腹血糖>5.8 mmol/L(>105 mg/dL)和(或)餐后2 h血糖>6.7 mmol/L(>120 mg/dL),即应考虑使用胰岛素治疗。

（二）胰岛素疗法

（1）妊娠糖尿病孕妇空腹血糖升高者，可采用中效胰岛素睡前皮下注射法，开始用量一般不宜＞10 U/d。

（2）空腹血糖及餐后血糖均升高者，常以中效和短效胰岛素混合（2∶1），早、晚餐前皮下注射。一般开始剂量为 30 U/d。妊娠中期或晚期由于胰岛素拮抗激素（HPL）明显升高，胰岛素用量可适当增加，但必须随时复查血糖，调整胰岛素剂量，以防止低血糖反应。

（三）胎儿监护

（1）正常妊娠时胎动次数变异很大，12 h 内的累计次数在 10～400 次以上，每个胎儿的活动量不同，故每个孕妇应有自己的胎动规律。可从孕 32 周开始，于每日早、中、晚分别静卧 1 h，由孕妇主观感觉 3 h 内的胎动数，乘以 4，作为 12 h 的胎动数，并逐日记录。若 12 h 胎动数＜10 次或逐渐下降＞50% 而不能恢复或突然下降＞50%，提示胎儿有缺氧。严重缺氧者胎动可消失。如果胎动消失超过 12～48 h，常可发生胎心的消失。由于胎动计数假阳性率较高，故仅作为一种筛选方法。

（2）每次听取胎心率的时间至少 1 min，必要时应于 1 个宫缩周期内连续听取 3～5 min。正常胎心波动在 120～160 次/min 之间，胎心率正常而不规则，常无临床意义。胎心率＞160 次/min，示有轻度缺氧。胎心率减慢＜120 次/min，示胎儿明显缺氧。胎心越慢，则缺氧越严重，慢而不规则缺氧更严重。当孕妇发生自主性宫缩者，可通过 CST 或 OCT 激发子宫收缩对胎心率的影响，但此试验可导致提前分娩，应特别注意。

（3）彩超或胎儿监护均可用于测定产前胎儿畸形、巨大胎儿、胎儿发育情况、胎儿呼吸动度以及对羊水过多或过少的判断。

第五章

正常分娩

第一节　分娩前评估

一、产道检查

(一)骨产道检查

由于骨盆外测量难以准确反映骨盆内径大小(受孕妇骨质、软组织厚薄影响较大),因此现主要采取经阴道通过测量骨盆对角径确定骨盆前后径的大小,通过测量坐骨棘间径确定中骨盆大小,通过测量坐骨结节间径确定骨盆出口大小。依据此三个径线对骨盆大小进行分类,但该分类仅供评估骨盆大小时参考。

1.骨盆对角径

最好在 37 周后进行,方法为:检查者将一手的食、中指伸入阴道,用中指尖尽量触到骶骨岬上缘中点,食指上缘紧贴耻骨联合下缘,另一手食指固定标记此接触点,抽出阴道内的手指,测量中指尖到此接触点距离,可粗略估算对角径。平均值为 12.5 cm,此值减去 1.5～2.0 cm 为骨盆入口平面前后径长度。

2.坐骨棘间径

检查者右手戴手套,用食指经阴道或肛门首先寻找骶尾关节,然后向左或向右沿骶棘韧带走向可触摸到一个小突起,即为坐骨棘。左右坐骨棘间的距离为中骨盆的横径。

3.坐骨结节间径

屈大腿测量两侧坐骨结节间径。

(二)软产道检查

通过阴道和超声检查评估宫颈硬度、容受比例,宫颈及阴道有无梗阻,阴道、外阴有无瘢痕。

二、胎儿评估

(1)用四步触诊法检查胎产式、胎方位、胎先露以及胎先露部是否衔接。

(2)通过听诊胎心,根据胎心位置帮助进一步确定胎方位。

(3)通过测量宫高和腹围及超声测量胎儿径线大小,估计胎儿体重。

(4)通过超声及阴道检查发现有无前置胎盘、前置血管及脐带先露等异常情况。

注意事项:检查时孕妇排尿后仰卧在检查床上,头部稍垫高,暴露腹部,双腿略屈曲稍分开,使腹肌放松。检查者应该站在孕妇的右侧。如果孕妇已经临产,需在宫缩间期进行腹部检查。

三、评估头盆关系

主要是通过检查胎头入盆情况,评估头盆是否相称。

(1)正常情况下,初产妇大多在预产期前 1~2 周、经产妇于临产后胎头入盆。若已临产而胎头仍未入盆,则应警惕头盆不称。

(2)临产后仍未入盆应检查胎头跨耻征。若跨耻征阴性,提示头盆相称;跨耻征阳性,提示头盆不称。

四、筛查孕妇高危因素

通过问诊、查体及时发现影响分娩和分娩会导致病情恶化的异常情况,可依据医院硬软件支撑情况,决定是否需转上一级医院。

(一)妊娠特有性疾病

妊娠期高血压疾病、妊娠期肝内胆汁淤积症、妊娠期糖尿病。

(二)妊娠合并内外科疾病

心脏病、病毒性肝炎、贫血及其他血液系统疾病、急性感染等。

(三)有异常孕产史及手术史

死胎、死产、剖宫产史、子宫肌瘤剔除史等。

五、选择适宜的分娩方式

无剖宫产指征者鼓励阴道试产。

第二节　正常分娩机制

一、胎头分娩机制

现就以临床上最常见的枕左前位(LOA)为例详加说明。

(一)衔接

胎头双顶径进入骨盆入口平面,胎头颅骨的最低点接近或达到坐骨棘水平,称衔接。胎头呈半俯屈状,以枕额径衔接。矢状缝坐落在骨盆入口的右斜径上,胎头枕骨在骨盆的左前方。胎头衔接后,产前检查时触诊胎头固定。初产妇可在预产期前的1~2周内衔接,经产妇在分娩开始后衔接。如初产妇临产后胎头仍未衔接,应警惕头盆不称。

(二)下降

胎头沿骨盆轴前进的动作称下降。下降始终贯穿于整个分娩过程。宫缩是下降的主要动力,因而胎头下降呈间歇性,即宫缩时胎头下降,间歇时胎头又退缩,这样可减少胎头与骨盆之间的相互挤压,对母婴有利。此外,第二产程时腹压能加强产力,也是使胎头下降的主要辅助力量。临床上观察胎头下降程度,是判断产程进展的主要标志之一。促使胎头下降的因素有:①宫缩压力通过羊水传导,经胎轴传至胎头;②宫缩时宫底直接压迫胎臀;③胎体伸直伸长;④腹肌收缩腹压增加。

(三)俯屈

当胎头以枕额径进入骨盆腔时,胎头处于半俯屈状态,当胎头降至骨盆底时,枕部遇肛提肌阻力,使原处于半俯屈状态的胎头进一步俯屈,使下颏靠近胸部,以最小径线的枕下前囟径取代较大的枕额径,以适应产道形态,有利于胎头继续下降。

(四)内旋转

中骨盆及骨盆出口为纵椭圆形。为便于胎儿继续下降,当胎头到达中骨盆时,在产力的作用下,胎头枕部向右前旋转45°,达耻骨联合后面。使矢状缝与骨盆前后径一致的旋转动作称内旋转。完成内旋转后,阴道检查发现小囟门在耻骨弓下。一般胎头于第一产程末完成内旋转动作。而与此同时,胎儿肩部仍处于左前位。

(五)仰伸

内旋转后,宫缩和腹压继续使胎头下降,当胎头到达阴道外口处时,肛提肌的作用使胎头向前,其枕骨下部达到耻骨联合下缘时,即以耻骨弓为支点,使胎头逐渐仰伸,依次娩出胎头的顶、额、鼻、口和颏。此时胎儿双肩径沿骨盆入口左斜径进入骨盆。

(六)复位

胎头娩出时,胎儿双肩径沿骨盆入口左斜径下降。胎儿娩出后,为使胎头与胎肩恢复正常关系,胎头枕部向左旋转45°,称复位。

(七)外旋转

胎肩在骨盆内继续下降,前肩向前向中线旋转45°,胎儿双肩径转成与骨盆出口前后径相一致的方向,胎头枕部则需在外继续向左旋转45°以保持胎头与胎肩的垂直关系,称为外旋转。

二、胎肩及胎儿娩出

外旋转后宫缩和腹压迫使胎儿下降,前肩在耻骨弓下旋转至耻骨联合下方,至此胎肩与胎头重新处于垂直关系,随后前肩从耻骨联合下方娩出,随即后肩从会阴前面娩出。胎儿双肩娩出后,肢体及胎儿下肢随之取侧位顺利娩出。

第三节　正常产程及处理

一、分娩临床经过

(一)先兆临产

分娩前出现的预示孕妇不久将临产的症状称先兆临产。

1.假临产

孕妇在分娩发动前,常出现假临产。其特点是宫缩引起下腹部轻微紧缩感,持续时间短(多小于30 s)且不恒定,间歇时间长且不规律,宫缩强度不增加,常在夜间出现、清晨消失,宫颈管不短缩,宫口不扩张,给予镇静药物能抑制假临产的宫缩。

2.胎儿下降感

又称轻松感。多数孕妇感到上腹部较前舒适,进食量增多,呼吸较前轻快,系胎先露部下降进入骨盆入口使宫底下降所致。因压迫膀胱常有尿频症状。

3.见红

在分娩发动前24~48 h内,因宫颈内口附近的胎膜与该处的子宫壁分离,毛细血管破裂经阴道排出少量血液,与宫颈管内的黏液相混排出,称见红,是分娩即将开始的比较可靠的征象。若阴道流血量较多,超过平时月经量,不应认为是先兆临产,应想到妊娠晚期出血如前置胎盘、胎盘早剥、前置血管破裂等。

(二)临产及其诊断

临产的标志为有规律且逐渐增强的宫缩,持续 30 s 或以上,间歇 5～6 min,伴随着进行性的宫颈管消失、宫口扩张及胎先露部下降,用强镇静药不能抑制宫缩。

早产临产的定义为出现规则宫缩(20 min≥4 次或者 60 min≥8 次),伴有宫颈的进行性改变,宫颈扩张 1 cm 以上,宫颈展平≥80%。

(三)总产程及产程分期

总产程即分娩全过程,指从开始出现规律宫缩直到胎儿胎盘娩出的全过程。临床上分为 3 个产程。

第一产程又称宫颈扩张期:自规律宫缩开始至宫口开全(10 cm)。然而,由于整个妊娠期正常的子宫收缩呈间歇性和不规则性,且分娩时初始的规律宫缩较轻微、稀发,确定规律宫缩起始的准确时间非常困难,也就是说临产时间很难确定。

第一产程包括潜伏期和活跃期。潜伏期是指从开始出现规律宫缩至宫口扩张 6 cm,此期以扩张速度较慢。活跃期是指宫口扩张 6 cm 以上至宫口开全,此期以宫口快速开大为特征(每小时至少扩张 1 cm)。

第二产程又称胎儿娩出期:从宫口开全到胎儿娩出的全过程。

第三产程又称胎盘娩出期:从胎儿娩出后到胎盘胎膜娩出,即胎盘剥离和娩出的全过程,需 5～15 min,不应超过 30 min。

二、正常分娩的产程监护与处理

(一)第一产程

自规律宫缩开始至宫口开全(10 cm)。

1.临床表现

(1)规律宫缩:临产初期,宫缩持续 30～40 s,间歇 5～6 min。随后宫缩强度逐渐增加,持续时间逐渐延长,间歇时间逐渐缩短。当宫口近开全时,宫缩持续时间可达 1 min 或以上,间歇时间仅 1～2 min。

(2)宫口扩张:随着规律宫缩的逐渐加强,宫颈管逐渐缩短、消失,宫口逐渐扩张。潜伏期是指从开始出现规律宫缩至宫口扩张 6 cm,此期扩张速度较慢。活跃期是指宫口扩张 6 cm 以上至宫口开全,进入活跃期后宫口扩张速度加快。当宫口开全时子宫下段及阴道形成宽阔的软产道。临床上是通过阴道检查或肛门检查确定宫口的扩张程度。若宫口不能如期扩张则应高度重视。

(3)胎头下降:胎头下降在宫口扩张潜伏期不明显,活跃期下降加快。胎头下降程度通过肛门检查及阴道检查判断,以胎头颅骨最低点与坐骨棘平面的关系标明。坐骨棘平面是判断胎头高低的标志。胎头颅骨最低点平坐骨棘平面时,以"S-0"表达;在坐骨棘平面上 1 cm 时,以"S-1"表达;在坐骨棘平面下 1 cm 时,以"S+1"表达;其余依此类推。

(4)胎膜破裂:宫缩使宫腔内压力增高,羊水向阻力较小的宫颈管方向流动,使此处胎膜膨隆逐渐形成前羊膜囊,其内有羊水 20～50 mL,称前羊水。正常产程时胎膜应在宫口近开全时破裂。破膜后孕妇自觉阴道有水流出。若胎膜过早破裂,应注意头盆不称。

2.产程监护及处理

(1)一般监护:包括精神安慰、血压测量、饮食、活动与休息、排尿与排便等。

①对产妇进行精神安慰,耐心讲解分娩是一个自然生理过程,增强产妇对自然分娩的信心。若产妇精神过度紧张,宫缩时喊叫不安,应在宫缩时指导做深呼吸动作或用双手轻揉下腹部。若产妇腰骶部胀痛时,用手拳压迫腰骶部,常能减轻不适感。

②第一产程期间每隔 4～6 h 测量一次生命体征,包括血压、脉搏、体温、血压和呼吸。若发现血压升高(宫缩时血压常升高 5～10 mmHg,间歇期恢复原状)或体温升高,应酌情增加测量次数,完善相关检查(如尿常规、血常规)并给予相应处理。

③饮食:鼓励产妇少量多次进食,吃高热量易消化食物,并注意摄入足够水分,以保证精力和体力充沛。

④注意活动与休息:产妇可在病室内活动,加速产程进展。若初产妇宫口近开全或经产妇宫口已扩张 4～6 cm 时,根据先露高低的程度,可卧床并行左侧卧位。

⑤排尿与排便:临产后,鼓励产妇每 2～4 h 排尿一次,以免膀胱充盈影响宫缩及胎头下降。因胎头压迫引起排尿困难者,应警惕有头盆不称,必要时可导尿。初产妇宫口扩张<4 cm、经产妇<2 cm 时可行温肥皂水灌肠,既能清除粪便避免分娩时排便污染,又能通过反射作用刺激宫缩加速产程进展。但胎膜早破、阴道流血、胎头未衔接、胎位异常、有剖宫产史、宫缩强、估计 1 h 内即将分娩以及患严重心脏病等,均不宜灌肠。

(2)宫缩的监护:有条件的地方尽可能用胎儿监护仪客观地描记宫缩曲线。监护仪有内监护和外监护两种,以外监护较常用。其方法是将测量宫缩强度的压力探头放置在宫体接近宫底部,以腹带固定于产妇腹壁上,连续描记曲线 40 min,必要时延长或重复数次。宫口开大近全后有条件者行持续胎心监护,重点观察宫缩持续时间、强度及间歇时间,并认真及时记录,发现异常及时处理。此外,临床上也采用触诊法观察宫缩,即助产人员将一手手掌放在产妇腹壁上,根据宫缩时宫体部隆起变硬、间歇时松弛变软的规律进行观察。

(3)胎儿的宫内状况的监测和评估:包括间断听诊及胎心监护,第一产程推荐入产房后至少进行一次胎心监护,之后的产程进展中可进行持续监护或间断听诊。如进行间断听诊,应至少听诊 60 s,并包括宫缩前、中、后。如间断听诊异常,建议持续监护。

(4)宫口扩张及胎头下降。宫口扩张及胎头下降过程中需进行以下检查。

①阴道检查:检查者手指向后触及尾骨尖端,了解其活动程度,再查两侧坐骨棘是否突出并确定胎头位置,然后了解宫口扩张大小。未破膜者可在胎头前方触到有弹性的羊膜囊,已破膜者可直接触到胎头。若无胎头水肿且位置较低,宫口开大,同时了解矢状缝及囟门,确定胎方位。若触及有血管搏动的条索状物,应高度警惕脐带先露或脐带脱垂,需及时处理。由于阴道检查能了解骨盆大小,并直接触清宫口四周边缘,准确估计宫口扩张、宫颈管消退、胎膜是否已破、胎先露部及位置,并可减少肛查时手指进出肛门次数以降低感染概率,因此,阴道检查已逐渐取代肛门检查。如宫口扩张及胎头下降程度不明、疑有脐带先露或脐带脱垂、轻度头盆不称经试产 4 h、产程进展缓慢等,此检查尤为重要。阴道检查在严密消毒后进行,并不增加感染机会。但产程中应该适当限制阴道检查次数。

②肛门检查:肛门检查亦能了解骨盆及宫颈情况,确定胎头下降程度。

(5)破膜时的监护:一旦破膜应立即听胎心,同时观察羊水流出量、颜色及性状。胎头仍浮动者需卧床以防脐带脱垂,破膜超过 12 h 仍未分娩者应给予抗生素预防感染。

(二)第二产程

又称胎儿娩出期,从宫口开全到胎儿娩出。第二产程时限:初产妇第二产程不超过 3 h(硬脊膜外阻滞下不超过 4 h),经产妇不超过 2 h(硬脊膜外阻滞下不超过 3 h)。

1.临床表现

(1)屏气:宫口开全后,胎膜大多已自然破裂。胎头下降加速,当胎头降至骨盆出口而压迫骨盆底组织时,产妇有排便感,不自主地向下屏气。

(2)胎头拨露与着冠:随着胎头的下降,会阴逐渐膨隆和变薄,肛门括约肌松弛。宫缩时胎头进一步下降露出阴道口外,并不断增大,宫缩间歇时,胎头又回缩到阴道内,反复数次,称胎头拨露。当胎头双顶径越过骨盆出口时,宫缩间歇胎头也不回缩,称胎头着冠。

(3)胎儿娩出:胎头着冠后,会阴体极度扩张,当胎头枕骨到达耻骨联合下方时,出现仰伸等一系列动作,娩出胎头。随后胎肩及胎体相应娩出,后羊水随之流出,完成胎儿娩出全过程。

2.产程监护及处理

(1)重点监护:对胎儿宫内状态的评估,主要是对胎心的评估,并注意羊水的性状。每5~10 min听诊一次胎心或持续胎心监护,并应用三级电子胎儿监护判读标准进行评估。如可疑胎儿宫内窘迫,应在实施宫内复苏措施的同时尽快结束分娩。指导产妇用力:产妇双足蹬在产床上,两手握住产床上的把手,宫缩时先行深吸气屏住,然后如解大便样向下用力屏气以增加腹压,以加速产程进展。对于耻骨弓偏低的产妇,可指导产妇双手抱膝用力,以充分利用骨盆后矢状径。

评估第二产程进展。宫口开全后,若仍未破膜,常影响胎头下降,应行人工破膜术。行阴道检查时应注意胎先露的位置、产瘤及大小、宫缩时先露下降的程度。当第二产程进展缓慢时可对胎位进行评估,必要时手转胎位。随着产程进展,会阴逐渐膨隆和变薄,肛门括约肌松弛,可以出现排便。在宫缩时胎头露出于阴道口,露出部分不断增大。

(2)接产准备:初产妇宫口开全、经产妇宫口扩张 4 cm 以上且宫缩规律有力时,应做好接产准备。①消毒外阴:让产妇取膀胱截石位,在臀下放一便盆,先用肥皂液擦洗外阴部,顺序是大阴唇→小阴唇→阴阜→大腿内上 1/3→会阴及肛门周围。然后用温开水冲净肥皂水。消毒前用消毒干纱布球盖住阴道口,防止冲洗液流入阴道。随后取下阴道口的纱布球和臀下的便盆,臀下铺消毒巾。②准备接产:接产者严格按无菌操作规程洗手、戴手套及穿手术衣,打开产包,铺好消毒巾准备接产。

(3)接产:其目的是帮助胎儿按分娩机制娩出及保护会阴防止损伤。接产要领:协助胎头俯屈的同时,注意保护会阴;尽量使胎头以最小径线(枕下前囟径)在宫缩间歇时缓缓地通过阴道口。此步骤是防止会阴撕裂的关键,需产妇与接产者充分合作方能做到。接产者还必须正确娩出,娩出胎肩时也要注意保护好会阴。

(4)保护会阴:在会阴部盖消毒巾,接产者右肘支在产床上,右手拇指与其余四指分开,利用手掌大鱼际肌顶住会阴部。每当宫缩时胎头拨露,会阴体变薄,应开始保护会阴,右手向上内方托压,同时左手应轻轻下压胎头枕部,协助胎头俯屈和使胎头缓慢下降。宫缩间歇时,保护会阴的右手稍放松,以免压迫过久引起会阴水肿。值得注意的是,胎头娩出后,右手仍应注意保护会阴,不要急于娩出胎肩。双肩娩出后,保护会阴的右手方可放松。

(5)会阴切开术:会阴切开指征为会阴过紧或胎儿过大,估计分娩时会阴撕裂难以避免者或母儿有病理情况急需结束分娩者。

会阴侧切术并不能降低会阴Ⅲ度裂伤的发生率,因此并不推荐常规进行会阴侧切术,推荐仅在具有合适的指征时进行侧切术,包括肩难产、臀位分娩、产钳术和胎吸术、枕后位、预计若不行会阴侧切术会造成严重会阴裂伤以及会阴过紧、胎儿过大、母儿有病理情况需要立即结束分娩。

(6)协助胎儿娩出:接产者站在产妇右侧,当胎头拨露使阴唇后联合紧张时,在保护会阴下左手轻轻下压拨露出的胎头枕部,协助胎头俯屈及下降。胎头着冠后,应控制娩出力,左手协助胎头仰伸,此时若宫缩强,嘱产妇张口哈气消除腹压作用,让产妇在宫缩间歇时向下屏气,使胎头缓慢娩出。胎头娩出后左手自鼻根向下挤压,挤出口鼻内的黏液和羊水,然后协助胎头复位及外旋转,使胎儿双肩径与骨盆出口前后径相一致。接产者的左手向下轻压胎儿颈部,使前肩从耻骨弓下先娩出,再托胎颈向上使后肩从会阴前缘缓慢娩出。双肩娩出后,保护会阴的右手方可放松。然后双手协助胎体及下肢相继以侧位娩出,并记录胎儿娩出时间。

(7)脐带绕颈的处理:脐带绕颈占妊娠的 13.7%~20.0%。当胎头娩出现有脐带绕颈一周且较紧时,可用手将脐带顺胎肩推下或从胎头滑下。若脐带绕颈过紧或绕颈 2 周或以上,可先用两把血管钳将其一段夹住从中剪断脐带,注意勿伤及胎儿颈部。

(8)新生儿处理:断脐后继续清除呼吸道黏液和羊水,用新生儿吸痰管轻轻吸除新生儿咽部及鼻腔羊水,以免发生吸入性肺炎。当确认呼吸道黏液和羊水已吸净而仍未啼哭时,可用手轻拍新生儿足底。新生儿大声啼哭表示呼吸道已通畅。阿普加评分:判断有无新生儿窒息及窒息严重程度,是以出生后 1 min 内的肌张力、脉搏、反射、肤色、呼吸 5 项体征为依据,每项为 0~2 分。满分为 10 分,属正常新生儿。7 分以上只需进行一般处理;4~7 分缺氧较严重,需进行清理呼吸道、人工呼吸、吸氧、用药等措施才能恢复;4 分以下缺氧严重,需紧急抢救,行喉镜在直视下气管内插管并给氧。缺氧较严重和严重的新生儿,应在出生后 5 min、10 min 时分别评分,直至连续两次均≥8 分为止。

(三)第三产程

1.临床经过

胎儿娩出后,宫底降至脐下,产妇稍感轻松,宫缩暂停数分钟后再次出现,促使胎盘剥离,原因是子宫腔容积明显缩小;胎盘与宫壁分离,胎盘后血肿形成,胎盘完全剥离排出。

2.观察及处理

观察及处理包括新生儿处理、助娩胎盘、评估出血量及病情观察。

(1)新生儿处理:①新生儿娩出后立即进行评估,酌情启动新生儿复苏流程。②脐带处理,用两把血管钳钳夹脐带并在中间剪断,再在距脐根 0.5~1 cm 的部位用丝线结扎、气门芯套扎或用脐带夹进行处理。

（2）协助胎盘娩出

①观察胎盘剥离征象：胎儿娩出后若出现以下表现，说明胎盘已剥离：a.宫体变硬呈球形，宫底升高；b.阴道外露的脐带自行延长；c.阴道少量流血；按压耻骨联合上方，宫体上升而外露的脐带不回缩。

②协助娩出胎盘：正确处理胎盘娩出能减少产后出血的发生，接产者切忌在胎盘尚未完全剥离时用手按揉、下压宫底或牵拉脐带，以免引起胎盘部分剥离而出血或拉断脐带，甚至造成子宫内翻。当确认胎盘已完全剥离时，于宫缩时以左手握住宫底（拇指置于子宫前壁，其余四指放于子宫后壁）并按压，同时右手轻拉脐带，协助娩出胎盘。当胎盘娩出至阴道口时，接产者用手捧住胎盘，向一个方向旋转并缓慢向外牵拉，协助胎盘胎膜完整娩出。

③检查胎盘、胎膜是否完整：胎盘胎膜娩出后将其铺平，先检查胎盘母体面，查看胎盘小叶有无缺损，然后将胎盘提起，查看胎膜是否完整，再检查胎盘胎儿面边缘有无血管断裂，能及时发现副胎盘。若有副胎盘、部分胎盘残留或大部分胎膜残留时，应在无菌操作下伸手入宫腔取出残留组织。

表 5-1　阿普加评分

体征	评分		
	0	1	2
心跳	无	＜100 次/min	≥100 次/min
呼吸	无	浅慢不规则	哭声好
肌张力	松弛	四肢稍屈	四肢活动
喉反射	无	有些动作	咳嗽恶心
肤色	全身苍白	躯干红四肢紫	全身红润

注意事项：评分为 8～10 分属正常新生儿，需简单清理呼吸道就可以了；评分 7 分以下应迅速启动新生儿复苏流程。2 min 评分反映宫内的情况，5 min 评分反映复苏效果。对缺氧严重的新生儿应在出生后 5 min、10 min 时再次评分，直至两次评分均大于 8 分。

（3）检查产道：检查会阴、小阴唇内侧、尿道口周围、阴道及宫颈有无裂伤，若有裂伤应立即缝合。

（4）预防产后出血：①正常分娩大多数出血量不超过 300 mL。遇有产后出血史或易发生宫缩乏力的产妇（如分娩次数≥5 次的多产妇，双胎妊娠、羊水过多、滞产）以及合并有凝血功能异常疾病的产妇，可在胎儿前肩娩出时给予缩宫素 10 U 加入平衡液 500 mL 中静脉滴注，也可在胎儿娩出后立即肌内注射缩宫素 10 U，均能使胎盘迅速剥离减少出血。②若胎盘未剥离而出血多时，应行手取胎盘术，其步骤为：重新消毒外阴，将一只手并拢呈圆锥状沿着脐带通过阴道伸入宫腔，接触到胎盘后,即从边缘部位,手掌面向着胎盘母体面,手背与子宫接触,手指并拢以手掌尺侧缓慢将胎盘从边缘开始逐渐自子宫壁分离,另一手置腹部按压宫底。待胎盘已全部剥离后,用手牵拉脐带协助胎盘娩出,人工剥离胎盘后应立即肌内注射宫缩剂。③若胎儿已娩出 30 min、胎盘仍未排出、出血不多时应注意排空膀胱,再轻轻按压子宫及静脉注射宫缩剂后仍不能使胎盘排出时,再行手取胎盘术。若胎盘娩出后出血多时,可经下腹部直接注入宫体肌壁内或肌内注射麦角新碱 0.2～0.4 mg,并将缩宫素 20 U 加于 5％葡萄糖液 500 mL 内静脉滴注。

第六章

异常分娩

第一节 产力异常

一、子宫收缩乏力

宫缩乏力性出血依然是产后出血的主要原因，占 70％～90％，及时有效地处理宫缩乏力性产后出血，对降低孕产妇死亡率十分关键。

（一）病因

引起子宫收缩乏力性产后出血的原因有多种，凡是影响子宫收缩和缩复功能的因素都可引起子宫乏力性产后出血，常见的有全身因素、子宫局部因素、产程因素、产科并发症、内分泌及药物因素等。

1.全身因素

孕妇的体质虚弱，妊娠合并心脏病、高血压、肝脏疾病、血液病等慢性全身性疾病均可致产后宫缩乏力。另外，产妇可因产程中对分娩的恐惧及精神紧张和产后胎儿性别不理想等精神因素使大脑皮质功能紊乱，加上产程中进食不足及体力消耗，水电解质平衡紊乱，均可导致宫缩乏力。

2.子宫局部因素

（1）子宫肌纤维过度伸展：如多胎妊娠、巨大儿、羊水过多等，使子宫肌纤维失去正常收缩能力。

（2）子宫肌壁损伤：经产妇子宫肌纤维变性、结缔组织增生均影响子宫收缩。急产、剖宫产和子宫肌瘤剔除术后，都可因子宫肌壁的损伤影响宫缩。

（3）子宫病变：子宫畸形（如双角子宫、残角子宫、双子宫等）、子宫肌瘤和子宫腺肌病等，均能引起产后宫缩乏力。

3.产程因素

产程延长、滞产、头盆不称或胎位异常试产失败等，都可引起继发性宫缩乏力，导致产后出血。

4.产科并发症

妊娠期高血压疾病、宫腔感染、胎盘早剥、前置胎盘等可因子宫肌纤维水肿、子宫胎盘卒中、胎盘剥离面渗血、子宫下段收缩不良等引起宫缩乏力性产后出血。

5.内分泌失调

产时和产后,产妇体内雌激素、缩宫素及前列腺素合成与释放减少,使缩宫素受体数量减少,肌细胞间隙连接蛋白数量减少。子宫平滑肌细胞 Ca^{2+} 浓度降低,肌球蛋白轻链激酶及 ATP 酶不足,均可影响肌细胞收缩,导致宫缩乏力。

6.药物影响

产前及产时使用大剂量镇静剂、镇痛剂及麻醉药,如吗啡、氯丙嗪、硫酸镁、哌替啶、苯巴比妥钠等,都可以使宫缩受到抑制而发生宫缩乏力性产后出血。

(二)临床表现

子宫收缩乏力性产后出血可发生在胎盘娩出前,也可发生在胎盘娩出后。胎盘娩出后阴道多量流血及失血性休克等相应症状是产后出血的主要临床表现。主要表现为胎盘娩出后阴道流血较多,按压宫底有血块挤出。也可以没有突然大量的出血,但有持续的中等量出血,直到出现严重的血容量不足,产妇可出现烦躁、皮肤苍白湿冷、脉搏细弱、脉压缩小等休克症状。

(三)诊断

1.估计失血量

胎盘娩出后 24 h>500 mL 可诊断产后出血。估计失血量的方法:

①称重法:失血量(mL)=[胎儿娩出后的接血敷料湿重(g)-接血前敷料干重(g)]/1.05(血液比重 g/mL)。

②容积法:用产后接血容器收集血液后,放入量杯测量失血量。

③面积法:可按接血纱布血湿面积粗略估计失血量。

④监测生命体征、尿量和精神状态。

⑤休克指数法,休克指数=心率/收缩压(mmHg)。

⑥血红蛋白含量测定,血红蛋白每下降 10 g/L,失血 400~500 mL。但是产后出血早期,由于血液浓缩,血红蛋白值常不能准确反映实际出血量。

2.确诊条件

(1)出血发生于胎盘娩出后。

(2)出血为暗红色或鲜红色,伴有血块。

(3)宫底升高,子宫质软、轮廓不清,阴道流血多或剖宫产时可以直接触到子宫呈疲软状。按摩子宫及应用缩宫剂后,子宫变硬,阴道流血可减少或停止。

(4)除外产道裂伤、胎盘因素和凝血功能障碍因素外导致产后出血。

(四)治疗

宫缩乏力性产后出血的处理原则为正确估计失血量和动态监护、针对病因加强宫缩、止血、补充血容量、纠正失血性休克、预防多器官功能衰竭及感染。

1.正确估计出血量和动态监护

准确估计失血量是判断病情和选择实施抢救措施的关键。估计失血量大于或可能大于 500 mL 时，则须及时采取必要的动态监护措施，如凝血功能、水电解质平衡，持续心电监护，持续监测血压、脉搏等生命体征；必要时可以连续检测血红蛋白浓度及凝血功能。

2.处理方法

(1)子宫按摩或压迫法：可采用经腹按摩或经腹经阴道联合按压。经腹按摩方法为胎盘娩出后，术者一只手的拇指在前，其余四指在后，在下腹部按摩并压迫宫底，挤出宫腔内积血，促进子宫收缩。经腹经阴道联合按压法为术者一只手戴无菌手套伸入阴道握拳置于阴道前穹窿，顶住子宫前壁，另一只手在腹部按压子宫后壁，使宫体前屈，两手相对紧压并均匀有节律地按摩子宫。剖宫产时可以手入腹腔，直接按摩宫底，增强子宫收缩。按摩时间以子宫恢复正常收缩并能保持收缩状态为止，同时要配合应用宫缩剂。

(2)宫缩剂的应用：①缩宫素：为预防和治疗产后出血的一线药物。治疗产后出血方法为缩宫素 10 U 肌内注射、子宫肌层或宫颈注射，以后 10～20 U 加入 500 mL 晶体液中静脉滴注，给药速度根据患者的反应调整，常规速度 250 mL/h，约 80 mU/min。静脉滴注能立即起效，但半衰期短(1～6 min)，故需持续静脉滴注。缩宫素应用相对安全，大剂量应用时可引起高血压、水钠潴留和心血管系统不良反应；一次大剂量静脉注射未稀释的缩宫素，可导致低血压、心动过速和(或)心律失常，甚至心跳骤停。虽然合成催产素制剂不含抗利尿激素，但仍有一定的抗利尿作用，大剂量应用特别是持续长时间静脉滴注可引起水中毒。因缩宫素有受体饱和现象，无限制加大用量反而效果不佳，并可出现不良反应，故 24 h 总量应控制在 60 U 内。②卡前列素氨丁三醇(为前列腺素 $F_{2\alpha}$ 衍生物(15-甲基 $PGF_{2\alpha}$)，引起全子宫协调有力的收缩。用法为 250 μg(1 支)深部肌内注射或子宫肌层注射，3 min 起作用，30 min 达高峰，可维持 2 h；必要时可重复使用，总量不超过 8 个剂量。此药除可引起肺气道和血管痉挛外，另外的不良反应有腹泻、高血压、呕吐、高热、颜面潮红和心动过速。哮喘、心脏病和青光眼患者禁用，高血压患者慎用。③米索前列醇：系前列腺素 E_1 的衍生物，可引起全子宫有力收缩。应用方法：米索前列醇 200～600 μg 顿服或舌下给药，口服 10 min 达高峰，2 h 后可重复应用。米索前列醇不良反应者恶心、呕吐、腹泻、寒战和体温升高较常见；高血压、活动性心、肝、肾脏病及肾上腺皮质功能不全者慎用，青光眼、哮喘及过敏体质者禁用。

（3）手术治疗：在上述处理效果不佳时，可根据患者情况和医师的熟练程度选用下列手术方法。

①宫腔填塞：有宫腔水囊压迫和宫腔纱条填塞两种方法，阴道分娩后宜选用水囊压迫，剖宫产术中选用纱条填塞。宫腔填塞后应密切观察出血量、子宫底高度、生命体征变化等，动态监测血红蛋白、凝血功能的状况，以避免宫腔积血，水囊或纱条放置 24～48 h 后取出，要注意预防感染。

②B-Lynch 缝合：适用于宫缩乏力性产后出血、子宫按摩和宫缩剂无效并有可能切除子宫的患者。方法：将子宫托出腹腔，先试用两手加压观察出血量是否减少以估计 B-Lynch 缝合成功止血的可能性，加压后出血基本停止，则成功可能性大，可行 B-Lynch 缝合术。下推膀胱腹膜返折进一步暴露子宫下段。应用可吸收线缝合，先从右侧子宫切口下缘 2～3 cm、子宫内侧 3 cm 处进针，经宫腔至距切口上缘 2～3 cm、子宫内侧 4 cm 出针；然后经距宫角 3～4 cm 拉至宫底，将缝线垂直绕向子宫后壁，于前壁相应位置进针，进入宫腔横向至左侧后壁与右侧相应位置，出针后将缝线垂直通过宫底至子宫前壁，与右侧相应位置分别于左侧子宫切口上、下缘缝合。收紧两根缝线，检查无出血即打结。然后再关闭子宫切口。子宫放回腹腔观察 10 min，注意下段切口有无渗血，阴道有无出血及子宫颜色，若正常即逐层关腹。B-Lynch 缝合术后并发症的报道较为罕见，但有感染和组织坏死的可能，应掌握手术适应证。

③盆腔血管结扎：包括子宫动脉结扎和髂内动脉结扎。子宫血管结扎适用于难治性产后出血，尤其是剖宫产术中宫缩乏力性出血，经宫缩剂和按摩子宫无效或子宫切口撕裂而局部止血困难者。推荐五步血管结扎法：单侧子宫动脉上行支结扎；双侧子宫动脉上行支结扎；子宫动脉下行支结扎；单侧卵巢子宫血管吻合支结扎；双侧卵巢子宫血管吻合支结扎。髂内动脉结扎手术操作困难，需要由盆底手术熟练的妇产科医师操作。适用于宫颈或盆底渗血、宫颈或阔韧带出血、腹膜后血肿、保守治疗无效的产后出血，结扎前后需准确辨认髂外动脉和股动脉，必须小心勿损伤髂内静脉，否则可导致严重的盆底出血。

④经导管动脉栓塞（TAE）：适应证：经保守治疗无效的各种难治性产后出血，生命体征稳定。禁忌证：生命体征不稳定、不宜搬动的患者；合并有其他脏器出血的 DIC；严重的心、肝、肾和凝血功能障碍；对造影剂过敏者。方法：局麻下行一侧腹股沟韧带中点股动脉搏动最强点穿刺，以 Seldinger 技术完成股动脉插管。先行盆腔造影，再行双侧髂内动脉及子宫动脉造影，显示出血部位及出血侧子宫动脉，大量造影剂外溢区即为出血处。迅速将导管插入出血侧的髂内动脉前干，行髂内

动脉栓塞术(ⅡAE)或子宫动脉栓塞术(UAE),二者均属经导管动脉栓塞术(TAE)的范畴。固定导管,向该动脉注入带抗生素的明胶海绵颗粒或明胶海绵条或明胶海绵弹簧钢圈后,直至确认出血停止,行数字减影成像技术(DSA)造影证实已止血成功即可,不要过度栓塞。同法栓塞对侧。因子宫供血呈明显的双侧性,仅栓塞一侧子宫动脉或髂内动脉前干将导致栓塞失败。临床研究结果表明术中发生的难治性产后出血以髂内动脉结扎术和子宫切除术为宜。而术后或顺产后发生的顽固性出血可选择髂内动脉栓塞术。对于复发出血者,尚可再次接受血管栓塞治疗。

⑤子宫切除术:适用于各种保守性治疗方法无效者。一般为次全子宫切除术,如前置胎盘或部分胎盘植入宫颈时行子宫全切除术。操作注意事项:由于子宫切除时仍有活动性出血,故需以最快的速度"钳夹、切断、下移",直至钳夹至子宫动脉水平以下,然后缝合打结,注意避免损伤输尿管。对子宫切除术后盆腔广泛渗血者,用大纱条填塞压迫止血并积极纠正凝血功能障碍。

3.补充血容量纠正休克

产妇可因出血量多、血容量急剧下降发生低血容量性休克。在针对病因加强宫缩和止血的同时,应积极纠正休克。建立有效静脉通道,监测中心静脉压、血气、尿量,补充晶体平衡液及血液、新鲜冰冻血浆等,有效扩容纠正低血容量性休克。对于难治性休克,在补足血容量后可给予血管活性药物升压。另外可短期大量使用肾上腺皮质激素,有利于休克的纠正。在积极抢救,治疗病因之后,达到以下状况时,可以认为休克纠正良好:出血停止;收缩压>90 mmHg;中心静脉压回升至正常;脉压>30 mmHg;脉搏<100 次/min;尿量>30 mL/h;血气分析恢复正常;一般情况良好,皮肤温暖、红润、静脉充盈及脉搏有力。

4.预防多器官功能障碍

严重的宫缩乏力性产后出血可发生凝血功能障碍,并发DIC,继而发生多脏器功能衰竭。休克和多脏器功能衰竭是产后出血的主要死因,因此治疗宫缩乏力性产后出血时需注意主要脏器的功能保护。明显的器官功能障碍应当采用适当的人工辅助装置,如血液透析、人工心肺机等。

5.预防感染

产妇由于大量出血而机体抵抗力降低,且抢救过程中难以做到完全无菌操作,因此,在有效止血和控制病情的同时还需应用足量的抗生素预防感染。

二、子宫收缩过强

(一)协调性子宫收缩过强

子宫收缩的节律性、对称性和极性均正常,仅子宫收缩力过强、过频。宫缩过强定义为 10 min 超过 5 次宫缩,收缩持续 2 min 或更长,或收缩的持续时间正常,但宫缩间隔在 1 min 内,有或没有胎心的异常。如产道无阻力,宫口迅速开全,分娩在短时间内结束,总产程不足 3 h 者,称急产。若存在产道梗阻或瘢痕子宫,可发生病理性缩复环或子宫破裂。

1.对母儿影响

(1)对产妇的影响:宫缩过强过频,产程过快,可导致初产妇宫颈、阴道以及会阴撕裂伤。宫缩过强使宫腔内压力增强,增加羊水栓塞的风险。接产时来不及消毒可导致产褥感染。胎儿娩出后子宫肌纤维缩复不良,易发生胎盘滞留或产后出血。

(2)对胎儿及新生儿的影响:宫缩过强过频,影响子宫胎盘血液循环,易发生胎儿窘迫、新生儿窒息甚至死亡。胎儿娩出过快,胎头在产道内受到的压力突然解除,可致新生儿颅内出血。接产时来不及消毒,新生儿易发生感染。坠地可致骨折、外伤。

2.治疗

对于子宫收缩力过强、过频者应及早做好接生准备,临产后慎用缩宫药物及其他促进宫缩的处理方法,如灌肠、人工破膜等。胎儿娩出时,勿使产妇向下屏气。若急产来不及消毒及新生儿坠地者,新生儿应肌内注射维生素 K_1 10 mg 预防颅内出血,并尽早肌内注射精制破伤风抗毒素 1 500 U。产后仔细检查宫颈、阴道、外阴,若有撕裂应及时缝合。若属未消毒的接产,应给予抗生素预防感染。对于有急产史的经产妇,在预产期前 1~2 周不应外出远走,以免发生意外,有条件者应提前住院待产。

(二)不协调性子宫收缩过强

1.强直性子宫收缩过强

强直性子宫收缩过强通常不是子宫肌组织功能异常,几乎均是外界因素异常造成,例如临产后产道发生梗死或不适当地应用缩宫药物或胎盘早剥血液浸润子宫肌层,均可引起宫颈内口以上部位的子宫肌层出现强直性痉挛性收缩,失去节律性,宫缩间歇期短或无间歇。

(1)临床表现:产妇烦躁不安,持续性腹痛,拒按。胎位触不清,胎心听不清。有时可出现病理性缩复环、血尿等先兆子宫破裂征象。

(2)治疗:一旦确诊为强直性宫缩,应及时给予宫缩抑制剂,如 25%硫酸镁 20 mL 加于 5%葡萄糖液 20 mL 内缓慢静脉推注(不少于 5 min)或肾上腺素 1 mg 加于 5%葡萄糖液 250 mL 内静脉滴注。若属于梗阻性原因,应立即行剖宫产术。若胎死宫内可用乙醚吸入麻醉,若仍不能缓解强直性宫缩,应行剖宫产术。

2.子宫痉挛性狭窄环

子宫壁局部肌肉呈痉挛性不协调性收缩形成的环状狭窄,持续不放松,称子宫痉挛性狭窄环。狭窄环可发生在宫颈、宫体的任何部分,多在子宫上下段交界处,也可在胎体某一狭窄部,以胎颈、胎腰处常见。

(1)临床表现:多因精神紧张、过度疲劳以及不适当地应用宫缩剂或粗暴地进行阴道内操作所致。

产妇出现持续性腹痛,烦躁不安,宫颈扩张缓慢,胎先露部下降停滞,胎心时快时慢,阴道检查时在宫腔内触及较硬而无弹性的狭窄环,此环与病理缩复环不同,特点是不增加宫腔压力,不随宫缩上升,不引起子宫破裂,但可导致产程进展缓慢或停滞。

(2)治疗:应认真寻找导致子宫痉挛性狭窄环的原因,及时纠正。停止一切刺激,如禁止阴道内操作、停用宫缩素等。若无胎儿窘迫征象,给予镇静药如哌替啶100 mg、吗啡10 mg肌内注射,也可给宫缩抑制药如利托君10 mg口服或25%硫酸镁20 mL加于25%葡萄糖液20 mL内缓慢静脉注射,一般可消除异常宫缩。当宫缩恢复正常时,可行阴道助产或等待自然分娩。若经上述处理,子宫痉挛性狭窄环不能缓解,宫口未开全,胎先露部高或伴有胎儿窘迫征象,均应立即行剖宫产术。

第二节　产道异常

一、骨产道异常

骨盆径线长短或形态异常,致使骨盆容积改变影响胎先露部通过的限度,阻碍胎先露部下降,从而影响产程,称狭窄骨盆。可表现为一个或多个径线过短,也可表现为一个或多个平面狭窄。

(一)病因

骨盆结构形态、径线异常。

(二)诊断

骨盆有无异常是判断能否顺利分娩的重要条件,因而,考虑阴道分娩时,必须首先了解骨盆的大小和形态。

1.临床表现

询问孕妇幼年有无佝偻病、脊髓灰质炎、脊柱和髋关节结核及外伤史。对经产妇须了解既往分娩史,如产程长短、分娩方式、新生儿体重、有无产伤及出生后情况等。

（1）症状

①入口平面狭窄。a.胎先露及胎方位异常：骨盆入口狭窄影响胎先露的正常衔接，孕妇可出现尖腹或悬垂腹。胎位异常有臀先露、颜面位或肩先露。若头先露，则出现跨耻征阳性、不均倾位、高直位等。b.产程进展异常：临床上常表现为潜伏期及活跃期早期延长。相对性头盆不称经充分试产，抬头衔接后，产程可进展顺利。绝对性头盆不称导致产程停止。同时多表现先露下降受阻。c.其他：胎先露对前羊膜囊压力不均或胎先露高浮，使胎膜早破和脐带脱垂发生率增高。骨盆狭窄伴有宫缩过强时，因产道梗阻，产妇出现腹痛难忍、血尿，甚至出现病理性缩复环等先兆子宫破裂症状，不及时处理可导致子宫破裂。

②中骨盆平面狭窄。a.胎方位异常：胎头下降至中骨盆时，由于内旋转受阻，常出现持续性枕横位或枕后位等异常胎方位。b.产程进展异常：潜伏期及活跃期早期进展顺利，但活跃期晚期及第二产程延长或出现停滞，胎头下降延缓或停滞。c.其他：当胎头受阻于中骨盆时，有一定可塑性的胎头开始变形，颅骨重叠，胎头受压，使软组织水肿，产瘤较大，严重时可发生脑组织损伤、颅内出血及胎儿宫内窘迫。若中骨盆狭窄程度严重，宫缩又较强，可发生先兆子宫破裂及子宫破裂。强行阴道助产，可导致严重软产道裂伤及新生儿产伤。常继发宫缩乏力，胎头在产道内滞留过久，压迫尿道及直肠，致排便困难，甚至尿瘘或粪瘘。

③骨盆出口平面狭窄。骨盆出口平面狭窄与中骨盆平面狭窄常同时存在。若单纯骨盆出口平面狭窄者，第一产程进展顺利，胎头达盆底受阻，引致第二产程停滞，继发性宫缩乏力，胎头双顶径不能通过出口横径，强行阴道助产，可导致软产道、骨盆底肌肉及会阴严重损伤。

（2）体征

①测量身高，孕妇身高＜145 cm 应警惕均小骨盆。观察孕妇体型，步态有无跛足，有无脊柱及髋关节畸形，米氏菱形窝是否对称，有无尖腹及悬垂腹等。

②腹部检查。a.腹部形态：观察腹型，尺测子宫长度及腹围。b.胎位异常：臀先露、肩先露、持续性枕横位、枕后位等。c.估计头盆关系：正常情况下，部分初孕妇在预产期前 2 周，经产妇于临产后，胎头应入盆。若已临产，胎头仍未入盆，则应充分估计头盆关系。检查头盆是否相称的具体方法：孕妇排空膀胱，仰卧，两腿伸直，检查者将手放在耻骨联合上方，将浮动的胎头向骨盆腔方向推压。若胎头低于耻骨联合前表面，表示胎头可以入盆，头盆相称，称胎头跨耻征阴性；若胎头与耻骨联合前表面在同一平面，表示可疑头盆不称，称胎头跨耻征可疑阳性；若胎头高于耻骨联合前表面，表示头盆明显不称，称胎头跨耻征阳性。对出现跨耻征阳性的孕妇，应让其取两腿屈曲半卧位，再次检查胎头跨耻征，若转为阴性，提示为骨盆倾斜

度异常,而不是头盆不称。

2.辅助检查

(1)产程图动态监测:产程图异常表现。

(2)B超:观察胎先露部与骨盆的关系,估计胎儿体重。

(三)治疗

处理原则:明确狭窄骨盆类别和程度,了解胎位、胎儿大小、胎心率、宫缩强弱、宫口扩张程度、破膜与否,结合年龄、产次、既往分娩史进行综合判断,决定分娩方式。

1.一般处理

在分娩过程中,应安慰产妇,使其精神舒畅,信心倍增,保证营养及水分的摄入,必要时补充电解质和能量。还需注意产妇休息,要监测宫缩强弱,勤听胎心,检查胎先露部下降及宫口扩张程度。

2.分类处理

(1)骨盆入口平面

①明显头盆不称(绝对性狭窄):足月活胎不能入盆,不能经阴道分娩,应在临产后行剖宫产术结束分娩。

②轻度头盆不称(相对性狭窄):足月活胎体重<3 000 g,胎心率正常,枕先露,可在严密监护下试产。如宫口扩张至3~4 cm以上,胎膜未破,应人工破膜。破膜后宫缩较强,产程进展顺利,多数能经阴道分娩。试产过程中若出现宫缩乏力,可用催产药静脉滴注加强宫缩。试产2~4 h,胎头仍迟迟不能入盆,宫口扩张缓慢或伴有胎儿窘迫征象,应及时行剖宫产术结束分娩。

③临界性骨盆:正常胎儿大多数可自然分娩,但仍需严密观察产程进展。

(2)中骨盆平面:中骨盆平面狭窄,胎头俯屈及内旋转受阻,易发生持续性枕横位或枕后位。产妇多表现活跃期或第二产程延长及停滞、继发性宫缩乏力等。若宫口开全,胎头双顶径达坐骨棘水平或更低,可经阴道助产。若胎头双顶径未达坐骨棘水平或出现胎儿窘迫征象,应行剖宫产术结束分娩。

(3)骨盆出口平面:骨盆出口平面是产道的最低部位,临产前对胎儿大小、头盆关系做出充分估计,决定能否经阴道分娩,诊断为骨盆出口狭窄,不应进行试产。若发现出口横径稍狭窄,测量出口横径与出口后矢状径之和估计出口大小。若两者之和>15 cm时,多数可经阴道分娩,否则应行剖宫产术结束分娩。

(4)骨盆三个平面狭窄的处理:若估计胎儿不大,胎位正常,头盆相称,可以试产;若胎儿较大,有明显头盆不称,应尽早行剖宫产术。

(5)畸形骨盆:其判断难度大,在根据畸形骨盆种类、狭窄程度、胎儿大小、产力等情况进行分析。现多采用剖宫产术结束妊娠。

二、软产道异常

软产道异常包括子宫下段、子宫颈、阴道、外阴的病变和先天畸形。

(一)病因

软产道异常多由先天性发育异常以及后天性疾病引起,主要包括以下几个方面。

1.外阴异常

(1)外阴水肿:常继发于重度子痫前期、重度贫血、心脏病及慢性肾炎等疾病。静脉瘤和静脉曲张也可表现为外阴水肿。

(2)外阴感染或肿瘤:靠近会阴的炎性包块或肿瘤,若体积大也可阻挡分娩。

(3)外阴瘢痕:一般外阴大的手术后和会阴撕裂伤后瘢痕,分娩时容易撕裂,阴道分娩困难。

2.阴道异常

(1)阴道闭锁:完全性阴道闭锁几乎全部是先天性的,不完全性闭锁可由发育异常或产伤、腐蚀药物、手术感染造成的瘢痕挛缩狭窄引起。不严重者妊娠后瘢痕软化,临产后胎头下降,对瘢痕有持续扩张作用,多能通过障碍,完成分娩。

(2)阴道纵隔:阴道纵隔有完全和不完全之分。完全纵隔一般不导致难产,胎头下降过程中能逐渐将半个阴道充分扩张后通过;部分纵隔常可妨碍胎头下降,有时其会自然破裂,但纵隔较厚时需将其剪断,待胎儿娩出后再切除剩余的纵隔。

(3)阴道横隔:阴道横隔多位于阴道上中段,临产后做肛门检查可将不完全性横隔中央孔被误认为是扩张停滞的宫颈外口,特别是在临产一段时间后,胎头位置较低者,应考虑到先天异常的可能。肛门检查可感到宫颈位于此横隔水平以上,再仔细进行阴道检查,在中央孔上方可查到宫颈外口。

(4)阴道肿瘤:较小的阴道壁囊肿可以移到先露部的后方,不妨碍分娩的进行;囊肿较大时可阻碍先露部下降,则需在消毒情况下行囊肿穿刺吸出其内容物,待产后再处理。阴道肿瘤如纤维瘤、上皮瘤、肉瘤会阻碍胎头下降,一般需行选择性剖宫产。

(5)肛提肌痉挛性收缩:虽然少见,但由于在阴道中段出现硬的环状缩窄,严重妨碍胎头下降,一般需用麻醉解除痉挛。

3.宫颈异常

(1)宫颈病变:宫颈上皮内瘤变(CIN)和宫颈癌的发病率呈逐年上升趋势,且年龄趋向年轻化,其中育龄期女性占多数。多数研究证实,妊娠并不是加速宫颈病变进展的危险因素,绝大多数病变均于产后自行缓解或无进展,仅有 6%～7% 的患者病变升级。为预防宫颈病变恶化,大多数育龄期患者采取宫颈锥切术进行治疗,而宫颈锥切术后长时间出血、感染,加上宫颈瘢痕挛缩,常导致术后宫颈管粘连、狭窄以及宫颈功能不全等并发症。宫颈锥切术的深度、手术至妊娠间隔时间以及手术持续时间等均可影响妊娠结局。研究表明,对于患有 CIN 的育龄期女性,锥切深度不宜超过 15 mm,锥切过深会增加自发性早产的风险性;有学者认为宫颈组织的再生一般是在锥切术后 3～12 个月内,避免在这段时间内受孕能够减少早产的风险;手术时间长者,其创面将扩大、出血及形成局部血肿,机体抵御致病菌的能力减弱,妊娠后易发生上行性感染。

宫颈锥切术常导致宫颈功能不全,另外对于术后预防性宫颈环扎的问题尚未达成共识。宫颈长度的测量常在 14～28 周,宫颈长度<2.5 cm 称为宫颈短,常常导致早产。有学者认为锥切术后患者早产的风险率高,应该进行预防性宫颈环扎,但有些学者则反对这种观点,认为应该避免环扎术,因为环扎术并没有减少锥切术后早产的发生率,相反,缝线作为一种异物刺激,可导致子宫兴奋和收缩,诱发早产。另外,环扎术会增加上行性感染的机会,可能会引起绒毛膜羊膜炎、胎膜早破等。因此,进行宫颈环扎术需谨慎。

(2)宫颈管狭窄:因前次分娩困难造成宫颈组织严重损伤或感染,呈不规则裂伤瘢痕、硬结,引起宫颈管狭窄,一般妊娠后宫颈软化,临产后宫颈无法扩张或扩张缓慢者应行剖宫产。

(3)宫颈口黏合:分娩过程中宫颈管已消失但宫口不开大,宫颈包着胎头下降,先露部与阴道之间有一薄层的宫颈组织,如胎头下降已达坐骨棘下 2 cm,多数可经手有效扩张宫颈口,也可在子宫口边缘相当于时针 10 点、2 点及 6 点处将宫颈切开 1～2 cm,如行产钳助产有宫颈撕裂的危险。

(4)宫颈水肿:一般常见于扁平骨盆、骨盆狭窄、骨盆壁与胎头之间压迫而发生的宫颈下部水肿。此为胎头受压、血流障碍而引起宫口开大受阻,长时间的压迫使分娩停滞,如为轻度水肿,可穿刺除去张力,使宫口开大而顺产;严重者选择行剖宫产。

(5)宫颈坚韧:由于宫颈缺乏弹性或者孕妇精神过度紧张,宫颈常呈痉挛性收缩状态,多见于高龄初产妇。

4.子宫异常

(1)子宫畸形:常见的子宫畸形有纵隔子宫、双角子宫、残角子宫、单角子宫、双子宫及马鞍形子宫。子宫畸形、子宫肌层发育不良和宫腔容受性降低影响胎盘和宫内胎儿正常发育,导致胎儿生长受限、低体重儿及早产等;子宫内腔容积和形态异常可引起产轴、胎位异常和胎盘位置异常等;子宫畸形合并存在宫颈和阴道畸形者易阻塞软产道,影响正常产程进展而致难产。

(2)子宫脱垂:子宫脱垂者妊娠后受胎盘激素的影响,盆膈和子宫韧带松弛,从早期妊娠即可出现原有脱垂症状加重,如宫颈显露于阴道口或脱出,膀胱膨出伴有排尿困难,脱出部黏膜溃疡和出血。中期妊娠后,脱垂子宫可不同程度地回缩、上升,直至晚期分娩。足月妊娠时,尤其当临产后,受产力的逼迫,症状反复又加重,故应行剖宫产术分娩。

(3)子宫扭转:子宫扭转可因子宫发育不良、胎位异常、盆腹腔内病变使子宫倾斜或旋转。子宫扭转可发生于妊娠期或分娩期,可引起胎儿窘迫,母体急性腹痛、出血。

(4)子宫肌瘤:子宫肌瘤为性激素依赖性良性肿瘤,其对分娩的影响取决于肌瘤大小、生长部位及类型。

(5)瘢痕子宫:瘢痕子宫产生的原因有剖宫产术、子宫肌瘤挖除术、输卵管间质部及宫角切除术、子宫畸形矫治术等,其中以剖宫产术最为常见。瘢痕子宫是分娩过程中子宫破裂的高危因素之一。近年来,剖宫产后再孕分娩者增加,但并非所有曾行剖宫产的妇女再孕后均需剖宫产。

5.盆腔肿瘤

(1)卵巢囊肿:妊娠合并卵巢囊肿,多发生在孕 3 个月,如果卵巢囊肿阻塞产道,可导致卵巢囊肿破裂或使分娩发生梗阻,偶可导致子宫破裂。

(2)盆腔肿块:临床上比较少见,偶可有重度膀胱充盈、阴道膀胱膨出、阴道直肠膨出或下垂的肾等阻塞盆腔,妨碍分娩进行,此时可行剖宫产术。

(二)软产道异常对母儿的影响

1.对母体的影响

软产道异常可使分娩时间延长,使孕妇疲劳,对有合并症的孕妇,手术产率将增加;如胎位异常或胎头旋转异常,分娩停滞,可导致难产和产伤;还可导致胎膜早破,产程延长,引起宫内感染;软产道扩展受阻,导致阵痛异常,不利于分娩。

2.对胎儿的影响

软产道异常时,产道的扩展开大受阻,产程延长,引起胎儿缺氧、酸中毒,新生儿窒息,生存者后遗症较多。频繁的检查包括肛门检查和阴道检查,可引起宫内感染而威胁胎儿生命。

(三)诊断

详细询问病史。软产道异常应于孕前或妊娠早期行阴道检查,以了解生殖道及盆腔有无异常。孕期有阴道出血时应做阴道检查,以了解外阴、阴道及宫颈情况以及盆腔有无其他异常等,尤其是注意宫颈情况,避免宫颈癌漏诊,可预防软产道异常导致的难产。

（四）治疗

1.外阴异常

外阴水肿者临产前可局部应用 50％酒精局部湿敷。临产后可在严格消毒下进行多点针刺皮肤放液。分娩时,可行会阴侧切。产后加强局部护理,预防感染。对于外阴瘢痕者,若瘢痕范围不大,分娩时可做会阴后-斜切开或对侧瘢痕切开术;若瘢痕过大,应行剖宫产术。会阴坚韧者分娩时,应做预防性会阴侧切。

2.阴道异常

阴道瘢痕影响阴道的扩张性和弹性,严重者可导致阴道闭锁,这些均影响先露下降和胎儿娩出,对于严重患者,应考虑剖宫产术。先天性阴道横隔,若隔膜薄弱而且不完全,由于先露的作用其仍能扩张,不影响胎儿娩出;若当宫颈口开全,横隔仍不退缩时,可用手指扩张或做 X 线切开,待胎儿娩出后再将切缘锁边缝合。横隔高且厚者需行剖宫产。阴道尖锐湿疣,体积大范围广泛的疣可阻碍分娩,易发生裂伤、血肿及感染,为预防新生儿喉乳头瘤发生,应行剖宫产术。

3.宫颈异常

因已经临产,只做适当试产,密切观察产程,产程进展缓慢、危及母婴健康时可行剖宫产术尽快终止妊娠。

妊娠合并 CIN Ⅰ 的孕妇,孕期可不进行任何治疗,不必再复查阴道镜及细胞学检查,常规进行产前检查至足月。组织学诊断为 CIN Ⅱ 及 CIN Ⅲ 者,至少每 12 周复查阴道镜及细胞学检查,当病变加重或细胞学怀疑为浸润性宫颈癌时,建议再次活检。如果病变无明显发展,可继续妊娠并定期常规产前检查至足月。对 CIN Ⅲ 病情进展或高度可疑宫颈原位癌的孕妇,治疗应个体化,根据孕周、病变位置、范围和孕妇的态度等综合考虑。

有学者认为,在妊娠中期孕妇可以采用宫颈锥切术,有助于明确诊断;也有学者认为妊娠合并 CIN 进展为镜下及肉眼浸润癌的危险较小,产后自然消退的几率高,所以妊娠合并 CIN 孕期可不做治疗,但要密切随诊。

妊娠合并宫颈癌的处理方式取决于宫颈癌的分期、组织学分型、有无淋巴结转移、孕周及患者意愿。应兼顾母儿情况,选择治疗的最佳方案和最佳时机。

妊娠合并宫颈病变的分娩方式与宫颈癌前病变及原位癌的稳定状态无关。分娩方式的选择取决于产科指征,无特殊指征的患者仍可以阴道分娩。宫颈原位癌的患者,阴道分娩后病变稳定率仍为 88％,阴道分娩有利于病变缓解。但妊娠期宫颈癌患者阴道分娩可能增加癌细胞的扩散几率,应选择剖宫产分娩,根据病变情况决定手术的方式及范围。

4.子宫异常

肌瘤在孕期及产褥期可发生红色退行性变、局部出现疼痛和压痛,并伴有低热及白细胞中度升高,一般对症处理,症状在数天内缓解。若肌瘤不阻塞产道,可经阴道试产,产后再处理肌瘤。肌壁间肌瘤在临产后可致子宫收缩乏力,产程延长;生长于宫颈或子宫下段的肌瘤或嵌顿于盆腔内的浆膜下肌瘤阻碍产道时,应行剖宫产术。瘢痕子宫再次怀孕分娩时子宫破裂的风险增加。剖宫产后阴道分娩(VBAC)应根据前次剖宫产术式、指征、术后有无感染、术后再孕时间间隔、既往剖宫产次数、有无紧急剖宫产的条件以及本次妊娠胎儿的大小、胎位、产力、产道等情况综合分析决定。瘢痕子宫阴道试产过程中发现子宫破裂征象,应紧急剖宫产同时修补子宫破口,必要时需切除子宫。

5.卵巢囊肿

妊娠合并卵巢囊肿大多数属良性病变,确诊后根据患者情况进行随诊观察或择期手术,可于孕 4 个月或产后行卵巢囊肿摘除术;生理性囊肿直径多在 6 cm 以内,属功能性,不必切除;如疑为恶性,确诊后立即手术,手术范围与非妊娠时一样;如至妊娠晚期发现恶性肿瘤,胎儿已初具生存能力,可在保全母亲安全的条件下,支持数周以期得到活婴;足月临产时发现卵巢肿瘤,只要不引起阻塞性分娩仍可自然分娩;如果临产后卵巢囊肿嵌顿在盆腔内影响产道时须行剖宫产术。

第三节　胎位异常

一、持续性枕后位、枕横位

在分娩过程中,胎头以枕后位或枕横位衔接,在下降过程中,胎头枕部因强有力宫缩绝大多数能向前转 135°或 90°,转成枕前位而自然分娩。若胎头枕骨持续不能转向前方,直至分娩后期仍然位于母体骨盆的后方或侧方,致使分娩发生困难者,称为持续性枕后位或持续性枕横位。临产早期 15%的胎儿是枕后位,5%分娩中仍然是枕后位。

(一)病因

1.骨盆异常

常发生于男型骨盆或类人猿型骨盆。这两类骨盆的特点是入口平面前半部较狭窄,不适合胎头枕部衔接,后半部较宽,胎头容易以枕后位或枕横位衔接。这类骨盆常伴有中骨盆狭窄,影响胎头在中骨盆平面向前旋转而成为持续性枕后位或持续性枕横位。此外,扁平骨盆前后径短小,均小骨盆各径线均小,容易使胎头以枕横位衔接,胎头俯屈不良,旋转困难,使胎头枕横位嵌顿在中骨盆形成持续性枕横位。

2.胎头俯屈不良

持续性枕后(横)位胎头俯屈不良,以较枕下前囟(9.5 cm)增加 1.8 cm 的枕额径(11.3 cm)通过产道,影响胎头在骨盆腔内旋转。若以枕后位衔接,胎儿脊柱与母体脊柱接近,不利于胎头俯屈,胎头前囟成为胎头下降的最低部位,而最低点又常转向骨盆前方,当前囟转至前方或侧方时,胎头枕部转至后方或侧方,形成持续性枕后位或枕横位。

3.子宫收缩乏力

影响胎头下降、俯屈及内旋转,容易造成持续性枕后位或枕横位。反过来,持续性枕后(横)位使胎头下降受阻,也容易导致宫缩乏力,两者互为因果关系。

4.其他

前置胎盘、膀胱充盈、宫颈肌瘤、头盆不称、胎儿发育异常等均可影响胎头内旋转,形成持续性枕后(横)位。

(二)临床表现及诊断

1.临床表现

临产后胎头衔接较晚及俯屈不良,由于枕后位的胎先露部不易紧贴宫颈及子宫下段,常导致协调性子宫收缩乏力及宫颈扩张缓慢。因枕骨持续位于骨盆后方压迫直肠,产妇自觉肛门坠胀及排便感,致使宫口尚未开全时,过早使用腹压,容易导致宫颈前唇水肿和产妇疲劳,影响产程进展。持续性枕后位常致第二产程延长。若在阴道口虽已见到胎发,但历经多次宫缩时屏气却不见胎头继续顺利下降时,应想到可能是持续性枕后位。

2.腹部体征

胎背偏向母体后方或侧方,前腹壁容易触及胎儿肢体,且在胎儿肢体侧容易听及胎心。

3.肛门检查或阴道检查

枕后位时感到盆腔后部空虚,胎头矢状缝位于骨盆左斜径上,前囟在骨盆右前方,后囟(枕部)在骨盆左后方则为枕左后位。查明胎头矢状缝位于骨盆横径上,后囟在骨盆左侧方,则为枕左横位。若出现胎头水肿、颅骨重叠、囟门触不清,需行阴道检查。借助胎儿耳廓、耳屏位置及方向判定胎位,若耳廓朝向骨盆后方,即可诊断为枕后位;若耳郭朝向骨盆侧方,则为枕横位。

4.B型超声检查

根据胎头眼眶及枕部位置,能准确探清胎头位置。

（三）分娩机制

在无头盆不称的情况下,多数枕后位及枕横位在强有力的宫缩作用下,可使胎头枕部向前旋转 90°～135°成为枕前位。在分娩过程中,若不能转成枕前位时,其分娩机制如下。

1.枕后位

枕后位内旋转时向后旋转 45°,使矢状缝与骨盆前后径一致。胎儿枕部朝向骶骨呈正枕后位,其分娩机制:①胎头俯屈好:前囟抵达耻骨联合下方时,以前囟为支点,胎头继续俯屈,先娩出顶、枕部,随后仰伸,相继娩出额、鼻、口、颏;②胎头俯屈不良:当鼻根出现在耻骨联合下方时,以鼻根为支点,胎头先俯屈,前囟、顶、枕部娩出后,胎头仰伸,相继娩出鼻、口、颏。

2.枕横位

部分枕横位于下降过程中内旋转受阻或枕后位的胎头枕部仅向前旋转 45°成为持续性枕横位时,虽能经阴道分娩,多数需要用手或胎头吸引术将胎头转成枕前位娩出。

（四）对母儿影响

1.对产程的影响

持续性枕后(横)位容易导致第二产程延缓及胎头下降停滞,若未及时处理常导致第二产程延长,甚至滞产。

2.对产妇的影响

胎头长时间压迫软产道,可发生缺血坏死脱落,形成生殖道瘘。胎位异常导致继发性宫缩乏力,使产程延长,常需手术助产,容易发生软产道损伤,增加产后出血及感染机会。

3.对胎儿的影响

第二产程延长和手术助产机会增多,常出现胎儿窘迫和新生儿窒息,围产儿死亡率增高。

（五）治疗

若骨盆无异常、胎儿不大时,可以试产。试产时严密观察产程,注意胎头下降、宫口扩张程度、宫缩强弱及胎心有无变化。

1.第一产程

潜伏期:应保证产妇充分的营养和休息。若情绪紧张、睡眠不好可给予哌替啶或地西泮。让产妇向胎儿肢体方向侧卧,以利胎头枕部转向前方。若宫缩欠佳,应尽早使用缩宫素。

活跃期:宫口开大 6 cm,产程停滞,除外头盆不称可行人工破膜,使胎头下降,压迫宫颈,增强宫缩,推动胎头内旋转。若产力欠佳,静脉滴注缩宫素。若宫口开大速度>1 cm/h,伴胎先露部下降,多能经阴道分娩。在试产过程中,出现胎儿窘迫征象,应行剖宫产术。宫口开全之前,嘱产妇勿过早屏气用力,以免引起宫颈前唇水肿,影响产程进展。

2.第二产程

若第二产程进展缓慢,初产妇已近2 h,经产妇已近1 h,应行阴道检查。当胎头双顶径已达坐骨棘平面或以下时,可徒手将胎头枕部转向前方,使矢状缝与骨盆出口前后径一致或自然分娩或阴道助产(低位产钳术或胎头吸引术)。若转成枕前位有困难时,也可向后转成正枕后位,再以产钳助产。若以枕后位娩出时,需做较大的会阴侧切,以免造成会阴裂伤。若胎头位置较高,疑有头盆不称,则需行剖宫产术,中位产钳不宜使用。

3.第三产程

因产程延长,容易发生产后子宫收缩乏力,故胎盘娩出后应立即肌内注射子宫收缩剂,以防发生产后出血。有软产道裂伤者,应及时修补。新生儿应重点监护。凡行手术助产及有产道裂伤者,产后应给予抗生素预防感染。

二、胎头高直位

胎头呈不屈不仰姿势于骨盆入口,其矢状缝与骨盆入口平面前后径相一致,称胎头高直位。包括高直前位:胎头枕骨向前靠近耻骨联合,又称枕耻位;高直后位:胎头枕骨向后靠近骶岬者,又称枕骶位。约占分娩总数的1.08%。

(一)病因

胎头高直位的病因尚不清楚,可能与下列因素有关。

1.头盆不称

为胎头高直位发生最常见的原因。常见于骨盆入口平面狭窄、扁平骨盆、均小骨盆及横径狭小骨盆,特别是当胎头过大、过小及长圆形胎头时易发生胎头高直位。

2.腹壁松弛及腹直肌分离

胎背易朝向母体前方,胎头高浮,当宫缩时易形成胎头高直位。

3.胎膜早破

胎膜突然破裂,羊水迅速流出,宫缩时胎头矢状缝易固定于骨盆入口前后径上,形成胎头高直位。

(二)诊断

1.临床表现

由于临产后胎头未俯屈,入盆困难,活跃期早期宫口扩张延缓或停滞;一旦胎头入盆后,产程进展顺利;若胎头不能衔接,表现为活跃期停滞。高直后位时,胎头不能进入骨盆入口,胎头不下降,先露部高浮,活跃期早期延缓和停滞,即使宫口开全,由于胎头高浮也易发生滞产、先兆子宫破裂或子宫破裂。

2.腹部检查

胎头高直位时,胎背靠近腹前壁,不易触及胎儿肢体,胎头位置稍高在近腹中线。胎头高直后位时,胎儿肢体靠近腹前壁,有时可在耻骨联合上方触及胎儿下颏。

3.阴道检查

胎头矢状缝在骨盆入口前后径上,高直前位时,后囟在耻骨联合后,前囟在骶骨前,反之胎头高直后位。

4.B型超声检查

高直前位时可在母体腹壁正中探及胎儿脊柱;高直后位时在耻骨联合上方探及眼眶反射。高直前(后)位时胎头双顶径与骨盆入口横径一致。

(三)分娩机制

胎头高直前位临产后,胎儿脊柱朝向母体腹部,有屈曲的余地,宫缩时,胎头极度俯屈,以胎头枕骨在耻骨联合后方为支点,使前囟和额部先后滑过骶岬,沿骶骨下滑入盆衔接、下降,双顶径达坐骨棘平面以下时,待胎头极度俯屈姿势纠正后,不需内旋转或仅转45°,按枕前位分娩。高直后位临产后,胎头枕部与母体腰骶部贴近,较长的胎头矢状缝,置于较短的骨盆入口前后径上,妨碍胎头俯屈及下降,使胎头处于高浮状态迟迟不能入盆,即使入盆下降至盆底也难以向前旋转180°,故以枕前位娩出的可能性极小。

(四)治疗

高直前位时,若骨盆正常、胎儿不大、产力强,应给予阴道试产机会。加强宫缩促使胎头俯屈,胎头转为枕前位可经阴道分娩或阴道助产。若试产失败再行剖宫产术结束分娩。高直后位一经确诊,应行剖宫产术。

三、前不均倾位

枕横位入盆的胎头前顶骨先入盆,称为前不均倾位。其发生率为0.5%～0.81%。

(一)临床表现

胎头后顶骨不能入盆,使胎头下降停滞,产程延长。前顶骨与耻骨联合之间的膀胱颈受压,产妇过早出现排尿困难及尿潴留。

（二）诊断

1. 腹部检查

临产早期,耻骨联合上方可扪及胎头顶部。随前顶骨入盆胎头折叠于胎肩之后,使耻骨联合上方不易触及胎头,形成胎头衔接入盆的假象。

2. 阴道检查

胎头矢状缝在骨盆入口横径上,矢状缝向后移,靠近骶岬侧,后顶骨的大部分尚在骶岬之上,盆腔后半部空虚;同时,前顶骨紧嵌于耻骨联合后方,宫颈前唇因受压常出现水肿,尿道因受压而不易插入尿管。

（三）分娩机制

前不均倾位时,因耻骨联合后方面直而无凹陷,前顶骨紧紧嵌顿于耻骨联合后方,使后顶骨无法越过骶岬而入盆,需行剖宫产术。

（四）治疗

临产后在产程早期,产妇应取坐位或半卧位,以减小骨盆倾斜度,尽量避免胎头以前不均倾位衔接。

一旦确认为前不均倾位,除个别胎儿小、宫缩强、骨盆宽大者可给予短时间试产外,其余均应尽快行剖宫产术。

四、面先露

胎头以颜面为先露时,称为面先露,多于临产后发现。常由额先露继续仰伸形成,以颏骨为指示点有颏左前、颏左横、颏左后、颏右前、颏右横、颏右后 6 种胎位,以颏左前、颏右后多见。

（一）病因

1. 骨盆狭窄

骨盆入口狭窄时,胎头衔接受阻,阻碍胎头俯屈,导致胎头极度仰伸。

2. 头盆不称

临产后胎头衔接受阻,造成胎头极度仰伸。

3. 腹壁松弛

经产妇悬垂腹时胎背向前反屈,颈椎及胸椎仰伸形成面先露。

4. 脐带过短或脐带绕颈

脐带过短或脐带绕颈使胎头俯屈困难。

5. 胎儿畸形

无脑儿因无顶骨,可自然形成面先露。先天性甲状腺肿,胎头俯屈困难,也可导致面先露。

(二)诊断

1.临床表现

潜伏期延长、活跃期延长或停滞,胎头迟迟不能入盆。

2.腹部检查

因胎头极度仰伸入盆受阻,肢体伸直,宫底位置较高。颏后位时,在胎背侧触及极度仰伸的枕骨隆突是面先露的特征,于耻骨联合上方可触及胎儿枕骨隆突与胎背之间有明显凹沟,胎心较遥远而弱。颏前位时,胎体伸直使胎儿胸部更贴近孕妇腹前壁,使胎儿肢体侧的下腹部胎心听诊更清晰。

3.肛门及阴道检查

触不到圆而硬的颅骨,可触及高低不平、软硬不均的颜面部。若宫口开入时可触及胎儿口、鼻、颧骨及眼眶,并依据颏部所在位置确定其胎位。

4.B型超声检查

根据胎头枕部及眼眶位置,可以明确面先露并确定胎位。

(三)分娩机制

很少发生在骨盆入口上方,通常是额先露在胎头下降过程中胎头进一步仰伸而形成面先露。分娩机制包括:仰伸、下降、内旋转及外旋转。

颏右前位时,胎头以前囟颏径衔接于母体骨盆入口左斜径上,降至中骨盆遇到盆底阻力,胎头极度仰伸,颏成为先露部,颏部向左旋转45°呈颏前位,使颏部抵达耻骨弓下,形成颏前位。当先露部达盆底,颏部抵住耻骨弓,胎头逐渐俯屈,使口、鼻、眼、额、顶、枕相继自会阴前缘娩出,经复位及外旋转,使胎肩及胎体相继娩出。

颏后位时,若能向前内旋转135°,可以颏前位娩出;若内旋转受阻,成为持续性颏后位,足月活胎不能经阴道自然娩出。

颏横位时,多数可向前转90°以颏前位娩出,而持续性颏横位不能自然娩出。

(四)对母儿影响

1.对产妇的影响

颏前位时,因胎儿颜面部不能紧贴子宫下段及宫颈内口,常引起宫缩乏力,导致产程延长;颜面部骨质不能变形,容易发生会阴裂伤。颏后位时,导致梗阻性难产,若不及时处理,可造成子宫破裂,危及产妇生命。

2.对胎儿及新生儿的影响

由于胎头受压过久,可引起颅内出血、胎儿窘迫、新生儿窒息。胎儿面部受压变形,颜面皮肤青紫、肿胀、尤以口唇为著,影响吸吮,严重时可发生会厌部水肿,影响吞咽及呼吸。新生儿出生后保持仰伸姿势达数日之久,产后需加强护理。

（五）治疗

面先露均在临产后发生。如出现产程延长及停滞时,应及时行阴道检查。颏前位时,若无头盆不称,产力良好,有可能经阴道自然分娩。若出现继发性宫缩乏力,第二产程延长,可用产钳助娩,但会阴后-侧切要开足够大。若有头盆不称或出现胎儿窘迫征象,应行剖宫产术。持续性颏后位时,难以经阴道分娩,应行剖宫产分娩。颏横位若能转为颏前位,可以经阴道分娩,持续性颏横位常出现产程延长和停滞,应行剖宫产术。

五、臀先露

臀先露是最常见的异常胎位,占妊娠足月分娩总数的 3%～4%,多见于经产妇。因胎头比胎臀大,分娩时后出胎头无明显变形,往往娩出困难,加之脐带脱垂较多见,使围生儿死亡率增高,是枕先露的 3～8 倍。臀先露以骶骨为指示点,有骶左前、骶左横、骶左后、骶右前、骶右横、骶右后 6 种胎位。

（一）原因

妊娠 30 周以前,臀先露较多见,妊娠 30 周以后多能自然转成头先露。临产后持续为臀先露的原因尚不十分明确,可能与下列因素有关。

1.胎儿在宫腔内活动范围过大

羊水过多、经产妇腹壁松弛以及早产儿羊水相对偏多,胎儿易在宫腔内自由活动形成臀先露。

2.胎儿在宫腔内活动范围受限

子宫畸形(如单角子宫、双角子宫等)、胎儿畸形(如无脑儿、脑积水等)、双胎妊娠及羊水过少等,容易发生臀先露。胎盘附着在宫底及宫角部易发生臀先露,占73%,而头先露仅占 5%。

3.胎头衔接受阻

狭窄骨盆、前置胎盘、肿瘤阻塞骨盆腔及巨大胎儿等,也易发生臀先露。

（二）临床分类

根据胎儿两下肢所取的姿势分为以下 3 类。

1.单臀先露或腿直臀先露

胎儿双髋关节屈曲,双膝关节直伸,以臀部为先露,最多见。

2.完全臀先露或混合臀先露

胎儿双髋关节及双膝关节均屈曲,有如盘膝坐,以臀部和双足为先露,较多见。

3.不完全臀先露

以一足或双足、一膝或双膝或一足一膝为先露。膝先露是暂时的,产程开始后转为足先露,较少见。

(三)诊断

1.临床表现

孕妇常感肋下有圆而硬的胎头。由于胎臀不能紧贴子宫下段及宫颈内口,常导致宫缩乏力、宫口扩张缓慢,致使产程延长。

2.腹部检查

子宫呈纵椭圆形,胎体纵轴与母体纵轴一致。在宫底部触到圆而硬、按压时有浮球感的胎头;若未衔接,在耻骨联合上方触到不规则、软而宽的胎臀。

3.肛门检查及阴道检查

肛门检查时,触及软而不规则的胎臀或触到胎足、胎膝。若胎臀位置高,肛门检查不能确定时,需行阴道检查。阴道检查可了解宫口扩张程度及有无脐带脱垂。若胎膜已破,能直接触到胎臀、外生殖器及肛门,此时应注意与颜面相鉴别。若为胎臀,可触及肛门与两坐骨结节连在一条直线上。手指放入肛门内有环状括约肌收缩感,取出手指可见有胎粪。若为颜面,口与两颧骨突出点呈三角形,手指放入口内可触及齿龈和弓状的下颌骨。若触及胎足时,应与胎手相鉴别。

4.B型超声检查

能准确探清臀先露类型以及胎儿大小、胎头姿势等。

(四)分娩机制

在胎体各部中,胎头最大,胎肩小于胎头,胎臀最小。头先露时,胎头一经娩出,身体其他部位遂即娩出。而臀先露时则不同,较小且软的臀部先娩出,最大的胎头却最后娩出。胎臀、胎肩、胎头需按一定机制适应产道条件方能娩出,故需要掌握胎臀、胎肩及胎头3部分的分娩机制。下面以骶右前位为例加以阐述。

1.胎臀娩出

临产后,胎臀以粗隆间径衔接于骨盆入口右斜径,骶骨位于右前方。胎臀逐渐下降,前髋下降稍快故位置较低,抵达骨盆底遇到阻力后,前髋向母体右侧行45°内旋转,使前髋位于耻骨联合后方,此时粗隆间径与母体骨盆出口前后径一致。胎臀继续下降,胎体稍侧屈以适应产道弯曲度,后髋先从会阴前缘娩出,遂即胎体稍伸直,使前髋从耻骨弓下娩出。继之双腿双足娩出。当胎臀及两下肢娩出后,胎体行外旋转,使胎背转向前方或右前方。

2.胎肩娩出

当胎体行外旋转的同时,胎儿双肩径衔接于骨盆入口右斜径或横径,并沿此径线逐渐下降,当双肩达骨盆底时,前肩向右旋转45°转至耻骨弓下,使双肩径与骨盆出口前后径一致,同时胎体侧屈使后肩及后上肢从会阴前缘娩出,继之前肩及前上肢从耻骨弓下娩出。

3.胎头娩出

当胎肩通过会阴时,胎头矢状缝衔接于骨盆入口左斜径或横径,并沿此径线逐渐下降,同时胎头俯屈。当枕骨达骨盆底时,胎头向母体左前方旋转45°,使枕骨朝向耻骨联合。胎头继续下降,当枕骨下凹到达耻骨弓下时,以此处为支点,胎头继续俯屈,使颏、面及额部相继自会阴前缘娩出,随后枕部自耻骨弓下娩出。

(五)对母儿的影响

1.对产妇的影响

胎臀形状不规则,不能紧贴子宫下段及宫颈内口,容易发生胎膜早破或继发性宫缩乏力,使产后出血与产褥感染的机会增多,若宫口未开全而强行牵拉,容易造成宫颈撕裂甚至延及子宫下段。

2.对胎儿及新生儿的影响

胎臀高低不平,对前羊膜囊压力不均匀,常致胎膜早破,发生脐带脱垂是头先露的10倍,脐带受压可致胎儿窘迫甚至死亡;胎膜早破,使早产儿及低体重儿增多。后出胎头牵出困难,常发生新生儿窒息、臂丛神经损伤及颅内出血,颅内出血的发病率是头先露的10倍。臀先露导致围生儿的发病率与死亡率均增高。

(六)治疗

1.妊娠期

于妊娠30周前,臀先露多能自行转为头先露。若妊娠30周后仍为臀先露应予矫正。常用的矫正方法有以下几种。

(1)胸膝卧位:让孕妇排空膀胱,松解裤带,做胸膝卧位姿势,2次/日。每次15 min,连做1周后复查。这种姿势可使胎臀退出盆腔,借助胎儿重心改变,使胎头与胎背所形成的弧形顺着宫底弧面滑动而完成胎位矫正。

(2)激光照射或艾灸至阴穴:近年多用激光照射两侧至阴穴(足小趾外侧,距趾甲角1分),也可用艾条灸,1次/日,每次15~20 min,5次为一疗程。

(3)外转胎位术:应用上述矫正方法无效者。于妊娠32~34周时,可行外转胎位术,因有发生胎盘早剥、脐带缠绕等严重并发症的可能,应用时要慎重,术前半小时口服沙丁胺醇片4.8 mg或安宝片20 mg。行外转胎位术时,最好在超声监测下进行。孕妇平卧,两下肢屈曲稍外展,露出腹壁。查清胎位,听胎心率。操作步骤包括松动胎先露部(两手插入胎先露部下方向上提拉,使之松动)、转胎(两手把握胎儿两端,一手将胎头沿胎儿腹侧,保持胎头俯屈,轻轻向骨盆入口推移,另一手将胎臀上推,与推胎头动作配合,直至转为头先露)。动作应轻柔,间断进行。若术中或术后发现胎动频繁而剧烈或胎心率异常,应停止转动并退回原胎位观察半小时。

外转胎位成功后,用小毛巾2块叠成长条状置于胎头两侧,大毛巾包裹腹部,大扣针松紧适度固定胎头,防止胎儿回复原位。嘱孕妇注意自我监测胎儿。

2.分娩期

应根据产妇年龄、胎产次、骨盆类型、胎儿大小、胎儿是否存活、臀先露类型以及有无合并症,于临产初期做出正确判断,决定分娩方式。

(1)择期剖宫产的指征:狭窄骨盆、软产道异常、胎儿体重大于3500g、胎儿窘迫、高龄初产、有难产史、不完全臀先露、胎头过度仰伸等,均应行剖宫产术结束分娩。

(2)决定经阴道分娩的处理

①第一产程:产妇应侧卧,不宜站立走动。少做肛门检查,不灌肠,尽量避免胎膜破裂。一旦破膜,应立即听胎心。若胎心变慢或变快,应行阴道检查,了解有无脐带脱垂。若有脐带脱垂,胎心尚好,宫口未开全,为抢救胎儿,需立即行剖宫产术。若无脐带脱垂,可严密观察胎心及产程进展。若出现协调性宫缩乏力,应设法加强宫缩。当宫口开大4~5cm时,胎足即可经宫口脱出至阴道。为了使宫颈和阴道充分扩张,消毒外阴之后,使用"堵"外阴方法。当宫缩时用无菌巾以手掌堵住阴道口,让胎臀下降,避免胎足先下降,待宫口及阴道充分扩张后才让胎臀娩出。此法有利于后出胎头的顺利娩出。在"堵"的过程中,应每隔10~15min听胎心一次,并注意宫口是否开全。宫口已开全再堵易引起胎儿窘迫或子宫破裂。宫口近开全时,要做好接产和抢救新生儿窒息的准备。

②第二产程:接产前,应导尿排空膀胱。初产妇应做会阴后-侧斜切术。有3种分娩方式:a.自然分娩:胎儿自然娩出,不做任何牵拉。极少见,仅见于经产妇、胎儿小、宫缩强、骨盆腔宽大者。b.臀助产术:当胎臀自然娩出至脐部后,胎肩及后出胎头由接产者协助娩出。脐部娩出后,一般应在2~3min娩出胎头。最长不能超过8min。后出胎头娩出有主张用单叶产钳的,效果佳。c.臀牵引术:胎儿全部由接产者牵拉娩出,此种手术对胎儿损伤大,一般情况下应禁止使用,常用于宫口近开全时脐带脱垂或双胎分娩第二胎臀位、胎儿窘迫。

③第三产程:产程延长易并发子宫收缩乏力性出血。胎盘娩出后,应肌内注射缩宫素或麦角新碱,防止产后出血。行手术操作及有软产道损伤者,应及时检查并缝合,给予抗生素预防感染。

六、肩难产

(一)概述

1.定义

胎头娩出后,胎儿前肩嵌顿于耻骨联合后上方,用常规手法不能娩出胎儿双肩的少见急性难产称为肩难产。国外文献广泛采用的定义为:胎头娩出后除向下牵引和会阴切开之外,还需借助其他手法娩出胎肩者称为肩难产。胎肩娩出困难,可能为前肩,但胎儿后肩被母体骶骨岬嵌顿时也可能发生肩难产。

研究发现在正常分娩时,胎头、躯体分别娩出时间间隔为 24 s,而肩难产孕妇该时间为 79 s。有学者建议将肩难产定义为:胎头至胎体娩出时间间隔≥60 s 和(或)需要辅助手法协助胎肩娩出者。

2.病因

肩难产发生的病因包括产前和产时因素:产前因素包括肩难产病史、巨大儿、糖尿病、产妇体质指数>30 和诱导分娩等。产时因素包括第一产程延长、第二产程停滞、使用缩宫素和阴道助产等。

(1)巨大儿:为发生肩难产的主要因素,肩难产的发生率随胎儿体重的增加而明显增加。新生儿体重为 4 000~4 250 g 时肩难产发生率为 5.2%,新生儿体重为 4 250~4 500 g 时肩难产发生率为9.1%,新生儿体重为 4 500~4 750 g 时肩难产发生率为 21.1%。

(2)妊娠合并糖代谢异常:孕妇因高血糖与高胰岛素共同作用,胎儿常过度生长,因胎肩部组织对胰岛素更敏感,胎肩异常发育使其成为胎儿全身最宽的部分,加之胎儿过重、胎体体型改变使妊娠糖代谢异常,孕妇有发生肩难产的双重危险。研究显示:糖代谢异常女性在无干预分娩中,新生儿体重为 4 000~4 250 g 时肩难产发生率为 8.4%,新生儿体重为 4 250~4 500 g 时肩难产发生率为 12.3%,新生儿体重为 4 500~4 750 g 时肩难产发生率为 19.9%,新生儿体重>4 750 g 时肩难产的发生率为 23.5%。因此,孕期糖代谢异常女性较一般健康女性肩难产发生率高。孕期重视对产前人群行血糖筛查,及时发现糖代谢异常,尽早对糖代谢异常孕妇实施饮食管理和适当运动,合理治疗,控制孕期体重异常增长,对减少巨大儿发生、预防肩难产意义重大。

(3)肩难产病史:孕妇有肩难产病史,再次发生肩难产概率为 11.9%~16.7%,这可能与再次分娩胎儿体重超过前次妊娠、母亲肥胖或合并糖代谢异常等因素有关。但这并不等于有肩难产病史的患者,再次分娩必须以剖宫产结束,此类患者再次分娩时仍应综合考虑患者产前、产时高危因素,与患者及家属充分沟通后,再决定分娩方式。

3.临床表现

肩难产为产科急症,往往突然发生,其临床表现为:胎头经阴道娩出后,不能顺利完成复位、外旋转,出现胎颈回缩、胎儿下颏紧贴产妇会阴部,即所谓胎头娩出后呈"乌龟征"。

孕妇分娩期异常,如产程延长、停滞、胎先露下降缓慢,尤其伴第二产程延长、胎头原地拨露等,提示可能发生肩难产。

(二)诊断

经阴道分娩胎头娩出后,胎儿前肩嵌顿于耻骨联合上方,用常规手法不能娩出胎儿双肩即可诊断。

肩难产属产科急症,产前难以预测,部分正常体重胎儿也可能发生肩难产。胎头娩出后出现胎颈回缩,呈"乌龟征"即可诊断。

(三)治疗

胎头娩出后、胎肩娩出前应给予短暂停顿,以利于胎头娩出复位和外旋转,此时双肩径从骨盆入口平面下降、转到中骨盆平面前后径(较大径线)位置,再继续下降便于胎肩娩出。

肩难产是骨性难产,会阴侧切有利于阴道操作,但无法解除胎肩嵌顿。是否必须会阴侧切目前尚有很大争议。部分学者认为对所有可能发生肩难产的孕妇均需要行会阴侧切,但也有学者研究表明,会阴侧切术并不降低臂丛神经损伤的风险,不影响肩难产患者分娩结局。产科急症管理小组(MOET)建议有选择性地行会阴侧切,在实施"旋肩法"或"牵后臂法"时使用。

(四)并发症及治疗

肩难产发生于胎头娩出后,情况紧急,如处理不当会发生严重的母婴并发症,甚至导致新生儿重度窒息、新生儿死亡。

母体并发症包括:重度会阴撕裂伤及血肿、产后出血感染、子宫破裂、泌尿道损伤和生殖道瘘等。

婴儿并发症包括:新生儿窒息、臂丛神经损伤、锁骨骨折、颅内出血、吸入性肺炎,甚至膈神经麻痹、死亡。远期后遗症有神经、精神及心理发育障碍,语言功能障碍和口吃等。

1.产后出血、会阴伤口感染

胎儿娩出后应仔细检查软产道。对产程较长者及时留置导尿管,及早发现软产道损伤;如有泌尿道、肠道损伤需请相关科室会诊,协同处理。会阴严重撕伤、可能发生伤口感染者,宜采用甲硝唑注射液冲洗伤口,会阴皮肤切口宜采用丝线间断缝合,产后注意会阴部清洁,预防感染。

2.子宫破裂

胎肩嵌顿于耻骨联合上将导致分娩梗阻,使子宫下段过度拉长、变薄,子宫上、下段之间形成病理性缩复环。此时在宫腔内旋转胎肩、牵拉后臂、上推胎肩,特别是 Zavanelli 法易导致子宫破裂。

子宫破裂表现为急腹痛,常伴有低血容量性休克症状。孕妇查体可发现腹部有压痛,尤其是在耻骨联合上区,子宫下段形状不规则或上、下段之间有病理性缩复环。随着病程进展,全腹将出现压痛、反跳痛、肌紧张、肠鸣音消失等腹膜刺激症状。孕妇出现贫血及休克体征,血压进行性下降、脉搏快。子宫下段破裂累及膀胱时,尿中会有血或胎粪。一旦发现子宫破裂应迅速准确地评估患者情况,严密监测生命体征变化,建立静脉通道,及时求救于产科高年资医护人员及麻醉科、输血科、手术室等相关科室,迅速做好术前准备,包括输血前、术前必备检查,输血输液,维持患者有效生命体征,立即剖腹探查,迅速止血,取出胎盘及胎儿;注意探查邻近脏器有无损伤,建议术中放置腹腔引流管便于术后观察,术后需给予广谱抗生素预防或治疗感染。

3.新生儿窒息

产时预测可能发生肩难产时应立即准备新生儿复苏人员和器械、药物,及时请新生儿重症监护病房(NICU)、麻醉科医师会诊,提高新生儿抢救水平,预防严重并发症发生。

4.新生儿臂丛神经损伤

新生儿臂丛神经损伤又称产瘫,指在分娩过程中胎儿一侧或双侧臂丛神经因受到头肩分离牵引力作用而发生牵拉性损伤。肩难产时,过度向一侧牵拉胎头可致臂丛神经损伤。对疑有臂丛神经损伤的患儿应早认识、早诊断,予以适当处理。新生儿须进行详细查体,并请 NICU、骨科、康复科医师会诊,协助诊断,制订详细的婴儿康复锻炼计划,尽快恢复婴儿神经功能。

总之,肩难产是一种发生率低并难以预料的产科急症,目前尚无准确方法预测肩难产的发生,肩难产易引起母胎严重并发症,造成终身残疾,甚至发生新生儿、产妇死亡等;肩难产较难预测、预防,因此,应提高肩难产处理能力,特别是对突发难产的紧急处理能力。对各级医护人员加强产科技术培训,提高接生技术。平时在模型上练习肩难产操作手法,预防臂丛神经损伤;同时与相关科室合作,建立产科急救小组,并与孕妇及家属保持沟通,取得其配合与理解,及时做好各种记录,尽量争取减少肩难产及各种相关并发症的发生。

第七章

分娩期并发症

第一节　子宫破裂

一、病因

子宫破裂多由胎先露下降受阻时的不规范助产所致。随着围生医学的发展，因难产手术和滥用缩宫素而导致的子宫破裂很少发生，子宫破裂比较常见的原因为急产、多产、外伤、臀位助产及前次剖宫产史和肌瘤切除所致的瘢痕子宫。诊断性刮宫或宫腔镜手术时子宫穿孔及不合理应用可卡因也可导致子宫破裂。近年来，剖宫产率的增高、前列腺素使用不当及剖宫产的瘢痕子宫再次妊娠的阴道分娩也是导致子宫破裂的原因，另外，自发性子宫破裂也时有发生。

二、临床表现

(一)临床特征

1.子宫破裂发生的时间

9.5％～35％发生在妊娠期，常见为瘢痕子宫破裂、外伤和子宫发育异常；89.5％发生在临产后和分娩过程中，常见为阻塞性难产、不恰当地应用催产素、手术助产损伤、瘢痕子宫破裂等，少数见于中孕引产。

2.主要临床表现

(1)先兆子宫破裂：病理性缩复环形成、下腹部压痛、胎心率改变及血尿是先兆子宫破裂的四大主要表现。研究表明，在子宫破裂前，胎心率与宫缩有明显的异常改变，可作为早期诊断的指标之一。在第一产程中，全程胎心监护能发现严重的心动过缓(4％)、心动过速(8％)、变异减少(24％)、宫缩过强(10％)和宫缩消失(22％)；在第二产程中，异常胎心率监护图形显著增多，变异减少发生率为47.8％；严重的变异减速占26.1％，宫缩过强占22％，宫缩消失占13％。异常的胎心率监护图形是子宫破裂的先兆,因而在瘢痕子宫再次妊娠的晚期和试产过程中,应加强对胎儿心率和子宫收缩的监护,有胎心率异常时需警惕子宫瘢痕破裂。

(2)子宫破裂:有学者报道210例子宫破裂,出现下腹部持续性疼痛占69%,胎心异常占67%,阴道流血占27%,病理性缩复环占20%,宫缩消失占14%;162例出现全部症状,91例(56%)仅出现腹痛和胎心率改变。国内有学者报道11例子宫破裂病例,其中出现下腹部持续性疼痛7例,病理性缩复环4例,肉眼血尿4例,血性羊水5例,腹壁可触及胎体4例,胎心消失7例。

(3)完全性子宫破裂:破裂时剧痛,随后宫缩停止,转为安静,后持续性腹痛,阴道流鲜红血,出现休克特征。腹部检查:全腹压痛、反跳痛和腹肌紧张,压痛显著,破口处压痛更为明显,可叩及移动性浊音。腹部可清楚触及胎儿肢体,胎动、胎心音消失,而子宫缩小,位于胎儿一侧。阴道检查:宫颈口较前缩小,先露部上升,有时能触及裂口,能摸到缩小的子宫及排出子宫外的胎儿。但阴道检查常可加重病情,一般不必做。

(4)不完全性子宫破裂:浆膜层尚未穿破,先兆征象不明显,开始时腹部轻微疼痛,子宫瘢痕部位有压痛,此时瘢痕已有部分裂开,但胎膜未破,若不立即行剖宫产术,瘢痕裂口会逐渐扩大,出现典型的子宫破裂的症状和体征。而子宫下段剖宫产切口瘢痕裂开,特别是瘢痕不完全裂开时,出血很少,且因有腹膜覆盖,因而缺乏明显的症状与体征,即所谓"安静状态破裂"。常在二次剖宫产手术时才发现,亦可以在自然分娩产后常规探查宫腔时发现。若形成阔韧带内血肿,则在宫体一侧可触及有压痛的包块,胎心音不规则。子宫体部瘢痕破裂多为完全破裂。

(二)辅助检查

对于无明显症状的不完全性子宫破裂、子宫下段的瘢痕破裂及子宫后壁破裂,诊断较难,超声显示为:在无宫缩及宫内压力增加的情况下,子宫下段变得菲薄,甚至切口处肌层部分或全部缺损,有液体积聚,在膀胱充盈时,可出现楼梯样的皱褶,有一处较薄,峡部两侧不对称;当子宫下段受羊水流动、胎动、宫缩等影响时,羊膜囊迅速向子宫下段缺损的部位膨出,该声像图表现是先兆子宫破裂的确诊特征;子宫下段厚薄不均匀,肌层失去连续性是先兆子宫破裂有意义的征兆;但若子宫下段均匀变薄,厚度>3 cm,且有明确的肌层,则表明无下段瘢痕缺损;若有内出血则表现为子宫壁混合性回声光团,内部回声杂乱,边界不清,回声分布不均,其外侧子宫浆膜层连续完整或表现为一外凸低回声光团,内回声欠均匀,胎心异常或消失;腹腔穿刺可抽出血性液体。

子宫完全性破裂超声特点为子宫收缩成球形位于腹腔一侧,子宫肌壁较为疏松,可见子宫破裂口,浆膜层连续性中断,胎头变形,胎儿位于腹腔内,多数已死亡,胎儿周围环绕羊水及血液。胎膜囊可完整或不完整,胎盘多数亦随胎囊娩出腹腔,腹腔内可探及程度不等的不规则液性暗区,腹腔穿刺可抽出血性液体。

另外,计算机断层扫描 CT 或磁共振成像 MRI 可通过清晰显示胎儿在子宫外、子宫肌层连续性中断而做出诊断,但价格昂贵,难以广泛临床使用。

三、诊断及鉴别诊断

(一)诊断

诊断完全性子宫破裂一般困难不大,根据病史、分娩经过、临床表现及体征可做出诊断。不完全性子宫破裂只有在严密观察下方能发现。个别晚期妊娠破裂者,只有出现子宫破裂的症状和体征时方能确诊。

个别难产病例经多次阴道检查,可能感染出现腹膜炎而表现为类似子宫破裂征象。阴道检查时由于胎先露部仍高、子宫下段菲薄,双合诊时双手指相触犹如只隔腹壁,有时容易误诊为子宫破裂,这种情况胎体不会进入腹腔,而妊娠子宫也不会缩小而位于胎体旁侧。

(二)鉴别诊断

根据临床症状及超声影像学特点,典型的妊娠子宫破裂并不难诊断,但尚需与以下疾病相鉴别。

1.妊娠合并子宫肌瘤

不完全性妊娠子宫破裂与妊娠合并子宫肌瘤,肌瘤有完整包膜,有立体感,且不会突然发生,检查细致并结合临床及随诊可鉴别。

2.子宫占位病变

完全性妊娠子宫破裂,子宫收缩于后方成团块状,容易误诊为子宫内口实性占位。此时观察腹腔是否有积液,仔细观察团块状回声内见宫腔波回声及包膜有连续性中断,结合临床可鉴别;超声诊断失误是由于仅注意对胎儿的检查,而忽略了病史以及胎儿周围有无子宫壁的回声,加之已排入腹腔的胎儿羊膜囊完整,囊内有少量的羊水,造成类似宫内妊娠的表现。而已收缩的子宫又被误认为子宫内口的实性占位,导致误诊。

3.腹腔妊娠

由于胎盘附着异常,血液供应不足,极少能存活至足月。仔细检查子宫轻度增大或不增大,子宫壁完整,宫腔内无胎儿及胎盘。某医院曾收治 1 例瘢痕子宫,孕 27 周利凡诺引产术后 3 日,腹痛 2 日,行 MRI 拟诊腹腔妊娠转入本院,超声提示子宫破裂,急诊剖腹探查,见子宫下段瘢痕完全破裂,胎膜囊完整,胎头变形,胎儿位于腹腔内,已死亡,胎盘亦随胎囊娩出腹腔,腹腔内约 50 mL 血浆液性液体。

四、治疗

在输液、输血、吸氧等抢救休克的同时予大剂量抗生素预防感染。

（一）先兆子宫破裂

应立即抑制子宫收缩，肌内注射哌替啶 100 mg 或静脉全身麻醉，立即行剖宫产术。

（二）子宫破裂

无论胎儿是否存活均应尽快手术治疗。

（1）子宫破裂时间在 12 h 以内，裂口边缘整齐，无明显感染，需保留生育功能者，可考虑修补缝合破口。

（2）破裂口较大或撕裂不整齐且有感染可能者，考虑行子宫次全切除术。

（3）子宫裂口不仅在下段，且自下段延及宫颈口考虑行子宫全切术。

（4）前次剖宫产瘢痕裂开，如产妇已有活婴，应行裂口缝合术，同时行双侧输卵管结扎术。

（5）阔韧带存在巨大血肿时，为避免损伤周围脏器，必须打开阔韧带，游离子宫动脉的上行支及其伴随静脉，避免损伤输尿管或膀胱。如术时仍有活跃出血，可先行同侧髂内动脉结扎术以控制出血。

（6）仔细检查膀胱、输尿管、宫颈和阴道，如发现有损伤，应同时行这些脏器的修补术。

手术原则：尽量缩短手术时间，简单、迅速达到止血目的。严重休克者应尽可能就地抢救，若必须转院，应输血、输液、包扎腹部后方可转送。

第二节　羊水栓塞

羊水栓塞是分娩过程中或产后短期内羊水及其有形成分进入母体血液循环，引起肺栓塞、休克、弥散性血管内凝血及肾衰竭等一系列严重症状的综合征。典型的表现以突然发作的低血压、低氧血症及凝血功能障碍为主。有学者从一些羊水栓塞登记资料中分析这些患者的临床症状与过敏性疾病、感染性休克等表现极为相似，而与一般栓塞性疾病不同，故建议改为妊娠过敏样综合征。

一、病因

羊水栓塞多发生在产时或破膜时，亦可发生于产后，多见于足月产，但也见于中期引产或钳刮术中,大多发病突然,病情凶险。羊水栓塞的发生通常需要具备以下基本条件:羊膜腔内压力增高(子宫收缩过强或强直性子宫收缩);胎膜破裂(其中 2/3 为胎膜早破,1/3 为胎膜自破);宫颈或宫体损伤处有开放的静脉或血窦。

发生羊水栓塞通常有以下诱因:经产妇居多;多有胎膜早破或人工破膜史;常见于宫缩过强或缩宫素(催产素)应用不当;胎盘早期剥离、前置胎盘、子宫破裂或手术产易发生羊水栓塞。

二、临床表现

羊水栓塞是一个极其复杂的临床过程,通常表现为突发的低氧血症、低血压、消耗性凝血及多脏器功能衰竭。典型病例症状可以按以下三个阶段顺序出现。但由于临床表现和个体的差异性,并不是每个阶段都会表现或必须按顺序表现。

(一)第一时期

肺动脉高压、心肺功能衰竭和休克期。在分娩过程中尤其是胎膜刚破裂不久或胎儿即将娩出,患者突发寒战、烦躁不安、恶心、呕吐等先兆症状,随后出现呛咳、呼吸困难、发绀,心率增快且进行性加重,面色苍白、四肢厥冷,血压下降如有肺水肿,可咳出血性泡沫样痰,亦可发生昏迷和抽搐。约 1/3 的患者于发病后数分钟内死亡,另外 1/3 约在 1 h 内死于心肺功能衰竭。严重者发病急骤,仅惊叫一声或打一个哈欠,血压立即消失,出现呼吸、心搏骤停。

(二)第二时期

DIC 引起的出血期。继心肺功能衰竭和休克后患者很快进入凝血功能障碍阶段,该时期进展迅速。其病理演变过程分 3 个阶段:初发性高凝期、消耗性低凝期和继发性纤溶亢进期。羊水栓塞时的 DIC 属于急性型,不同于慢性型,高凝期极为短暂,有时仅表现为在抽血时针头易凝血,不易抽出,但往往被误认为是抽血失败,而不易被察觉,此时即为 DIC 的高凝期。临床上大多见到的是在胎儿及胎盘娩出后发生的羊水栓塞,以出血为主。出血特点是突然发生,阴道持续不断流血或突发大量倾倒式出血,血液不凝同。出血部位广泛,皮肤黏膜瘀点、瘀斑甚至大片紫癜;呕血、咯血、鼻出血、尿血、手术切口及创面广泛渗血、注射针眼处出血等,但主要是阴道流血,而且是以血液不凝和出血难以控制为特点。提示此时 DIC 已进入消耗性低凝期或继发性纤溶期。也有患者发生于胎儿娩出后,患者并无心肺功能衰竭的第一期表现,仅表现为休克,但阴道流血量与休克程度并不相符。

(三)第三时期

多脏器功能损害期。患者度过心肺功能衰竭、休克和 DIC 阶段后,由于血液灌注不足,全身脏器缺血、缺氧造成功能障碍,出现以少尿、无尿和尿毒症为主的急性肾衰竭,脑缺氧可致抽搐或昏迷,肝功能障碍致黄疸等多脏器损伤的临床表现。

另外,常在母亲出现典型症状以前就可发生胎儿宫内窘迫或死亡。

三、诊断及鉴别诊断

(一)诊断

凡在病史中存在羊水栓塞的各种诱发因素时,在胎膜破裂、胎儿娩出后或手术中产妇突然出现寒战、烦躁不安、呼吸困难、大量出血、凝血功能障碍、循环衰竭及不明原因的休克时,首先应初步做出羊水栓塞的诊断,并在积极抢救的同时再做进一步检查,以明确诊断。

1.凝血功能检查

患者表现凝血功能障碍,DIC诊断的指标为:①血小板计数$\leqslant 100\times 10^{9}$/L,特别是动态的血小板进行性下降,对诊断DIC尤为重要;②纤维蛋白原$\leqslant 1.5$ g/L;③凝血酶原时间$\geqslant 15$ s;④血浆鱼精蛋白副凝试验(3 P试验)阳性;⑤纤维蛋白降解产物(FDP)$\geqslant 80$ μg/mL;⑥优球蛋白溶解时间$\leqslant 120$ min。

2.寻找羊水有形物质

抽取下腔静脉或右心房的血5 mL,放置沉淀或离心沉淀后,取上层物做涂片,用Wright-Giemsa染色镜检。见到鳞状上皮细胞、毳毛、黏液;亦可用苏丹Ⅲ染色寻找脂肪颗粒或用Ayoub-Shklar染色寻找角质蛋白等羊水有形物质,可确诊为羊水栓塞。过去认为,从血涂片中找到羊水有形成分,是确诊羊水栓塞的可靠依据。最近有研究显示,在正常孕妇的血液中也可见到鳞状细胞、滋养细胞及来源于胎儿的其他碎片。鉴于从血涂片中找羊水有形成分既不敏感又不特异,所以,临床上诊断羊水栓塞主要根据临床症状和体征,对非典型病例,则通过排除其他原因后确定诊断。

3.影像学检查

大约90%的患者可以出现胸片的异常,床边X线平片检查可见双肺有弥散性点片状浸润影,肺门周围融合,伴右心扩大和轻度肺不张。此乃心力衰竭肺淤血、肺水肿的表现,而非肺栓塞的楔形病灶表现,浸润的阴影可在数天内消失。当羊水栓塞出现脑栓塞时,通过头颅CT检查可协助诊断。此时脑部出现的也是由于休克而脑缺氧后出现的梗死灶改变。

4.心电图检查

多可见右心房、右心室扩大,ST段下降,心动超声检查有右心房、右心室扩大,心肌缺氧,心排血量减少及心肌劳损等表现。

5.尸检

(1)在肺部可见肺水肿、肺泡出血的同时,在肺、胃、心、脑等血管及组织中见到羊水的有形物质。

（2）心脏血液不凝固，离心后镜检找到羊水有形成分，心内血可查见羊水中有形物质。

（3）严重羊水栓塞时，肺小动脉或毛细血管中有羊水形成的栓子，子宫或阔韧带血管内可查见羊水有形物质。

6.肺动脉造影术

目前认为，肺动脉造影是诊断肺动脉栓塞最正确、最有效、最可靠的方法，阳性率高达85%～90%，可以准确确定肺栓塞的部位及范围。肺动脉导管的插入还可以测量肺动脉楔压，有利于心力衰竭的辅助诊断。但临床所见的羊水栓塞起病急、发展快，一旦发生则很快进入呼吸窘迫、循环衰竭和DIC，难以及时且病情也不允许行肺动脉插管诊断。

（二）鉴别诊断

羊水栓塞对孕产妇及围产儿的生命威胁极大，如果等待做出羊水栓塞的确切诊断再进行救治，必然会延误抢救时机。所以，快速认证，掌握鉴别诊断至关重要，应边鉴别边抢救。羊水栓塞主要需要与以下疾病相鉴别诊断。

1.子痫

子痫为重度子痫前期进一步发展的一个特殊阶段，多发生在妊娠期，少数发生在产时及产后。发病前已有高血压和蛋白尿等子痫前期的病理改变，发作前常先有一些征兆出现，如持续头痛并进行性加重、呕吐、视觉障碍等。临床表现特点为在前驱症状的基础上，出现典型的抽搐发作过程。主要鉴别点为子痫发作前有妊娠期高血压疾病的临床表现及实验室改变，发作时具有典型的抽搐特点，血压升高明显，早期不会出现休克及DIC。而羊水栓塞多发生在产程中或剖宫产手术中，破膜后，发病急骤，很快出现不明原因的休克，迅速发生DIC、呼吸循环衰竭和肾衰竭症状。

2.急性心力衰竭

急性心力衰竭是指由于急性心脏病变引起心排血量显著、急骤降低，导致组织器官灌注不足和急性淤血等综合征。临床上以急性左心衰竭较为常见。临床特征为存在可诱发心力衰竭的原发疾病，当临产后机体代谢增加，心排血量不能满足需要而呈现为失代偿状态。严重者出现心源性休克，但无出血倾向及DIC。鉴别点为有原发心脏病或妊娠期高血压疾病所致心脏病病史等，心力衰竭前有心慌气短、不能平卧、心率快、控制心力衰竭后病情好转、不伴有出血及凝血功能异常等临床表现及实验室检查改变，一般不难与羊水栓塞相鉴别。

3.脑血管意外

妊娠期的脑血管意外可因脑实质的血管破裂或脑表面血管破裂所致，其起病突然,病情凶险,变化迅速。妊娠期生理性的血液高凝状态及某些孕期并发症如妊娠期高血压疾病的子痫前期,对脑血管疾病的发生有诱发及促进作用。临床上往往有用力或情绪波动等诱因,发病突然、急剧,表现为血压突然升高,剧烈头痛、头晕、呕吐,突然昏迷,偏瘫,面色潮红,呼吸深沉,但多无发绀,也无凝血功能异常及DIC。鉴别要点为有高血压等原发病史,临床表现有血压突然升高及颅内压升高的表现。查体应有相应脑神经损伤的定位体征,但没有出血倾向。昏迷好转后,往往留有神经系统后遗症,如偏瘫等。

4.肺动脉栓塞

肺动脉栓塞是体静脉或右心系统栓子脱落随血液漂流,阻塞肺动脉或其分支而引起肺循环障碍的临床综合征。由于妊娠时增大的子宫压迫盆腔静脉,激素松弛血管平滑肌,静脉血流缓慢,再加上妊娠期血液处于高凝状态,容易形成血栓。往往发生在产后或术后活动时,表现为突发性的胸痛和呼吸困难。临床上孕妇发生肺栓塞时的临床表现常缺乏特异性,有时临床表现很难与羊水栓塞相鉴别。鉴别要点为可有心脏病史、静脉栓塞史、血液高凝、手术创伤(剖宫产)、多胎妊娠、高龄肥胖、长期卧床等高危因素。临床表现突发胸痛较羊水栓塞明显,一般不会很快发生DIC。实验室检查D-二聚体明显增高,但血小板、纤维蛋白原、凝血酶原时间可正常,血液中亦无羊水成分,抗凝及溶栓治疗有效等可作为鉴别诊断的参考。

5.癫痫

癫痫是妊娠期较为常见的神经系统并发症,发病率为 $0.15\% \sim 0.6\%$,系由多种原因导致脑局部发生节奏性、重复性及同步性的神经元放电。患者既往有抽搐病史;诱因往往是精神因素。癫痫抽搐停止后,生命体征立即恢复正常,而对抽搐全无记忆。发作时无肺部体征,无凝血功能异常、DIC及其他脏器功能受损等表现,抽搐发作时可造成自伤或外伤。不难与羊水栓塞相鉴别。

6.癔症

即歇斯底里,属于神经症与心理因素有关的精神疾病,常由于精神刺激或不良的暗示引起。分娩时的疼痛刺激或高度精神紧张有时也可诱发。临床表现为突然发病,抽搐具有夸张性,精神失常,感觉及运动障碍多样性,但因其发作时无发绀,血压正常,意识存在,肺部体征阴性,无肾衰竭、DIC等表现,较易鉴别。主要鉴别点为有抽搐史,有精神因素诱因,无明显生命体征改变,实验室检查正常。

7.其他原因引起的产后出血

临床观察到一部分不典型羊水栓塞病例常以不明原因产后出血为其主要临床表现,故应与其他如子宫收缩乏力、胎盘因素、软产道损伤或凝血障碍等原因引起的产后出血加以鉴别。

子宫收缩乏力引起的产后出血,表现为胎盘娩出后,出血为阵发性,子宫松软,轮廓不清,按压子宫可以呈现血流如注但伴有血块,按摩子宫及使用宫缩剂有效,休克的程度与出血量成正比。当产后子宫乏力致出血非常多而又未及时补充相应凝血因子时,也会因大量凝血因子的丢失而出现消耗性凝血功能障碍或 DIC,但与羊水栓塞早期即引起产后出血有所不同。

软产道裂伤往往表现为活动性的阴道流血,血液呈鲜红色,伴有血块,给予缩宫素后或子宫收缩较好时阴道仍持续流血,软产道检查可发现损伤及出血点,当出血量多时也可出现凝血功能障碍导致 DIC。

胎盘、胎膜因素引起产后出血时有胎盘或胎膜的缺损,出血的同时伴有宫缩乏力,胎盘或胎膜完全被清除后出血即可明显减少。鉴别要点为羊水栓塞引起的产后出血常呈持续性,无凝血块,很早即进入休克状态,且休克与失血量不成正比,并且一般的加强子宫收缩及抗失血性休克治疗难以奏效。

羊水栓塞所致的产后顽固性宫缩乏力发生时间早,约在胎儿及附属物排出数分钟内,甚至即刻发生,对大剂量缩宫素无反应,子宫呈袋状,不收缩;而对常用的物理刺激子宫往往也难以奏效。

产后出血在临床上较常见,但不能将严重的产后出血均认为是羊水栓塞所致,也不能延误因羊水栓塞所致的难以控制的产后出血的治疗,必须谨慎鉴别。

8.其他疾病

(1)产后寒战现象:产后寒战是一种常见现象,有报道称其在正常分娩后的发生率为23%~44%。往往出现于产后 1~30 min,持续 2~60 min 不等,表现为强度不同、难以自控的颤抖。产后寒战有时可以有一过性的低血压,甚至有时还可能出现一过性的血小板降低,但经过应用地塞米松等抗过敏治疗后很快即恢复。有学者观察到在母胎血型不合的孕妇中发生率较高。但胎儿血型为"O"型或母胎血型相同,仍有可能发生寒战。故认为这可能是母胎输血反应的一种临床表现。

(2)药物反应:轻度或早期羊水栓塞出现如寒战、胸闷等症状时易被误认为输液反应、对缩宫素或青霉素过敏等,应加以鉴别。药物过敏反应很少早期出现凝血功能障碍。

(3)空气栓塞:分娩或手术中空气进入血液循环阻塞肺动脉引起严重休克、剧烈背痛,但并无异常的子宫出血及 DIC 发生。

(4)自发性气胸:分娩时用力过程中突然发生刀割样的胸痛,伴呼吸困难,肺部叩诊鼓音或过清音,X 线检查可见心脏、气管及纵隔向健侧移位等体征,可与羊水栓塞相鉴别。

(5)其他:胃内容物误吸、仰卧位低血压综合征等也可发生呼吸困难、昏迷和休克,可结合病史及其他生命体征的变化及实验室检查的改变加以鉴别。

四、治疗

一旦怀疑羊水栓塞,应迅速评估,同时按羊水栓塞的抢救程序执行。

(一)迅速评估

有无羊水栓塞的高危因素,结合临床表现、出血量、血块、子宫收缩情况迅速做出诊断。立刻抢救,进行抗过敏、纠正呼吸循环功能衰竭和改善低氧血症、抗休克,防止 DIC 和肾衰竭发生。每 10 min 对生命体征进行一次评估。

(二)立即建立特护记录,并开始按下列程序组织实施

(1)呼叫产科、麻醉科、ICU 医师,简单明了地告知所呼叫医师患者发生的情况,启动科室或院抢救小组,建立深静脉通道,协助复苏和建立循环;同时接好心电监护装置或条件不允许时将患者迅速移入抢救室。

(2)告知家属病情及可能出现的威胁生命的情况和并发症。

(3)建立并开放三条通道:①气道:清理呼吸道,正压给氧,必要时气管插管或气管切开。在麻醉师到来前,先面罩吸氧 4～8 L/min,氧饱和度大于 93%;②尿道:留置尿管,记录尿量;③建立三条静脉通道:a.维持血容量通道:保证容量,先晶体后胶体;b.维持血压通道:用多巴胺维持血压,保证重要脏器的血供;c.给药通道:专供静脉加药使用。其中至少有一条深静脉通道。同时抽血用于检验和配血。

(三)抗过敏,解除肺动脉高压,改善低氧血症

1.供氧

气道建立后,保持呼吸道通畅,给氧以改善肺泡毛细血管缺氧状况,预防及减轻肺水肿,改善心、脑、肾等重要脏器的缺氧状况。

2.抗过敏

在改善缺氧的同时,应立即给予大剂量肾上腺糖皮质激素抗过敏、解痉,稳定溶酶体,保护细胞。常用药物:氢化可的松 100～200 mg 加于 5%～10% 葡萄糖液 50～100 mL 快速静脉滴注,再用 300～800 mg 加于 5% 葡萄糖液 250～500 mL 静脉滴注,日量可达 500～1 000 mg,或地塞米松 20 mg 加于 25% 葡萄糖液 50～100 mL 静脉推注后,再加 20 mg 于 5%～10% 葡萄糖液中静脉滴注。

3.解除肺动脉高压

应用解痉药物缓解肺动脉高压,改善肺血流低灌注,从根本上改善缺氧症状,预防右心衰竭所致的呼吸循环衰竭。常用药物:①盐酸罂粟碱:为首选药物,30～90 mg 加于 10%～25% 葡萄糖液 20 mL 缓慢静脉推注,日量不超过 300 mg,可松弛平滑肌,扩张冠状动脉、肺和脑小动脉,降低小血管阻力,与阿托品同时应用效果更佳。②阿托品:1 mg 加于 10%～25% 葡萄糖液 10 mL,每 15～30 min 静脉推注

1 次,直至面色潮红、症状缓解为止。阿托品能阻断迷走神经反射所致的肺血管和支气管痉挛。当心率＞120 次/min 时慎用。③氨茶碱:250 mg 加于 25％葡萄糖液20 mL 缓慢推注,可松弛支气管平滑肌,解除肺血管痉挛。④酚妥拉明:5～10 mg 加于 10％葡萄糖液 100 mL,以 0.3 mg/min 速度静脉滴注。为 α-肾上腺素能抑制剂,能解除肺血管痉挛,消除肺动脉高压。

(四)抗休克

羊水栓塞引起的休克比较复杂,与过敏性休克、肺源性休克、心源性休克及DIC 等多种因素有关,应综合考虑。

早期的严重休克是血管舒缩功能异常所致,单纯靠补充血容量是不能纠正的。抗过敏(氢化可的松或地塞米松等)、阻断高凝状态(肝素或低分子肝素)、补充血容量维持组织灌注(晶体液和胶体液)、应用血管活性药物(多巴胺)、阻断迷走神经反射导致的心跳骤停(阿托品),这些积极的抗休克治疗是阻断死亡的关键。而晚期休克以心源性和低血容量性休克为主,此时病情复杂,增加了抢救的难度和死亡率。

1.补充血容量

不管何种原因引起的休克都存在有效血容量不足问题,应尽快补充新鲜血和血浆。扩容可选用低分子右旋糖酐-40、葡萄糖注射液 250～500 mL 静脉滴注,抗休克时滴速为 20～40 mL/min,日量不超过 1 000 mL。抢救过程中应测定中心静脉压(CVP),了解心脏负荷状况,指导输液量及速度,并可抽取血液检查羊水有形成分。

2.升压药物

休克症状急剧而严重或血容量已补足而血压仍不稳定者常用药物为多巴胺20～40 mg 加于 10％葡萄糖液 250 mL 静脉滴注;间羟胺 20～80 mg 加于 5％葡萄糖液静脉滴注,根据血压调整速度。

3.纠正酸中毒

应及时行动脉血气分析和血清电解质测定。如有酸中毒时,应用 5％碳酸氢钠 100～200 mL 静脉滴注,再根据血气结果调整用量,并注意纠正电解质紊乱。

4.纠正心衰

当心率大于 120 次/min 时(排除血容量不足),常用毛花苷丙 0.2～0.4 mg 加于 10％葡萄糖液 20 mL 静脉缓注,或毒毛花苷 K 0.125～0.25 mg 同法静脉缓注,必要时 4～6 h 重复用药。

(五)防治 DIC

1.肝素钠

用于治疗羊水栓塞早期的高凝状态,尤其在发病后 10 min 内使用效果更佳。

肝素 25～50 mg 加于生理盐水 100 mL，静脉点滴，30～60 min 滴完，4～6 h 重复一次，150 mg/24 h。在应用肝素时以试管法测定凝血时间控制在 15 min 左右。肝素过量有出血倾向时，可用鱼精蛋白对抗，1 mg 鱼精蛋白对抗肝素 100 U。

2.补充凝血因子

应及时输新鲜血或血浆、纤维蛋白原、血小板、冷沉淀物等。由于羊水栓塞发生紧急，来不及等待检验结果，临床上可根据试管法测定凝血时间来粗略估计纤维蛋白原的含量。具体做法是：取血 5 mL，计时，拔去针头，将血沿管壁注入 15 mL 的试管内，隔 5 min 观察一次。正常：5～6min 内凝集，纤维蛋白原>1.5 g/L。异常：15 min 不凝集，高度怀疑 DIC；30 min 不凝集，表明纤维蛋白原<1.0 g/L。此方法有助于临床迅速做出判断，为抢救患者赢得时间。

3.抗纤溶药物

纤溶亢进时，用氨基己酸(4～6 g)、氨甲苯酸(0.1～0.3 g)、氨甲环酸(0.5～1.0 g)加于0.9％氯化钠注射液或 5％葡萄糖液 100 mL 静脉滴注，抑制纤溶激活酶，使纤溶酶原不被激活，从而抑制纤维蛋白的溶解。每次补充纤维蛋白原 2～4 g，使血纤维蛋白原浓度达1.5 g/L。

(六)预防肾衰竭

羊水栓塞发生的第三阶段为肾衰竭阶段，注意尿量。当血容量补足后，若尿量<25 mL/h 时，应选用呋塞米 20～40 mg 静脉注射或 20％甘露醇 250 mL 快速静脉滴注(10 mL/min)，扩张肾小球动脉(有心衰时慎用)，有利于消除肺水肿，预防肾衰，无效者提示急性肾衰竭，应尽早采取血液透析等急救处理。

(七)预防感染

应选用肾毒性小的广谱抗生素预防感染。

(八)产科处理

原则上应在产妇呼吸循环功能得到明显改善，并已纠正凝血功能障碍后进行。若发生于胎儿娩出前，按照上述程序积极改善呼吸循环功能，防止 DIC，抢救休克，待好转迅速结束分娩。若在第一产程发生者应行剖宫产尽快终止妊娠；第二产程发生者行阴道助产，并密切观察子宫出血情况。若发生产后出血，经上述积极处理后仍不能止血者，立即行子宫切除术，以减少胎盘剥离面开放的血窦出血，争取抢救时机。并在腹腔、腹直肌下、皮下放置引流条，以防因 DIC 导致积血。

羊水栓塞患者经抢救后，常伴有多脏器的衰竭或神经系统症状，因此，经过以上处理后患者可转诊或进入 ICU 进行综合处理。

总之，羊水栓塞一旦发生，应立即吸氧、抗过敏、解除肺动脉高压；抗休克，补充血容量；防止 DIC，尽早应用抗凝药物；预防肾衰，并适时终止妊娠及行子宫切除术。

第三节 产后出血

阴道分娩后出血量≥500 mL或剖宫产分娩后出血量≥1 000 mL即为产后出血。不管是阴道分娩或手术后,只要出血量≥1 000 mL即称严重产后出血。经子宫收缩剂、持续性子宫按摩或按压等保守措施无法止血,需要外科手术、介入治疗甚至切除子宫的严重产后出血称为难治性产后出血。由于产后出血量常常被低估,因此报道的产后出血发生率较实际的要低,产后出血量≥500 mL的实际发生率达到11%～17%,产后出血量≥1 000 mL的实际发生率达到3%～50%。

一、病因

产后出血的四大原因是子宫收缩乏力、产道损伤、胎盘因素和凝血功能障碍,四大原因可以合并存在,可以互为因果,每种原因又包括相应的病因和高危因素。

(一)子宫收缩乏力

子宫收缩乏力是产后出血最常见的原因。胎儿娩出之后,子宫肌正常的收缩和缩复能有效地压迫肌束间的血管,这是防止产后出血过多最有效的自我止血方式。任何影响子宫肌正常收缩和缩复功能的因素都有可能使得子宫肌肉不能正常挤压血管,导致子宫收缩乏力性产后出血,短时间就可能发生严重的失血甚至休克;子宫收缩乏力包括以下高危因素。

(1)全身因素:产妇体质虚弱、合并慢性全身性疾病或精神紧张等。

(2)药物因素:过多使用麻醉剂、镇静剂或宫缩抑制剂等。

(3)产程因素:急产、产程延长或滞产、试产失败等。

(4)产科并发症:子痫前期等。

(5)羊膜腔感染:胎膜破裂时间长、发热等。

(6)子宫过度膨胀:羊水过多、多胎妊娠、巨大儿等。

(7)子宫肌壁损伤:多产、剖宫产史、子宫肌瘤剔除术后等。

(8)子宫发育异常:双子宫、双角子宫、残角子宫等。

(二)软产道损伤

任何可能导致会阴、阴道、子宫颈或子宫损伤的医源性或非医源性因素都可能导致产后出血的发生,软产道损伤形成的血肿则是一种隐性出血。各种软产道损伤的高危因素如下。

(1)宫颈、阴道或会阴裂伤:急产、手术产、软产道弹性差、水肿或瘢痕等。

(2)剖宫产:子宫切口延伸或裂伤、胎位不正、胎头位置过低。

（3）子宫破裂：子宫手术史。

（4）子宫内翻、多产次、子宫底部胎盘、第三产程处理不当。

（三）胎盘因素

胎盘因素导致产后出血的原因包括胎盘早剥、前置胎盘、胎盘植入、胎盘滞留、胎盘胎膜残留等。近年来，由于高人工流产率和高剖宫产率，胎盘因素导致的产后出血越来越突出。其高危因素如下。

（1）胎盘早剥：妊娠期高血压疾病、腹部外伤及仰卧位低血压综合征等。

（2）前置胎盘：多次人工流产、多产、产褥感染及瘢痕子宫等。

（3）胎盘植入：多次人工流产、剖宫产史、子宫内膜炎及蜕膜发育不良等。

（4）胎盘滞留：宫缩乏力、膀胱膨胀、胎盘剥离不全及胎盘嵌顿等。

（5）胎盘胎膜残留：胎盘小叶、副胎盘等。

（四）凝血功能障碍

产妇发生凝血功能障碍的原因包括妊娠合并血液系统疾病、妊娠合并肝脏疾病、产科并发症引起的弥散性血管内凝血（DIC）、抗凝治疗等。具体病因和高危因素如下。

（1）血液系统疾病：遗传性凝血功能疾病、血小板减少症等。

（2）产科并发症：重度子痫前期、胎盘早剥、死胎、羊水栓塞和败血症等。

（3）肝脏疾病：重症肝炎、妊娠期急性脂肪肝等。

（4）抗凝治疗：心脏换瓣术后长期口服华法林等。

二、临床表现

产后出血多发生在胎儿娩出后2小时内，可发生在胎盘娩出之前、之后或前后兼有。阴道流血可为短期内大出血，亦可长时间持续少量出血。一般为显性，但也有隐性出血者。

临床表现主要为阴道流血、失血性休克、继发性贫血，若失血过多可并发弥散性血管内凝血。症状的轻重视失血量、速度及合并贫血与否而不同。短期内大出血，可迅速出现休克。需要注意在休克早期由于机体内的代偿机制患者生命体征如脉搏、血压等可能均在正常范围内，但此时仍需要严密监测，对风险因素进行早期识别，评估出血量并进行积极救治。临床中往往存在当失血到一定程度出现失代偿表现如脉搏增快、血压下降才引起重视，这样失去了最佳救治时机。

三、诊断

产后出血的主要临床表现是产后阴道流血过多、剖宫产时胎盘剥离面出血不止以及失血过多引起的休克。突然大量的产后出血易得到重视和早期诊断,而缓慢的持续少量出血和血肿易被忽视,如果产后阴道出血量虽不多,但产妇有严重失血的症状和体征时,需考虑到以上情况,应仔细检查子宫收缩情况、软产道损伤情况以及有无血肿形成。产后失血量的绝对值对不同体重者意义不同,最好能计算出失血量占总血容量的百分数,妊娠末期总血容量(L)的简易计算方法为非孕期体重(kg)×7%×(1+40%)或非孕期体重(kg)×10%。

产后出血事实上是一个临床事件或临床过程,其诊断应建立在准确估计出血量的同时积极寻找出血原因的基础之上。一旦怀疑产妇发生产后出血,需要快速监测产妇的生命体征、回顾产程有无异常、检查软产道有无损伤、观察产妇有无焦躁不安、评估血流动力学是否稳定。诊断产后出血要做到及时、准确,诊断延误可能危及产妇生命。

(一)估计出血量

估计产后出血量的方法包括目测法、称重法、容积法、面积法、监测生命体征、计算休克指数、测定血红蛋白及血细胞比容的变化等。值得注意的是,由于孕期血容量的增加使得孕妇对出血的耐受性提高,从失血到发生失代偿休克常无明显征兆,并且失血性休克的临床表现往往滞后,容易导致诊断及处理不及时。因此,失血速度也是反映病情轻重的重要指标,重症的情况包括:失血速度>150 mL/min、3 h 内出血量超过血容量的 50%、24 h 内出血量超过全身血容量等。

1.目测法

目测法是产科医师最常用的估计产后出血量的方法,但其极易导致出血量被低估,利用目测法估计产后出血量所得到的产后出血发生率可能比实际产后出血发生率要低 30%~50%。因此,有学者甚至建议将目测法估计出血量的 2 倍作为产后实际的出血量来指导临床处理。

2.称重法

称重法是较为客观的计算产后出血的方法,即称重分娩前后消毒巾、纱布的重量,重量的差值除以血液比重 1.05 即可换算成产后出血量。临床上还可用一次性棉垫垫于会阴处,称重分娩前后棉垫的质量来估计产后出血量。

3.容积法

断脐后迅速置一弯盘或便盆紧贴于产妇会阴部,用量杯测量收集到的包括第三产程的所有失血量。若有条件还可使用标有刻度的一次性产后血液收集带,可直接于收集带上读出产后出血的量。

4.面积法

按事先测定的血液浸湿纱布、消毒巾的面积来计算出血量,如 10 cm×10 cm

纱布浸湿后含血量为 10 mL、15 cm×15 cm 纱布浸湿后含血量为 15 mL 等。由于不同质地的纱布或消毒巾吸水能力的不同以及浸湿范围的不均匀等因素,此法测定的出血量只是一个大概的估计值。

5.生命体征

可参考 Benedetti 出血程度的分级标准,见表 7-1。

表 7-1 Benedetti 出血程度分级

	Ⅰ级	Ⅱ级	Ⅲ级	Ⅳ级
出血量(%)	15	20～25	30～35	40
脉搏(次/min)	正常	100	120	140
收缩压(mmHg)	正常	正常	70～80	60
平均动脉压(mmHg)	80～90	80～90	50～70	50
组织灌注	体位性低血压	外周血管收缩	面色苍白、烦躁、少尿	虚脱、无尿、缺氧

6.休克指数

计算休克指数可以粗略估算出血量,具体但产妇代偿能力较强,应注意产后出血从代偿发展为失代偿休克的变化较为迅速,具体见表 7-2。

表 7-2 休克指数与估计失血量

休克指数估计失血量(mL)	估计失血量	占血容量的比例(%)
<0.9	<500	<20
1.0	1 000	20
1.5	1 500	30
2.0	≥2 500	≥50

7.血红蛋白

血红蛋白每下降 10 g/L,失血 400～500 mL。但是在产后出血早期,由于血液浓缩,血红蛋白值常不能准确反映实际出血量。

(二)寻找出血原因

1.子宫收缩乏力

胎盘娩出之后,应常规触诊子宫底检查子宫张力和子宫大小,以了解子宫收缩情况。具体方法是单手或双手置于宫底处,触诊子宫前壁,注意不要把腹壁的脂肪组织误认为子宫肌肉。如果触及子宫体积大、质地较软,结合阴道持续流血,可基本做出子宫收缩乏力的诊断,但还应排除其他原因导致的产后出血。

2.软产道损伤

包括会阴阴道裂伤、宫颈裂伤、产后血肿、子宫内翻和子宫破裂。如果在胎儿刚娩出后即发生持续的阴道流血,检查子宫收缩良好且血液颜色鲜红,则应考虑软产道损伤的可能,尤其是使用阴道助产者。一旦怀疑软产道损伤,应仔细检查以尽早发现损伤的具体位置和损伤的程度,必要时应在麻醉状态下进行检查并及时处理。

3.胎盘因素

包括胎盘娩出困难和胎盘胎膜残留。前者包括胎盘部分剥离、胎盘植入、胎盘嵌顿等,后者则可能是由于副胎盘、胎盘小叶等原因导致。若胎儿娩出后 10～15 min 胎盘仍未娩出,并出现阴道大量出血,颜色暗红,应考虑胎盘娩出困难,可能原因是胎盘粘连、胎盘植入甚至胎盘穿透等。胎盘娩出后应仔细检查其完整性,若发现胎盘胎膜不完整或胎盘胎儿面有残留的血管断端,则应考虑胎盘组织残留或副胎盘的存在,需进行宫腔检查。

4.凝血功能障碍

先天性的遗传性假血友病、血友病等凝血功能障碍常在非孕期即诊断。另外,妊娠并发症如子痫前期、胎盘早剥、死胎或者妊娠合并症如重症肝炎、急性脂肪肝等也可导致凝血功能障碍。如果产妇阴道持续流血,且血液不凝、止血困难,同时合并穿刺点渗血或全身其他部位出血,并排除了因子宫收缩乏力、胎盘因素及软产道损伤引起的出血,应考虑到凝血功能障碍或 DIC 的形成,检测血小板计数、凝血时间、纤维蛋白原等指标不难做出诊断。

四、治疗

产后出血常因在短时间内失血过多使产妇微循环发生障碍、组织灌流量不足而发生休克。应及时、有序地组织抢救。

产后出血的处理流程:产后出血的处理可分为预警期、处理期和危重期,分别启动一级、二级和三级急救方案。

产后 2 h 出血量＞400 mL 为预警线,应迅速启动一级急救处理,包括迅速建立两条畅通的静脉通道、吸氧、监测生命体征和尿量、向上级医护人员求助、交叉配血,同时积极寻找出血原因并进行处理。

如果继续出血,应启动相应的二、三级急救措施。病因治疗是产后出血的最重要治疗方法,同时兼顾抗体休克治疗,并可求助麻醉科、重症监护室(ICU)、血液科医师等协助抢救。

1.处理原则

一般处理:应在寻找原因的同时进行一般处理,包括向有经验的助产士、产科上级医生、麻醉医生和血液科医生求助,通知血库和检验科;建立静脉双通道维持循环,积极补充血容量;进行呼吸管理,保持气道通畅,必要时给氧;监测出血量和生命体征,留置尿管,记尿量;进行基础的实验室检查(血常规、凝血功能检查和交叉配血试验)。

2.寻找产后出血的原因

产后出血的原因不同,故除严密观察出血情况并准确测量出血量外,关键在于找出产后出血的原因,及早明确诊断。

在胎儿娩出而胎盘尚未娩出时就有大量出血,尤其是在急产或手术产后,首先应想到是否有软产道裂伤或胎盘部分剥离,极个别系因子宫破裂者。如为胎盘剥离不全,出血为间歇性,血色暗红,常有血块同时排出;如为软产道裂伤,出血为持续性,血色鲜红,子宫收缩良好,轮廓清楚。

子宫收缩乏力性出血,则于胎盘排出后,可发现子宫体软,轮廓不清或子宫位置升高,子宫体积增大,出血持续并于宫缩时或按压子宫底时有大量血液或血块冲出。应该注意有时子宫收缩乏力与产道撕裂同时存在。产后 2 h 后再出血,除子宫收缩不良外,还应考虑有胎盘小叶、胎膜以及血块、肥厚的蜕膜残留。

凝血功能障碍者较少见,主要发生于重型胎盘早剥、妊娠高血压疾病、宫内死胎滞留过久、羊水栓塞等。少数是因全身性出血性疾病,如血小板减少症、白血病、再生障碍性贫血以及重症传染性肝炎等。

(一)子宫收缩乏力性出血宫缩乏力的处理

1.子宫按摩或压迫法

可采用经腹部按摩或经腹经阴道联合按压,按压时间以子宫恢复正常收缩并能保持收缩状态为止,要配合应用宫缩剂。

(1)按摩子宫:刺激子宫收缩,可用腹部按摩法即用手均匀而有节律地按摩子宫底并压宫体使宫腔内积血排出,按摩时间以子宫恢复正常收缩并能保持收缩状态为止,有时可长达数小时。亦可用阴道按摩法即将阴道内的一只手握拳置于前穹窿顶住子宫体前壁,另一只手按压腹壁使子宫底前屈直压子宫体后壁,两手相对紧压子宫体并相互按摩持续 15~20 min。

(2)应用宫缩素:子宫体部肌层占 40%~48%且纵横交错排列(外层纵行、内层环形、中层多为各方交织)。肌层含血管和开放的血窦,子宫收缩将血管和血窦如绳索样结扎止血,故有人称为"生物学结扎"。

2.使用宫缩剂

(1)缩宫素(催产素):为预防和治疗产后出血的一线药物。缩宫素 10 U 肌内注射、子宫肌层或宫颈注射,以后 10~20 U 加入 500 mL 晶体液中静脉滴注,给药速度根据患者的反应调整,缩宫素有受体饱和现象,无限制加大用量反而效果不佳,并可出现不良反应,故 24 h 总量应控制在 60 U 内。

(2)卡前列素氨丁三醇:为前列腺素制剂(15-甲基 $PGF_{2\alpha}$),引起全子宫协调有力的收缩。其适应证为子宫收缩弛缓引起的产后出血,可作为治疗产后出血的一线药物。用法为 250 μg(1 支)深部肌内注射或子宫肌层注射,3 min 起作用,30 min 达作用高峰,可维持 2 h;必要时重复使用,总量不超过 2 000 μg(8 支),不良反应轻微,偶尔有暂时性的恶心、呕吐等。

(3)米索前列醇:系 PGE_1 的衍生物,600 μg 顿服或舌下给药。不良反应较大,恶心、呕吐、腹泻、寒战和体温升高较常见,高血压、活动性心肝肾病及肾上腺皮质功能不全慎用,青光眼、哮喘及过敏体质者禁用。

(4)麦角新碱:是治疗产后出血的一线药物,但目前国内无药。

3.手术治疗

在上述处理效果不佳时,可根据患者情况、医生的熟练程度选用下列手术方法:宫腔填塞;B-Lynch 缝合;盆腔血管结扎经导管动脉栓塞术;围术期急症子宫切除术。

(1)宫腔填塞:有宫腔水袋压迫和宫腔纱条填塞两种方法,阴道分娩后选用水囊压迫,剖宫产术中选用纱条填塞。宫腔填塞后应密切观察出血量、子宫底高度、生命体征变化等,动态监测血红蛋白、凝血功能的状况,以避免宫腔积血,水囊或纱条放置 24~48 h 后取出,要注意预防感染。

①宫腔水囊填塞:注入 250~500 mL 的生理盐水膨胀宫腔,必要时也可注入 500~1 000 mL,24~48 h 后移去,为防止球囊脱出,阴道内填塞无菌纱布,在球囊填充期间需要预防性使用抗生素。

②宫腔纱条填塞:一种古老的方法,国内外文献称其应用得当,仍然是快速、安全、有效的止血方法。剖宫产术中(尤其宫口未开者)应用成功率高,因直视下操作方便,容易填满宫腔,效果明显。阴道产者,因操作不便,效果差。

适用证:用于剖宫产术中(尤其宫口未开者)大出血而应用宫缩剂无效时,因直视下操作方便,容易填满宫腔,效果明显且成功率高;阴道分娩者在超声引导下做填塞,仍然是快速、安全有效的止血方法。其作用机制是刺激子宫体感受器,通过大脑皮质激发子宫收缩,同时纱布压迫胎盘剥离处而止血。

纱条规格:宽 4~6 cm,长 50~100 cm。纱条可用碘仿浸润,起到消毒作用。碘仿特有的气味可以刺激血管收缩减少出血。

方法:经阴道填塞时,在超声引导下用器械从子宫角部开始,呈 S 形来回填塞,边填塞边把纱布压紧,自上而下均匀紧致地填满整个子宫腔,不留空隙。纱布断端头置于阴道内。剖宫产术中子宫收缩乏力或胎盘前置剥离创面大经宫缩剂治疗无效时,也可以做碘仿纱条填塞止血。从宫底部开始往下填,直至填塞到切口附近。填塞子宫下段时另取一条碘仿纱条,先用卵圆钳把纱条另一端送至宫颈外口,从子宫下段往上填塞纱条,直至下段填完,在切口部位与上端填塞的纱条缝合打结。在缝合子宫切口时要特别小心,避免缝到纱条导致取出困难。一般 24～48 h 内取出,取出纱条前应用催产素 20 U＋葡萄糖液 500 mL 静脉滴注,20～30 min 后开始取纱条。缓慢地向外牵拉出全部纱条,观察 15 min;如取纱条后出血多,经常规处理后无效,建议行进腹手术干预止血。

(2)盆腔血管结扎:包括子宫动脉结扎和髂内动脉结扎。子宫血管结扎适用于难治性产后出血,尤其是剖宫产术中宫缩乏力或胎盘因素的出血经药物和按摩子宫无效或子宫切口撕裂而局部止血困难者。推荐五步血管结扎法:①单侧子宫动脉上行支结扎;②双侧子宫动脉上行支结扎;③子宫动脉下行支结扎;④单侧卵巢血管结扎;⑤双侧卵巢血管结扎。髂内动脉结扎术手术困难,需要对盆底手术熟练的妇产科医生操作。适用于宫颈或盆底渗血、宫颈或阔韧带出血、腹膜后血肿、保守治疗无效时的产后出血,结扎前后准确辨认髂外动脉和股动脉搏动,必须小心勿损伤髂内静脉,否则可导致严重的盆底出血。

(3)经导管动脉栓塞术:经保守治疗无效的各种难治性产后出血(包括宫缩乏力、产道裂伤和胎盘因素等),患者出现休克应首先进行抗休克治疗,补充血容量后再行介入治疗。

禁忌证:生命体征不稳定、不宜搬动的患者;合并有其他脏器出血的 DIC;严重的心、肝、肾和凝血功能障碍;对造影剂过敏者。

(4)子宫切除术:适用于各种保守性治疗方法无效者。一般为次全子宫切除,如前置胎盘或部分胎盘植入宫颈时行子宫全切除术。

操作注意事项:由于子宫切除时仍有活动性出血,故需以最快的速度"钳火、切断、下移"直至钳夹子宫动脉水平以下,然后缝合打结,注意避免损伤输尿管。对子宫切除术后盆腔广泛渗血者,用大纱条填塞压迫止血并积极纠正凝血功能障碍。

(5)B-Lynch 缝合:适用于子宫收缩乏力、胎盘因素和凝血功能异常导致的产后出血,普通宫缩剂无法奏效而有可能切除子宫的病例。

方法:操作前应先做预试验,先将膀胱腹膜下推到宫颈下方,然后一只手置于子宫后方,手指达宫颈水平,另一手在膀胱后方,双手向下按压子宫。若加压后阴道及切口出血量减少,说明 B-Lynch 缝合有很大的成功止血机会,即可尝试缝合术。具体缝合方法:①1 号可吸收肠线,70mm 大圆针,在子宫切口距右侧 3 cm 的右下缘 3 cm 进针;②穿透宫腔至切口上缘 3 cm,距侧方 4 cm 处出针;③肠线拉至宫底,在宫角内侧3～4 cm 处绕至后方,于子宫后壁下段与前壁相对应部位进针至宫腔;④再水平进针至左侧后壁距边缘 3 cm、距切口 3 cm 处出针至后壁;⑤将肠线绕宫角内 3～4 cm 处拉向子宫前方,再在与右侧对应的子宫切口左侧的上下缘进出针;⑥在助手加压情况下拉紧二线头,在子宫切口下缘结扎,并缝合关闭子宫切口。

注意事项:在缝合过程中,注意始终由助手维持双手压迫子宫,这样不仅能减少在操作过程中的失血,也可防止单纯牵拉缝线压迫子宫所造成的子宫表面切割和拉断缝线,同时也可防止侧向滑脱的发生。因此,并非由缝线拽拉后压迫子宫止血,而是手法压迫子宫止血后由缝线来固定其体积和位置。同时也只有靠手法压迫才能达到最大程度的止血效果。

(6)盆腔血流阻断术:盆腔血管结扎可以减少子宫的血流,减缓血流速度,降低血管内压力,有利于凝血块的形成。盆腔动脉结扎包括子宫动脉结扎、卵巢动脉结扎和髂内动脉结扎。子宫动脉结扎对控制产后出血可能有效。因其简单易行,处理大多数难治性产后出血时,应先尝试子宫血管结扎。而髂内动脉结扎需要许多的手术技巧,若髂内静脉受损,则病情会恶化,目前临床实际应用较少。

①子宫动脉结扎:子宫动脉上行支结扎适于宫体部出血,在子宫下段的上部进行结扎,结扎为动静脉整体结扎,用可吸收线直接从前壁缝到后壁,将2~3 cm子宫肌层结扎在内非常重要;若已行剖宫产手术,则应下推膀胱,在切口下2~3 cm结扎。若上述操作效果不佳,可以缝第二针,选择在第一针下3~5 cm处,这样结扎包括了大部分供给子宫下段的子宫动脉支。若仍然有持续出血,可进行单侧或双侧卵巢血管结扎。

②髂内动脉结扎:进行髂内动脉结扎时,需确认髂总动脉的分叉处,输尿管由此穿过,首先与输尿管平行,纵行切开后腹膜5~8 cm,然后在距髂内外分叉2~3 cm处用直角钳轻轻从髂内动脉后侧穿过,钳夹两根10号丝线,间隔2 cm左右分别结扎,不剪断血管。

(7)子宫/髂内动脉栓塞:动脉栓塞术不仅拯救了患者的生命也保存了患者的子宫及附件,因而保存了其生育能力,具有微创、迅速、安全、高效和并发症少的特点。但是,手术需耗时1~2 h,并需要特殊的仪器设备和技术,并非所有医疗中心都能施行。

适应证:子宫宫缩乏力性出血经保守治疗无效的各种难治性产后出血。

禁忌证:合并有其他脏器出血的DIC;生命体征极度不稳定、不宜搬动的患者。

(8)次全子宫切除或全子宫切除:宫缩乏力时宫缩剂治疗无效、不具备栓塞条件、产科医生对保守的子宫缝合术或盆腔动脉结扎术并不十分精通或其他止血方法无效仍出血时,子宫切除术是挽救产妇生命的最好选择。提倡次全子宫切除以缩短手术时间,减少出血量。但前置胎盘或羊水栓塞时应行全子宫切除。

以上各种方法的选择原则:先简单,后复杂;先无创,后有创。具体采取哪种方法主要取决于术者对这种手术的熟练程度及医院的条件。

(二)胎盘因素引起的产后出血

(1)胎盘未娩出伴活性出血者可立即行人工剥离胎盘术。术前可用镇静剂,手法要正确轻柔,勿强行撕拉,防止胎盘残留、子宫损伤或子宫内翻。

(2)胎盘、胎膜残留者应用手或器械清洁,动作要轻柔,怀疑胎盘滞留时,应立即检查阴道和宫腔。如胎盘已剥离应迅速将胎盘取出。若胎盘粘连,可一手按压宫底,另一手进入宫腔行徒手剥离胎盘,胎盘娩出后应仔细检查胎盘、胎膜,防止剥离不全、产后常规刮宫。如剥离有困难怀疑存在胎盘植入时,忌强行剥离以免导致大出血或避免子宫穿孔。如出血多,需手术切除子宫或行动脉栓塞治疗;若出血不多,可保守期待治疗或行栓塞治疗、MTX治疗。对胎膜残留、血块残留者应行钳刮或刮宫术。

胎盘因素引起产后出血是可以预防的。首先,积极处理第三产程,包括在胎儿娩出前肩时就给予宫缩素,及时钳夹切断脐带,支持、固定子宫的基础上限制性牵拉脐带,胎盘娩出后按摩子宫。积极处理第三产程可以减少2/3的产后出血量。其次,仔细检查胎盘胎膜是否完整,如怀疑有胎盘残留应及时做宫腔探查,必要时刮宫。再次,分娩后应常规检查宫底,了解子宫的收缩状况。如果子宫收缩不良应进行子宫按摩,并静脉点滴宫缩素促进宫缩。产后应注意检查产妇的生命体征和阴道出血情况,及早发现易于忽略的持续性缓慢出血,鼓励产妇排空膀胱,鼓励新生儿早吸吮,可反射性引起子宫收缩,减少出血量。

(3)胎盘植入伴活动性出血者,采用子宫局部楔形切除术或子宫全切除术。

(4)植入性胎盘手术治疗:全部或大部分植入采用子宫切除术;小部分植入可采用子宫局部切开取胎盘或局部楔形切除术。保守治疗:①适应证:仅适用于出血少或不出血者;②方法:可采用MTX,小部分植入用MTX 20 mg植入局部注射或宫颈注射;大部分植入用MTX 50 mg稀释后静脉滴注或肌内注射,隔日一次,四氢叶酸钙6 mg肌内注射,隔日一次,共三次。另可采用米非司酮25 mg,bid,总量250~1 500 mg处理后以β-HCG、B超胎盘大小及胎盘后血流、血常规、感染体征、出血量监测,如出血多需随时手术。

(三)软产道损伤引起的产后出血

(1)适当地麻醉,充分暴露损伤部位,按照解剖层次缝合。第一针要超过裂伤顶端0.5 cm,防止血管回缩造成止血失败。宫颈裂伤小于0.5 cm且无活动性出血者不需要缝合。每针缝合要兜底,避免遗留无效腔,缝合时进针和出针方向要与切面垂直,避免缝线穿透直肠黏膜。

(2)裂伤如累及子宫下段时,缝合时应注意避免损伤膀胱、输尿管及直肠,必要时进腹修补。

（3）软产道血肿应切开血肿、清除积血、止血、缝扎。必要时可置橡皮引流，阴道填塞止血也是有效的。如血肿仍然增大，不能控制，可考虑介入性血管栓塞。

（4）剖宫产术中裂伤缝合时，应避免损伤周围脏器。小的子宫破裂可缝合修补裂伤，但如果是大的子宫破裂，发生不可控制的子宫出血要行子宫切除术，建议行筋膜内子宫切除术，避免损伤膀胱、输尿管，可先缝合或钳夹子宫切口，避免失血过多。

（5）产道损伤的处理：在产道损伤操作处理的时候需要注意缝合时应有良好的照明，注意有无多处损伤，应尽量恢复原解剖关系，并应超过裂伤顶端 0.5 cm 缝合。血肿应切开清除积血，缝扎止血或用碘仿纱条填塞血肿腔压迫止血，24～48 h 后取出。小血肿可密切观察，采用冷敷、压迫等保守治疗。

（6）子宫内翻：如发生子宫内翻，产妇无严重休克或出血，子宫颈环尚未缩紧，可立即将内翻子宫体还纳（必要时可在麻醉后还纳），还纳后静脉滴注缩宫素，直至宫缩良好后将手撤出。如经阴道还纳失败，可改为经腹行子宫还纳术，如果患者血压不稳定，在抗休克同时行还纳术。

子宫翻出的治疗：积极抗休克治疗。休克来自疼痛，肌内注射哌替啶 100 mg 或吗啡 10 mg。若出血严重者应迅速开放静脉通路，必要时及早行静脉切开术；子宫复位产妇一般情况稍改善后应立即行子宫还纳术，应在全麻下进行。

①经阴道徒手还纳术：胎盘若未剥离，为避免剥离出血过多可先还纳。若部分胎盘已剥离且有活动性出血者，应先行胎盘剥离。方法为术者一手托住内翻的子宫轻轻上推，如子宫颈收缩，可轻轻扩张的同时静脉推注阿托品 1 mg 或地西泮 10 mg 或蒂洛安 200 mg 稀释后静脉推注；另一手在腹部协助上推宫体。当子宫完全复位后，手握拳顶住子宫，同时注射子宫收缩剂。

②经腹子宫复位术：如子宫颈已回缩，阴道徒手回纳困难，则需开腹手术复位。打开腹腔后，用两把鼠齿钳夹住两侧宫壁，然后逐渐缓慢牵拉宫壁，待部分宫底引出陷凹，将鼠齿钳下移，继续夹住宫壁向上牵拉，直至子宫完全复位。在用鼠齿钳牵拉时，助手在阴道内可配合上推宫底。

③阴道腹部联合手术：如狭窄环过紧，上述方法不能复位者，则须纵形切开前部或后部的宫颈环，以能容二指即可，手指进入阴道内向上缓慢推宫底，以达到完全复位。切开前部环注意下推膀胱，切开后注意方环不要损伤直肠。术毕用肠线缝合切开的宫颈环。

（7）子宫破裂：立即开腹行手术修补或行子宫切除术。

预防软产道裂伤引起的产后出血，首先要正确处理产程，防止产妇疲劳和产程延长，合理使用宫缩剂。其次，掌握会阴侧切的时机，不适当的会阴侧切可能导致伤口出血过多和伤口严重裂伤。再次，宫颈口开大行剖宫产手术者，避免钝性分离子宫切口,尽量剪开;胎头过低者,胎头娩出时注意手法,必要时台下阴道内协助向上顶胎头。最后,重视有子宫手术史的孕妇,警惕子宫破裂,还有规范催产素的应用、产程的监护处理也很重要。

(四)凝血功能障碍引起的产后出血

首先排除子宫收缩乏力、胎盘因素、软产道损伤等原因引起的出血。尽快输新鲜全血,补充血小板、纤维蛋白原或凝血酶原复合物、凝血因子。若发生 DIG 可按 DIC 处理。

凝血功能障碍的处理:一旦确诊应补充相应凝血因子,血小板:低于$(20\sim50)\times10^9/L$ 或血小板降低出现不可控制的渗血时使用。新鲜冰冻血浆:是新鲜抗凝全血于 $6\sim8$ h 内分离血浆并快速冰冻,几乎保存了血液中所有的凝血因子、血浆蛋白、纤维蛋白原。使用剂量 $10\sim15$ mL/kg。冷沉淀:输注冷沉淀主要为纠正纤维蛋白原的缺乏,如纤维蛋白原浓度高于150 g/L,不必输冷沉淀。冷沉淀常用剂量为 $1\sim1.5$ U/10 kg。纤维蛋白原:输入纤维蛋白原 1 g 可提升血液中纤维蛋白原 25 g/L,1 次可输入纤维蛋白原 $2\sim4$ g。

预防凝血功能障碍引起的产后出血,必须重视产前保健,有凝血功能障碍和相关疾病者,应积极治疗后再怀孕,必要时在早孕时终止妊娠。做好计划生育宣传工作,减少人工流产。重视对高危孕妇的长期检查,提前在有抢救条件的医院入院,预防产后出血的发生。

(五)晚期产后出血的治疗

阴道分娩后 $10\sim42$ d 之内出血,恶露量多,甚至比月经量多。

(1)抗感染治疗。

(2)子宫收缩剂应用。

(3)诊刮,刮出物送病检。

(4)超声子宫检查,有无胎盘残留,剖宫产者切口愈合情况,有无溃疡、窦道。

(5)栓塞治疗。

(6)大出血者行子宫切除术。

(六)产后出血抢救步骤

产后出血发生急,往往不明病因,所以必须一边抢救,同时尽快寻找原因。

1.初步处理

及时用药,阴道娩出后常规肌内注射缩宫素 10 U。

剖宫产者在胎盘娩出后于子宫肌层内注射缩宫素 $10\sim20$ U,另再用 20 U＋0.9％ NS 500 mL 静脉滴注,$10\sim15$ mL/min。

高危因素产妇在胎儿娩出后及早使用前列腺素 F_{2a},如欣母沛 0.25 mg 肌内注射或宫颈注射或子宫肌层注射。效果不佳时可每隔 15 min 重复,最大剂量不超过 2 mg,也可用卡孕栓塞肛或米索前列醇 400 μg 口含。

2.用药无效后处理

上述处理后仍有阴道流血,则缝合会阴侧切及探明有无生殖道裂伤,同时边按摩子宫,边评估出血量,早期识别产后出血。以下情况按产后出血处理。

(1)产后 2 h 出血达 400 mL。

(2)即使出血未达标准,但产妇血流动力学参数持续下降,甚至出现休克,无法以其他疾病解释。

(3)出血量虽<400 mL,但出血迅猛。

(4)出血>500 mL,必须进行如下处理。

①用手按压子宫。

②寻求帮助,必要时呼叫抢救小组。

③查血型,交叉配合。

④查凝血功能、水电解质平衡、心电监护,持续测血压、脉搏等。

⑤开始补液,至少开放两路通道静脉输液,首选含钠液,必要时输血(等待过程中先用代血浆)。

⑥可考虑开放中心静脉测定。

⑦吸氧,留置导尿管,记出入量。

3.从下级医院转诊者

应积极识别高危因素,通过休克指数估计出血量,及时处理。

(七)产后出血预防

建立抢救队伍,了解病因及危险因素,熟练助产技术,重视产后观察,加强产前保健,产前积极治疗基础疾病,充分认识产后出血的高危因素,高危孕妇应于分娩前转诊到有输血和抢救条件的医院。积极处理第三产程:循证医学研究表明第三产程积极干预能有效降低产后的出血量和发生产后出血的危险度。头位胎儿前肩娩出后、胎位异常胎儿全身娩出后、多胎妊娠最后一个胎儿娩出后,预防性应用缩宫素(IA 级证据),使用方法为缩宫素 10 U 肌内注射或 SU 稀释后静脉滴注,也可将 10 U 加入 500 mL 液体中,以 100~500 mL/h 静脉滴注;胎儿娩出后(45~90 s)及时钳夹并剪断脐带,有控制地牵拉脐带协助胎盘娩出,胎盘娩出后按摩子宫。产后 2 h 是发生产后出血的高危时段,应密切观察子宫收缩情况和出血量变化,并及时排空膀胱。

第八章

产褥期疾病

第一节　晚期产后出血

分娩 24 h 后,在产褥期内发生的子宫大量出血,出血量超过 500 mL,称为晚期产后出血,又称产褥期出血。多于产后 1～2 周发病最常见,也有迟至产后 6 周左右发病。晚期产后出血发病率的高低与产前保健及产科质量水平密切相关。近年来,随着剖宫产率的升高,晚期产后出血的发生率有上升趋势。

一、病因

(一)胎盘、胎膜残留

胎盘、胎膜残留是阴道分娩最常见的原因,多发生于产后 10 d 左右,黏附在宫腔内的残留胎盘组织发生变性、坏死、机化,形成胎盘息肉,当坏死组织脱落时,暴露基底部血管,引起大量出血。

(二)蜕膜残留

蜕膜多在产后 1 周内脱落,并随恶露排出。若蜕膜剥离不全且长时间残留,影响子宫复旧,继发子宫内膜炎症,可引起晚期产后出血。

(三)子宫胎盘附着面复旧不全

若胎盘附着面复旧不全,可引起血栓脱落,血窦重新开放,导致子宫出血。多发生在产后 2 周左右。

(四)感染

子宫内膜感染可导致胎盘附着面处复旧不良、子宫收缩不良,从而引起子宫大量出血。

(五)剖宫产切口裂开

多见于子宫下段横切口剖宫产,常发生于:①子宫切口感染;②切口选择不合理,过高、过低或偏向一侧累及子宫动脉;③缝合不合理,如组织对位不良、手术操作粗暴、活动性出血血管缝扎不紧、切口两侧角部回缩血管未缝扎、缝线过松或牵拉过紧、缝扎组织过多过密及肠线过粗等;④忽视了切口延长裂伤。

(六)其他

胎盘部位滋养细胞肿瘤、子宫黏膜下肌瘤、子宫内膜息肉、宫腔内异物、宫颈糜烂及宫颈恶性肿瘤等,均可能引起晚期产后出血。

二、临床表现

(一)临床特征

1.症状

(1)胎盘残留:胎盘残留主要表现为红色恶露时间延长,反复出血,甚至突然大出血,失血性休克,多发生于产后 10 d 左右。妇科检查发现子宫复旧不全,宫口松弛,有时可见残留组织堵塞宫口,患者可伴有发热。

(2)胎膜残留:胎膜残留主要表现为持续性红色恶露时间过长,大出血少见。

(3)蜕膜残留:好发于产后 2 周左右,临床表现与胎盘残留不易鉴别。宫腔刮出物病理检查可见坏死蜕膜,混以纤维素、玻璃样变的蜕膜细胞和红细胞,但不见绒毛。

(4)子宫复旧不全或子宫内膜修复不全:子宫胎盘附着部位血管在胎盘排出后即有血栓形成,其后血栓机化,透明样变,血管上皮增厚,管腔狭窄、堵塞。

(5)剖宫产术后子宫切口裂开:多见于子宫下段剖宫产横切口的两侧端。切口裂开患者常表现为术后 3 周左右突发无痛性大量阴道流血,并反复发作,短时间内患者陷于休克状态。

2.体征

(1)出血多而急者,常呈贫血貌。

(2)血容量严重不足时可出现血压下降、出冷汗、脉搏细弱,甚至意识丧失等休克征。

(3)妇科检查见宫口松弛或有组织堵塞,双合诊时子宫增大、软或有触痛。

(4)行剖宫产术后,可以食指轻触子宫下段剖宫产切口部位,有时可触及子宫下段明显变软。

(5)有滋养细胞肿瘤者,有时可于产道内发现转移结节。

(二)辅助检查

1.化验检查

查血常规,血红蛋白常有不同程度的降低,合并感染者,白细胞及中性粒细胞常升高;尿绒促性素或血绒促性素检测,有助于诊断胎盘残留及排除产后滋养细胞肿瘤;宫腔分泌物培养或涂片检查。

2.B型超声检查

可了解子宫复旧情况、宫腔内是否有残留组织、子宫切口愈合情况。

3.病理检查

将子宫内刮出物送病检,可有助于确诊胎盘、胎膜残留或胎盘附着部位复旧不良,可找到妊娠晚期的绒毛或可见到不同状态的血管。

排除胎盘部位滋养细胞肿瘤,该病镜下一般不见绒毛结构和间质,几乎完全由中间型滋养细胞构成,瘤细胞圆形、多角形或梭形,胞质丰富,有异质性,很少见到朗格汉斯细胞、合体细胞与中间型滋养细胞伴存的情况。

三、诊断及鉴别诊断

(一)诊断

(1)根据病史、临床表现、体征和辅助检查即可做出诊断。

(2)诊断标准

①分娩24 h后产褥期内发生子宫出血表现为产后恶露不净,血色由暗转红,伴感染时有臭味出血,血量少或中等,一次大量出血时可伴凝血块,出血多时患者休克。

②有下腹痛、低热或产后低热史。

③子宫稍大而软,伴感染时子宫或切口处有压痛,切口处血肿形成可及包块,宫口松弛,有时可触及残留的胎盘组织。

④血常规显示有贫血及感染。

⑤B型超声检查提示宫腔内有残留组织或剖宫产术后子宫下段切口血肿,愈合不良或子宫发现肿瘤病灶。

(二)鉴别诊断

1.子宫黏膜下肌瘤合并感染

一般通过B型超声检查及化验检查即可明确诊断。

2.胎盘部位滋养细胞肿瘤

通过尿、血绒促性素检测及病理检查可明确诊断。

3.产褥期外伤性出血

有外伤史或性交史,妇科检查阴道或宫颈有裂伤及活动性出血。

4.功能性子宫出血

多发生于产褥期后,可通过诊断性刮宫,将刮出物送病理检查可确诊。

四、治疗

(一)病因和对症治疗

(1)少量、中量阴道流血,在支持治疗的同时给予抗生素及宫缩剂。

(2)疑有胎盘、胎膜、蜕膜残留或胎盘附着部位复旧不全者,建立静脉通路,备血及做好开腹手术准备后行刮宫术。刮出物送病理检查,以明确诊断。刮宫后继续给予抗生素及子宫收缩剂。

(3)疑有剖宫产后子宫切口愈合不良者,仅少量阴道流血也应住院,给予广谱抗生素及支持疗法,密切观察病情变化;若阴道流血量多,酌情剖腹探查或动脉栓塞。若切口周围组织坏死范围小,炎症反应轻微,可做清创缝合及子宫动脉结扎止血或行动脉栓塞术;若组织坏死范围大,一般情况差,可酌情做子宫次全切除术或子宫全切术。

(4)输血治疗:一般情况下,血红蛋白水平>100 g/L可不考虑输注红细胞,而血红蛋白水平<60 g/L几乎都需要输血,血红蛋白水平<70 g/L应考虑输血,尤其是还可能有继续出血的可能性,应尽量维持血红蛋白水平>80 g/L。在大量输注红细胞时,注意输注血浆及血小板以纠正凝血功能异常。按照国内外常用的推荐方案,建议红细胞悬液∶新鲜冰冻血浆∶血小板以1∶1∶1的比例(如10 U红细胞悬液+1 000 mL新鲜冰冻血浆+1 U机采血小板)输注。

(二)其他原因的处理

(1)肿瘤引起的阴道流血,应按肿瘤性质、部位做相应处理。

(2)凝血功能障碍造成的出血,应积极治疗原发病。

第二节　产褥期感染

产褥感染是指分娩及产褥期生殖道受病原体侵袭,引起局部或全身感染,其发病率约6%。产褥感染与产科出血、妊娠合并心脏病及严重的妊娠期高血压疾病,是导致孕产妇死亡的主要原因。产褥病率是指分娩24 h后的10 d内,每日间隔4 h量体温4次,2次体温≥38.5 ℃。

一、病因

(一)诱因

正常女性阴道对外界致病因子侵入有一定防御能力。其对入侵病原体的反应与病原体的种类、数量、毒力和机体的免疫力有关。妇女的阴道有自净作用,羊水中含有抗菌物质。妊娠和正常分娩通常不会给产妇增加感染的机会。只有在机体免疫力、细菌毒力、细菌数量三者之间的平衡失调时,才会增加感染的机会,导致感染发生。如产妇体质虚弱、营养不良、孕期贫血、孕期卫生不良、胎膜早破、羊膜腔感染、慢性疾病、产科手术、产程延长、产前产后出血过多、多次宫颈检查等,均可成为产褥感染的诱因。

(二)病原体种类

正常女性阴道寄生大量微生物,包括需氧菌、厌氧菌、真菌、衣原体和支原体,可分为致病微生物和非致病微生物。有些非致病微生物在一定条件下可以致病称为条件病原体,但即使致病微生物也需要达到一定数量或机体免疫力下降时才会致病。

1.需氧菌

(1)链球菌:以 β-溶血性链球菌致病性最强,能产生致热外毒素与溶组织酶,使病变迅速扩散导致严重感染。需氧链球菌可以寄生在妇女阴道中,也可通过医务人员或产妇其他部位感染而进入生殖道。其临床特点为发热早,寒战,体温＞38 ℃,心率快,腹胀,子宫复旧不良,子宫旁或附件区触痛,甚至并发败血症。

(2)杆菌:以大肠杆菌、克雷伯菌属、变形杆菌属多见。这些菌常寄生于阴道、会阴、尿道口周围,能产生内毒素,是菌血症和感染性休克最常见的病原菌,在不同环境对抗生素敏感性有很大差异。

(3)葡萄球菌:主要致病菌是金黄色葡萄球菌和表皮葡萄球菌。前者多为外源性感染,容易引起伤口严重感染,因能产生青霉素酶,易对青霉素耐药。后者存在于阴道菌群中,引起的感染较轻。

2.厌氧菌

(1)革兰阳性球菌:消化链球菌和消化球菌存在于正常阴道中。当产道损伤、胎盘残留、局部组织坏死缺氧时,细菌迅速繁殖,若与大肠杆菌混合感染,放出异常恶臭气味。

(2)杆菌属:常见的厌氧性杆菌有脆弱类杆菌。这类杆菌多与需氧菌和厌氧性球菌混合感染,形成局部脓肿,产生大量脓液,有恶臭味。感染还可引起化脓性血栓性静脉炎,形成感染血栓,脱落后随血液循环到达全身各器官形成脓肿。

(3)芽胞梭菌:主要是产气荚膜梭菌,产生外毒素,毒素可溶解蛋白质而能产气及溶血。产气荚膜梭菌引起感染,轻者为子宫内膜炎、腹膜炎、败血症,重者引起溶血、黄疸、血红蛋白尿、急性肾衰竭、循环衰竭、气性坏疽而死亡。

3.支原体与衣原体

解脲支原体及人型支原体均可在女性生殖道内寄生,引起生殖道感染,其感染多无明显症状,临床表现轻微。

此外,沙眼衣原体、淋病奈瑟菌均可导致产褥感染。

(三)感染途径

1.外源性感染

外源性感染指外界病原体进入产道所致的感染。可通过医务人员消毒不严或被污染衣物、用具、各种手术器械及产妇临产前性生活等途径侵入机体。

2.内源性感染

寄生于正常孕妇生殖道的病原体,多数并不致病,当抵抗力降低和(或)病原体数量、毒力增加等感染诱因出现时,由非致病微生物转化为致病微生物而引起感染。近年研究表明,内源性感染更重要,因孕妇生殖道病原体不仅可导致产褥感染,而且还能通过胎盘、胎膜、羊水间接感染胎儿,导致流产、早产、胎儿生长受限、胎膜早破、死胎等。

二、临床表现

发热、疼痛、异常恶露,为产褥感染三大主要症状。产褥早期发热的最常见原因是脱水,但在2~3 d低热后突然出现高热,应考虑感染可能。由于感染部位、程度、扩散范围不同,其临床表现也不同。依感染发生部位,分为会阴、阴道、宫颈、腹部伤口、子宫切口局部感染,还有急性子宫内膜炎、急性盆腔结缔组织炎、腹膜炎、血栓静脉炎、脓毒血症及败血症等。

(一)急性外阴、阴道、宫颈炎

分娩时会阴部损伤或手术产导致感染,以葡萄球菌和大肠杆菌感染为主。会阴裂伤或会阴后-侧切开伤口感染,表现为会阴部疼痛,坐位困难,可有低热。局部伤口红肿、发硬,伤口裂开,压痛明显,脓性分泌物流出,较重时可出现低热。阴道裂伤及挫伤感染表现为黏膜充血、水肿、溃疡、脓性分泌物增多。感染部位较深时,可引起阴道旁结缔组织炎。宫颈裂伤感染向深部蔓延,可达宫旁组织,引起盆腔结缔组织炎。

(二)子宫感染

子宫感染包括急性子宫内膜炎、子宫肌炎。病原体经胎盘剥离面侵入,扩散至子宫蜕膜层称为子宫内膜炎,侵入子宫肌层称为子宫肌炎,两者常伴发。若为子宫内膜炎,子宫内膜充血、坏死,阴道内有大量脓性分泌物且有臭味。若为子宫肌炎,腹痛,恶露增多呈脓性,子宫压痛明显,子宫复旧不良,可伴发高热、寒战、头痛,白细胞明显增高等全身感染症状。

（三）急性盆腔结缔组织炎和急性输卵管炎

病原体沿宫旁淋巴和血行达宫旁组织，出现急性炎性反应而形成炎性包块，同时波及输卵管，形成急性输卵管炎。临床表现为下腹痛伴肛门坠胀，可伴寒战、高热、脉速、头痛等全身症状，体征为下腹明显压痛、反跳痛、肌紧张，宫旁一侧或两侧结缔组织增厚、压痛和（或）触及炎性包块，严重者整个盆腔形成"冰冻骨盆"。淋病奈瑟菌沿生殖道黏膜上行感染，达输卵管与盆腹腔，形成脓肿后，高热不退。患者白细胞持续增高，中性粒细胞明显增多，核左移。

（四）急性盆腔腹膜炎及弥散性腹膜炎

炎症继续发展，扩散至子宫浆膜，形成盆腔腹膜炎。继而发展成弥散性腹膜炎，全身中毒症状明显，高热、恶心、呕吐、腹胀，检查时下腹部明显压痛、反跳痛。腹膜面分泌大量渗出液，纤维蛋白覆盖引起肠粘连，也可在直肠子宫陷凹形成局限性脓肿，若脓肿波及肠管与膀胱可出现腹泻、里急后重与排尿困难。急性期治疗不彻底可发展成盆腔炎性疾病后遗症而导致不孕。

（五）血栓静脉炎

盆腔内血栓静脉炎常侵及子宫静脉、卵巢静脉、髂内静脉、髂总静脉及阴道静脉，厌氧菌为常见病原体。病变单侧居多，产后 1～2 周多见，表现为寒战、高热，症状可持续数周或反复发作。局部检查不易与盆腔结缔组织炎鉴别。下肢血栓静脉炎，病变多在股静脉、腘静脉及大隐静脉，多继发于盆腔静脉炎，表现为弛张热，下肢持续性疼痛，局部静脉压痛或触及硬索状，使血液回流受阻，引起下肢水肿，皮肤发白，习称"股白肿"。病变轻时无明显阳性体征，彩色多普勒超声检查可协助诊断。

（六）脓毒血症及败血症

感染血栓脱落进入血液循环可引起脓毒血症，随后可并发感染性休克和迁徙性脓肿（肺脓肿、左肾脓肿）。若病原体大量进入血液循环并繁殖形成败血症，表现为持续高热、寒战、全身明显中毒症状，可危及生命。

三、诊断及鉴别诊断

（一）诊断

1.病史

详细询问病史及分娩全过程，对产后发热者，首先考虑为产褥感染，再排除可引起产褥病率的其他疾病。

2.全身及局部检查

仔细检查腹部、盆腔及会阴伤口，确定感染部位和严重程度。

3.辅助检查

B型超声、彩色多普勒超声、CT、磁共振成像等检测手段，能够对感染形成的炎性包块、脓肿，做出定位及定性诊断。检测血清 C-反应蛋白＞8 mg/L，有助于早期诊断感染。

4.确定病原体

通过宫腔分泌物、脓肿穿刺物、后穹窿穿刺物做细菌培养和药物敏感试验，必要时需要做血培养和厌氧菌培养。病原体抗原和特异抗体检测可以作为快速确定病原体的方法。

（二）鉴别诊断

主要与上呼吸道感染、急性乳腺炎、泌尿系感染相鉴别。

四、治疗

（一）一般治疗

产妇取半卧位，使炎症局限于盆腔内，并有利于恶露的排出。保持外阴清洁，每天可给予 1∶5 000 高锰酸钾液冲洗伤口或坐浴 2 次。支持治疗方面应进富有营养、易消化的食物，注意补充热量及水分，若不能进食应予静脉补液，注意纠正水、电解质紊乱及低蛋白血症。高热时应采取物理降温。重症病例可少量多次输血。

（二）抗菌药物治疗

（1）预防性使用抗生素

①凡胎膜早破超过 12 h；产程长及肛诊次数多或阴道检查 2 次以上；产后出血行人工剥离胎盘者，阴道手术产者。上述情况应于产前或产后用抗生素预防感染。

②近年来剖宫产率急剧上升，随之剖宫产术后感染率亦不断增加，且较阴道分娩者明显增高，因而提出了剖宫产围术期预防性应用抗生素的必要性。即剖宫产术前，最晚术中开始应用抗生素，以预防术后发生感染。现已证明，对剖宫产手术患者预防性应用抗生素可降低产后子宫炎发生率50％～60％。

根据预防用药原则，经研究得出以下 3 个结论：一是预防效果与抗生素浓度紧密相关；二是选用药物一定要在生殖系统内达到高药物浓度；三是为达到预防用药的目的，必须在细菌到达组织前或到达组织的一个短时间内，抗生素要达到或超过并维持组织内的最小抑菌浓度。国外文献报道，使用最多者为头孢类抗菌药。以头孢噻啶为例，在一定的血清浓度条件下，药物与血清蛋白结合越少，它在骨髓、前列腺、心肌和子宫内药物浓度越高。另外，头孢哌酮和头孢西丁 2 g 于术前 30 min 静脉推注，给药 20～40 min 后将出现最高血浆和组织浓度（子宫内膜、子宫肌、输卵管和卵巢),到 120 min 时,药物浓度低于最低抑菌浓度,170～200 min 排泄尽。故首次用药时间根据药物半衰期和达高峰时间,宜于手术开始前 0.5～1 h 用药为宜,最晚在术中用药。同时,延长预防用药时间并不优于短期应用,如预防性应用 3 d 头孢菌素类与仅用 3 次者疗效相同,故多采用后者。

(2)针对不同的病原菌选用相应有效的抗菌药,是合理应用抗菌药最基本的原则。因此,有感染者在使用抗菌药前,应考虑收集必要的标本送细菌培养,以明确致病菌种类,这对中、重度感染者尤为重要。如从子宫腔、伤口的脓液采集标本;怀疑为菌血症、败血症时,应在高热、寒战时,从不同部位的静脉多次抽血培养。必要时还要同时做厌氧菌培养。涂片染色查菌往往比培养早获结果。由于产褥期感染多为混合感染,在细菌培养结果出来前,必须根据经验选用抗生素,可选择广谱青霉素如哌拉西林、头孢菌素如头孢西丁、头孢曲松及 β-内酰胺酶抑制药如阿莫西林以及克拉维酸、替卡西林、头孢哌酮-舒巴坦等药物治疗产褥期感染。针对厌氧菌可选用甲硝唑、替硝唑及克林霉素。亚胺培南-西拉司丁对引起产褥期感染常见的耐药细菌如肠球菌、金黄色葡萄球菌、脆弱类杆菌及铜绿假单胞菌等均具有杀灭作用,用于盆腔脓肿及其他抗菌药物治疗无效的严重感染。如果选择上述抗菌药物治疗 48 h 病情无改善,应对患者进行重新体检或根据标本培养结果及药敏,重新考虑加用抗生素或更换抗生素,同时进行 B 超检查。

(3)产褥期感染使用抗生素注意点为:①严重感染时应使用杀菌剂,常用二联;②用药剂量宜偏大且以静脉给药为主;③注意对乳儿的影响,在乳汁中药物浓度高、且对乳儿有影响的药物有磺胺药、氯霉素、四环素类、甲氧苄啶、氨基糖苷类等,故乳妇应用时应暂停哺乳。青霉素类与头孢菌素类在乳汁中的浓度低,对乳儿安全,故可继续哺乳。

(三)局部病灶处理

局部热敷可促进炎症吸收。外阴或腹部伤口局部中药热敷或红外线照射,可使早期炎症消散。若伤口已化脓,应尽早拆除缝线扩创引流。对抗菌药物治疗无效的患者,应考虑有腹腔、盆腔脓肿可能,需要做仔细的妇科检查和 B 超检查明确诊断。常见的脓肿包括膈下脓肿、肠曲间脓肿及子宫直肠窝脓肿,以子宫直肠窝脓肿多见。根据脓肿部位高低可经腹壁或阴道后穹隆切开引流。盆腔脓肿经腹引流可取腹正中切口,术毕另切一小口留置 2～3 根双腔引流管,分别自腹腔及子宫直肠窝内向腹壁留置引流。术中若发现子宫严重感染应切除子宫,为保证盆、腹腔引流,应开放阴道残端。

(四)血栓性静脉炎的处理

卧床休息,抬高患肢,局部可敷活血化瘀的中药。选择对需氧菌和厌氧菌均有较强作用的抗生素。经大量抗菌药物治疗后仍无效的病例可加用肝素治疗。将肝素 50 mg 置于 5‰葡萄糖液中，每 6 小时静脉滴注 1 次，体温和脉搏 24～48 h 后即可恢复正常，此时应连续用药 10 d。如肝素治疗无效，则需进一步检查有无盆腔脓肿存在。手术仅用于少数患者，其适应证为：①药物治疗无效；②脓毒性血栓继续扩展；③禁忌使用抗凝治疗者。此种情况下，应果断采取手术治疗，其范围包括下腔静脉结扎和双侧卵巢静脉结扎，术后继续用抗生素，并辅以抗凝治疗。

第三节　产褥期抑郁症

产褥期抑郁症(PPD)指产妇在分娩后出现抑郁症状，是产褥期精神综合征中最常见的一种类型。主要表现为持续或严重的情绪低落以及一系列症候群，如易激惹、恐怖、焦虑、沮丧和对自身及婴儿健康过度担忧，常失去生活自理及照料婴儿的能力，有时还会陷入错乱或嗜睡状态。通常在产后 2 周内出现症状，于产后 4～6 周症状明显。既往无精神障碍史。有关其发生率，国内研究资料多为 10％～18％，国外资料高达 30％以上。

一、病因

病因不明，可能与下列因素有关：神经内分泌因素、遗传因素、心理因素、妊娠因素、分娩因素和社会因素。

（一）社会因素

家庭对婴儿性别的敏感以及孕期发生不良生活事件越多，越容易患产褥期抑郁症。孕期、分娩前后的工作压力、经济压力、不良应激，如失业、夫妻分离、亲人病丧等生活事件的发生，都是患病的重要诱因。产后遭到家庭和社会的冷漠，缺乏帮助与支持，也是致病的危险因素。

（二）遗传因素

遗传因素是精神障碍的潜在因素。有精神病家族史，特别是有家族抑郁症病史的产妇，产褥期抑郁症的发病率高。在过去有情感性障碍的病史、经前抑郁症史等均可引起该病。

（三）心理因素

妊娠会引起一系列的心理改变。怀孕期间，孕妇必须完成如下心理学任务：对新角色的认知，准备好照顾孩子，相信自己有能力养育孩子，与孩子建立亲密联系等。这些复杂的心理学任务会引起焦虑、忧虑和矛盾心理。此外，由于分娩带来的疼痛与不适使产妇感到紧张恐惧,出现滞产、难产时,产后身材改变等,产妇的心理准备不充分,紧张、恐惧的程度增加,导致躯体和心理的应激增强,从而诱发产褥期抑郁症的发生。

(四)内分泌因素

由于妇女性激素作用在大脑中的区域和调整情绪稳定的区域相似,所以激素对女性情绪有明显影响。有些人的大脑可以整合激素改变,所以不会出现抑郁症,而有抑郁和焦虑史的妇女容易再次出现抑郁症状,因为其情绪路径已经出现功能失调,所以当经历压力事件或激素水平改变时,抑郁更易复发。英国考文垂大学、医院等机构的研究人员报告说,孕产妇体内雌性激素水平的变化使她们对应激激素皮质醇更加敏感,从而更容易产生焦虑、悲伤等负面情绪,而产后雌性激素水平的调节能力与产后抑郁症等有密切关系。

二、临床表现

产褥期抑郁症的主要表现是抑郁,多在产后 2 周内发病,产后 4～6 周症状明显。表现为以下几个方面。

(一)情绪改变

心情压抑、沮丧、情绪低落、情感淡漠,不愿与人交流,甚至与丈夫也会产生隔阂;易激惹、恐怖、焦虑,对自身及婴儿健康过度担忧。

(二)自我评价降低

自暴自弃,自罪感,与家人关系不协调。

(三)主动性减低

主动性下降,流露出对生活的厌倦,平时对事物反应迟钝、注意力不易集中,食欲、性欲均明显减退。

(四)对生活缺乏信心

失去生活自理及照料婴儿的能力,有时还会出现嗜睡、思维障碍、迫害妄想,甚至伤婴或自杀行为。

产褥期抑郁症患者亦可伴有头晕、头痛、胃部不适、心率加快、呼吸增加、便秘等症状。

三、诊断及鉴别诊断

(一)诊断

产褥期抑郁症至今尚无统一的诊断标准。美国精神病学会在《精神疾病的诊断与统计手册》一书中,制定了产褥期抑郁症的诊断标准(表8-1)。

表 8-1 产褥期抑郁症的诊断标准

1.在产后 2 周内出现下列 5 条或 5 条以上的症状,必须具备 1、2 两条:

(1)情绪抑郁;

(2)对全部或多数活动明显缺乏兴趣或愉悦;

(3)体重显著下降或增加;

(4)失眠或睡眠过度;

(5)精神运动性兴奋或阻滞;

(6)疲劳或乏力;

(7)遇事皆感毫无意义或自罪感;

(8)思维力减退或注意力溃散;

(9)反复出现死亡想法。

2.在产后 4 周内发病。

(二)鉴别诊断

产褥期抑郁症需要与器质性精神障碍、精神活性物质和非成瘾物质所致抑郁症相鉴别。

四、治疗

(一)治疗原则

应在保障孕产妇和婴儿安全的前提下,在综合治疗的基础上按程度分级治疗,并注重全病程治疗。

(二)心理治疗

应根据患者的个性特征、心理状态、发病原因给予个体化的心理辅导,解除致病的心理因素;增强患者的自信心,提高患者的自我价值意识。

(三)药物治疗

需要应用药物治疗时,建议请专科医生会诊以指导用药。

1.抗抑郁药物

(1)选择性 5-羟色胺再摄取抑制剂(SSRIs):是 PPD 的一线治疗药物。对于哺乳妇女应慎用药物。研究发现舍曲林对哺乳安全性较高,但尚缺乏其远期影响的研究结果资料。

(2)其他抗抑郁药:除三环类抗抑郁药(TCAs)及选择性 5-羟色胺及去甲肾上腺素再摄取抑制剂(SNRIs)文拉法辛属可慎用外,其他药物不建议服用。

2.其他药物

如抗焦虑药和镇静催眠药物、抗精神病药、情感稳定剂、雌激素等。PPD患者若需要抗精神病药或情感稳定剂进行治疗,往往提示病情较重,很难维持对婴儿的正常哺乳,因而不推荐此类产妇进行母乳喂养。

(四)物理疗法及其他疗法

1.物理疗法

物理疗法包括改良电痉挛治疗及重复经颅磁刺激。如患者具有强烈自杀及伤害婴儿倾向时可作为首选治疗。

2.其他疗法

运动疗法、光疗、音乐治疗、饮食疗法等也被用来作PPD的辅助治疗。与药物及心理治疗相比,这些治疗的可行性及可及性更好。

(五)产后访视

产后访视一般安排在产后1~10 d内进行,包括心理咨询、营养指导、卫生指导、健康宣教、母乳喂养技术等。

参考文献 ···

[1]郎景和.妇产科学新进展[M].北京:中华医学电子音像出版社,2020.

[2]徐大宝,冯力民.宫腔镜手术技巧及并发症防治[M].北京:人民卫生出版社,2019.

[3]姜梅.妇产科疾病护理常规[M].北京:科学出版社,2019.

[4]徐丽.妇产科疾病诊断与临床治疗[M].西安:西安交通大学出版社,2017.

[5]徐丛剑,华克勤.实用妇产科学[M].北京:人民卫生出版社,2017.

[6]李光仪.实用妇科腹腔镜手术学[M].北京:人民卫生出版社,2015.

[7]连方,谈勇.中西医结合妇产科学临床研究[M].北京:人民卫生出版社,2018.

[8]郁琦,罗颂平.异常子宫出血的诊治[M].北京:人民卫生出版社,2017.

[9]李耀军.高级助产学[M].北京:科学出版社,2015.

[10]向阳,郎景和.协和妇产科查房手册[M].北京:人民卫生出版社,2016.

[11]向阳,郎景和.宫腔镜的临床应用[M].北京:人民卫生出版社,2016.

[12]贾晓玲,宋立峰,林森森.妇产科疾病临床诊疗技术[M].北京:中国医药科技出版社,2017.

[13]王丽芹,刘怀霞,王晓茹.妇产科护理细节管理[M].北京:科学出版社,2017.

[14]付金荣.中西医结合妇科临床手册[M].北京:科学出版社,2016.

[15]兰丽坤,王雪莉.妇产科学[M].北京:科学出版社,2016.

[16]张凤.妇产科学[M].吉林:吉林科学技术出版社,2017.

[17]吴晓琴,翟向红.产科学基础学习指导[M].北京:人民卫生出版社,2016.

[18]郑勤田,刘慧姝.妇产科手册[M].北京:人民卫生出版社,2015.

[19]华克勤,丰有吉.实用妇产科学[M].北京:人民卫生出版社,2013.

[20]薛敏.实用妇科内分泌诊疗手册[M].北京:人民卫生出版社,2015.

[21]黎梅,周惠珍.妇产科疾病防治[M].北京:人民卫生出版社,2015.

[22]徐杰,蔡昱.妇科病中西医实用手册[M].北京:人民军医出版社,2014.

[23]曹泽毅.中华妇产科学[M].北京:人民卫生出版社,2014.

[24]冯琼,廖灿.妇产科疾病诊疗流程[M].北京:人民军医出版社,2013.

[25]朱晶萍.实用妇产科疾病诊疗常规[M].西安:西安交通大学出版社,2014.

[26]徐志芳,杨昱,陈丽莉,等.妊娠期糖尿病发病机制及其对母婴的影响[J].中国

临床医生杂志,2015,43(08):26-29.

[27]陈霞,许剑.孕期保健对高龄产妇并发症及妊娠结局的影响[J].中国妇幼保健,
2015,30(04):536-538.

[28]吴秀梅.妊娠合并卵巢肿瘤和子宫肌瘤的临床诊断及治疗[J].现代肿瘤医学,
2015,23(24):3629-3631.

[29]关怀,尚丽新.妊娠期糖尿病流行现状[J].中国实用妇科与产科杂志,2015,
31(01):91-94.

[30]田一梅,郭静娟,丁树荣,等.女性不孕不育的相关因素及针对性健康教育研究
进展[J].临床合理用药杂志,2015,8(04):179-180.